高等中医药院校特色教材

龙江医派学术经验选讲

主 编 姜德友

科学出版社

北 京

内 容 简 介

本教材主要介绍龙江医派的形成与发展、影响因素、相关概念、作用与价值、研究内容、学术思想及特色诊疗技术；并在龙江医派《内经》训诂、内科、皮肤外科、妇科、儿科、骨伤科、针灸、推拿八大分支流派中，选介 19 位名家学术经验及验案分析，以彰显龙江中医学术思想与诊疗优势特色，是一部具有理论性、实用性、研究性的寒地医学特色综合教材。

本书可供中医临床工作者、医学院校学生及中医爱好者参考阅读。

图书在版编目（CIP）数据

龙江医派学术经验选讲 / 姜德友主编. —北京：科学出版社，2023.3
高等中医药院校特色教材
ISBN 978-7-03-075126-3

Ⅰ．①龙…　Ⅱ．①姜…　Ⅲ．①中医流派–黑龙江省–中医学院–教材　Ⅳ．①R-092

中国国家版本馆 CIP 数据核字（2023）第 041829 号

责任编辑：鲍　燕　李　媛／责任校对：刘　芳
责任印制：徐晓晨／封面设计：陈　敬

科 学 出 版 社 出版
北京东黄城根北街 16 号
邮政编码：100717
http://www.sciencep.com
北京中科印刷有限公司 印刷
科学出版社发行　各地新华书店经销
*
2023 年 3 月第 一 版　开本：787×1092　1/16
2023 年 3 月第一次印刷　印张：14 1/2
字数：390 000
定价：79.00 元
（如有印装质量问题，我社负责调换）

编　委　会

前　言

本教材是介绍近现代我国北疆逐渐崛起的中医学术流派——龙江医派发展历程、学术思想、诊疗技术、临证经验的特色教材。黑龙江名中医群体以地域倾向性的诊疗风格、用药特色以及中医预防调养方法等学术主张为内核，以内科、外科、妇科、儿科、针灸科、骨伤科、推拿科等临床实践为外核，内外协同发展，孕育了寒地中医药防治疾病的优势与特色。因此，本教材是一部具有理论性、实用性、研究性的寒地医学特色综合教材。

本教材的教学目标是使学生熟练掌握龙江医派学术特色，提升其知识传承与运用能力，建立系统中医临床辨证思维。旨在传承、发扬龙江医派学术思想和临床经验，为黑龙江省中医药事业发展培育坚实后备力量。

本教材深入贯彻党的二十大精神，按照党和国家对中医药教育改革的新要求和中医药传承创新发展对人才培养的新需求，坚持体现"三基五性"，内容主要来源于"龙江医派丛书""龙江医派现代中医临床思路与方法丛书"等龙江中医相关文献资料，重点凝练其学术思想与临床诊疗特色，注重培养中医临床思维，展现龙医精神，并融入课程思政内容。引导学生树立正确的世界观、人生观、价值观。

本教材包含上篇、下篇两部分。上篇为概述，主要介绍龙江医派形成与发展历程、龙江医派形成的影响因素，明晰学派、流派、医派及龙江医派概念，阐明龙江医派作用与价值，明确龙江医派研究内容，提炼龙江医派学术思想及特色诊疗技术。下篇为龙江医派各科流派名家学术经验及验案选析，择要介绍各分支流派在中医学理论及临床证治方面有重要贡献的部分代表性医家，包括《内经》训诂流派、内科流派、皮肤外科流派、妇科流派、儿科流派、骨伤科流派、针灸流派、推拿流派中代表医家的医家传略、学术思想、验案赏析、医案今鉴，历史地、客观地、科学地反映出龙江医派的学术经验特色。

本教材属龙江医派首版特色教材，在此谨向在历史长河中留下宝贵学术经验和精神财富，及为龙江民众健康做出贡献的一代代龙江中医先贤，致以崇高的敬意。在教材编写过程中，各位编委通力合作，付出艰辛努力，但仍难免有不足之处，敬请各位同仁及广大读者提出宝贵意见，以期再版时修订提高。

编委会

2023 年 1 月

目　录

上篇　概　述

下篇　龙江医派各科流派名家学术经验及验案选析

上 篇
概 述

第一章 绪 言

龙江医派是近现代于我国北疆崛起的中医学术流派。在黑龙江地区独特的气候、历史、文化、社会等诸多因素共同作用下，经过长期医疗实践经验积累，历经跌宕起伏、脉冲式的发展进程，逐渐形成了龙江医派独树一帜的北疆寒地诊疗风格及用药特色。

第一节 龙江医派形成与发展

一、龙江医派的孕育

考古研究发现，距今 17.5 万年前，黑龙江省阿城地区便有原始人类生活的痕迹。原始医药发端于古代先民在生产和生活中与疾病做斗争的可贵尝试，较多旧石器时代晚期遗址的发现，不仅证明了古人类在黑龙江地域的劳动、生息、繁衍，同时也表明此时期为龙江医药发生发展的肇始。

对于黑龙江省原始医药卫生的记载，最早可追溯到肃慎族（又称息慎、稷慎），其药事交流、饮食起居等医药卫生内容散见于史籍中。药事交流方面，肃慎族早在尧舜时期就与中原王朝建立了密切联系。《竹书纪年》记载，帝舜"二十五年，息慎氏来朝贡弓矢"。《本草纲目》记载："石砮出肃慎国，人以楛木为矢，青石为镞，施毒，中人即死。"肃慎族不仅以弓矢作为朝贡之品，同时掌握了毒药的制备和用法，在矢上施毒用于军事。肃慎族还以动物药材大麈为献，《逸周书》记载："周公旦主东方……西面者正北方：稷慎大麈。"《埤雅·释兽》曰："麈似鹿而大，其尾辟尘""令毡不蠹"，说明麈尾有一定驱虫作用。饮食起居方面，《后汉书·东夷列传》《魏书·勿吉传》《北史·勿吉传》中记载了肃慎人及其后裔挹娄、勿吉人均居住在半地穴式住所，以躲避严寒；寒地居民应对环境的医疗经验也逐渐成熟，《黄帝内经》记载："灸焫者，亦从北方来。"《山海经》（郭璞注）载肃慎族先民"以膏涂体，厚数分，用却风寒"。勿吉人"嚼米酝酒，饮能至醉"，室韦人蒸麦发酵酿酒，说明寒地先民掌握了谷物发酵技术，且已感受到酒精对人体的作用。黑龙江省肇源县白金宝遗址出土了西周时期的陶鬲，说明先民已广泛应用烹煮技术以杀菌、杀虫、助消化。

唐朝，文化的开明融通使东北少数民族与中原汉族交往日益频繁和深入，至满族入关前已为中医药在东北的发展奠定了基础。据史料记载，以靺鞨族为主体的渤海国曾多次遣人赴唐学习中原文化，中原医药内容随之传入渤海国，龙江医学自此汲取到中医药精华，并开始培育医师和药剂人员。同时，各族开始重视地产药材的采集与加工，其地产贵重药材，如人参、麝香、鹿茸、熊胆、蜂蜜等，成为贡奉朝廷和边境贸易的主角。

唐末至北宋，黑龙江流域先后建立起辽、金两国。契丹人创建的辽国，崇尚针灸术，东丹王耶律倍亲自研习针灸术，极大推动了辽国针灸技术的进步。《辽史》记载，多位契丹医者曾翻译中医典籍并传播中医知识，其对中医理论和技法的学习，促进了契丹人对地产药材的利用，创制出特色冻伤药、麻醉药及解毒药"骨笃犀"等。女真族建立金国后，攻陷北宋汴梁，掳掠大批医药人员及医学典籍和器物，促使中医大规模向东北传播。金太祖仿中原医官制度设立医疗机构、赈济组织及官办医学教育；金国医者突破朴素的原始经验，灵活应用中原偏方、杂方、针灸、角法等；《金史》载药百余种，对药物的产地、采集、加工、经济及药用价值的认识更加全面，即使是萨满巫术也合用内服草药；《金史》还记载了诸多病症及其相应的病因病机，说明此期寒地居民对中医理论体系的认识更加深入。

元朝，蒙医、藏医、中医等多民族医药在东北地区融合。明朝政府在黑龙江西部所设的戍边卫所促进了当地中医药水平的提高，当地蒙医将汉医汉药与藏医藏药相结合，在正骨、针刺、麻醉等方面呈现出较高水平。明嘉靖年间，人参的采集中心转移到东北。在贸易纷争中，为达到防腐目的，努尔哈赤教导民众以水煮参，使参色由白变红，即为红参，促进了人参炮制工艺的进步。

二、龙江医派的雏形

满族人于中原建立清朝政权后，黑龙江地区原住人口大量迁至山海关内，取而代之的中原移民、流放罪犯在黑龙江地区开展商贸、采矿、边防等活动，中医药也随之取代少数民族医药，成为龙江医学主流。其中著名的有顺治、康熙时期流人方拱乾、周长卿、陈志纪，雍正、乾隆、嘉庆时期的吕氏家族等，他们先后在宁古塔（今海林市）、卜奎城（今齐齐哈尔市）等地行医谋生。从籍贯和传承谱系来看，他们多师从于山东、河北、河南、江南等地名医，使龙江医派学术根源汇聚了中原各地流派特色。

顺治元年起，黑龙江各地药店行业蓬勃发展。齐齐哈尔鼎恒升、万育堂，哈尔滨永德堂、世一堂，黑河福和堂，以及今绥化、牡丹江、密山、林口、海林、穆棱、虎林、东宁、海伦、双城、五常、依兰、望奎、克山等地的百余家中药店相继开办。黑龙江下游地区与日本进行的"山丹贸易"，使名贵山珍药材输送到朝鲜半岛、库页岛、日本北海道等地区，而日本使臣也带来多种丸散剂及各种草药，如《延喜式》记载的素女丸、五香丸等，一定程度上促进了中医发展。

清末民初，龙江中医群体逐渐壮大，仅哈尔滨一地已有中药铺、中医诊所、中医院百家之多，中医药行业还作为黑龙江医疗活动的主要力量参与1910年至1928年各县抗鼠疫工作。

此期的龙江中医已发展出六个支系，初成龙江医派格局。分别为龙沙系、松滨系、呼兰系、汇通系、三大山系和宁古塔系。龙沙系分布于嫩江、讷河、克山、望奎一带，以雍正、乾隆年间流放至齐齐哈尔的吕留良子孙、杭州旗人华熙及嘉庆年间晋商武诩为代表，此系中原文化基础和医药经验雄厚，临证多用经方，用量轻、辨证细腻；松滨系发起于巴彦县，沿松花江滨流传，以《寿世保元》《万病回春》为传承教本，注重体质禀赋、保元固本，多平补，少急攻峻补；呼兰系分布于哈尔滨、绥化、阿城、呼兰一带，又称"金鉴派"，源于光绪年间秀才王明五偕侄于1921年创办的"中医学社"，教学专重《医宗金鉴》，辅以《内经知要》《本草备要》《温病条辨》，用药简洁，长于时方，善治热病；汇通系主张中西医互解互补，以留日医学博士、原哈尔滨医学专门学校教务主任、哈尔滨医科大学校长阎德润为代表，重生理、解剖等西医知识，寻求古今互鉴之法；三大山系由哈尔滨王麻子膏药创始人等三位名中有"山"字的王姓中医结派而成，该系多为走方铃医，重奇方妙法，轻医理探究，除外用膏药外，多习针灸之术，以刺络泄血手法称绝；宁古塔系由顺治年间流人周长卿创始，分布于今宁安市一带，即古渤海国区域，因有渤海国的历史积淀，此地民间中医昌盛，至1911年已形成较为强盛的中医群体。

民国时期，随着西学东渐的热潮，中医中药受到歧视和排斥，1929 年 2 月国民政府提出《废止旧医案》，中医药事业发展受到扼制。在中医药界人士的坚决反对抵制下，国民政府被迫于 1936 年公布《中医条例》，中医地位在法律上终于得到一些保障，斗争取得初步胜利。受思想开化的影响，此时期以中药为主的药店和坐堂医继续发展壮大，针灸、单方、秘方、验方流传于民间，解除人民病痛之苦，深受欢迎。而且在广大中医队伍中不乏有识之士，通过开办中医药教育，藉以系统正规传播中医药知识，促使龙江医派初见雏形。其时虽无龙江医派之名，却已具龙江医派之实。

三、龙江医派的发展壮大

（一）整合六系，创立研究会，开龙江医派之先河

20 世纪 30 年代，一代名医高仲山成为龙江医派奠基与发展的关键人物。1934 年，青年名医高仲山集结哈尔滨市名医左云亭、刘巧合、安子明、陈志和等组建学术团体，于 1937 年创立"哈尔滨汉医学研究会"，1941 年随行政区划变更改制为"滨江省汉医学会"，并在各县、旗设立滨江省汉医学会分会，包括延寿、宾县、苇河、双城、青冈、木兰、呼兰、巴彦、安达、肇东、兰西等县，由各地有名望的中医担任各分会会长，整合凝聚龙江中医各支系。同年，高仲山还召集中医名士自编讲义，开展中医函授教育，创办哈尔滨市"汉医讲习会"，培养了来自全国各地的中医师 500 余名，包括国医大师张琪在内的诸多毕业生都成为现代龙江医派的中坚力量。自此，龙江医派具备了群体性，并涌现出以高仲山为首的代表人物。

（二）创办刊物，荟萃龙江中医药学术

伴随学术组织的创建，1937 年 3 月高仲山等人编辑创办《哈尔滨汉医学研究会月刊》，1941 年更名为《滨江省汉医学月刊》，共发行 53 期，发表学术论文 547 篇，内容涉及经典解析、临床验案、常见病诊疗经验、传染病治疗规范、卫生防疫常识、药品鉴别等。龙江医家以此学术刊物为平台，踊跃交流、探讨学术，展现了当时龙江中医活跃、先进的学术思想，凝集出龙江医派的学术特色。同年，哈尔滨汉医学研究会全体大会在高仲山的主持下召开，并通过了编辑与刊行《局方丸散膏酒标准配本》的重要决议，其目的在于建立一个行业标准，使各家药店丸、散、膏、酒等中成药的配制能够统一。1940 年，《汉药丸散膏酒标准配本》的出版不仅对当时中成药市场的规范化、标准化做出重大贡献，而且至今仍有深远影响。现今仍有很多中药厂按照《汉药丸散膏酒标准配本》规范来生产某些传统中成药，并成为卫生部编撰《中华人民共和国药典》时的一部重要参考书，其中更有某些章节被收入药典。

新中国成立后，黑龙江省先后创办学术刊物《哈尔滨中医》《黑龙江中医药》。同时，中医名家们著书立说，毫无保留地为后人遗留下宝贵的学术和临床经验，如马骥著《中医内科学》《万荣轩得效录》、王度著《针灸概要》、白郡符著《白郡符临床经验选》、孙文廷著《中医儿科经验选》、华廷芳著《华廷芳医案》等，实现了学术交流与传承。

（三）兴办教育，培养龙江中医药人才

1948 年春夏之交，针对龙江中医队伍老龄化严重，青壮年中医不足的问题，特举办一期中医讲习班。高仲山等中医名家亲自主讲，还特别聘请了正在哈尔滨工业大学讲授基础课的张姓教授。此人虽不业医，但有家学渊源，祖上几代行医，在讲习班里主讲《金匮》课程。这一期学员中的佼佼

者有张琪、吴惟康等，他们后来都成为了黑龙江省的中医骨干和国家级名老中医，为龙江中医药事业的薪传与腾飞尽心竭力。

1949 年，东北负责卫生行政工作的领导推行"以科学立场出题"，在东北全区举行医务人员考试，"合格"者才可领到新的行医执照。要求"中医师、中医外科、中药师等出题大都是以选用与近现代医学相吻合者为标准，故于解题时须说明答题态度，不可用五运六气，妄谈空论"，判卷者为西医，结果绝大部分中医不合格。高仲山先生认为此举关乎中医存亡，遂挺身而出，率龙江中医人，通过各种方式坚决抵制这一错误的中医政策，为新中国成立后龙江中医药教育储备了宝贵的师资力量，并为全国中医争取到"中医师"称谓。

新中国成立后，高仲山走访吸纳省内各地名医，如于盈科、孟广奇、杜万春、柯利民、韩伯兴、邹德琛、段富津等，先后创办黑龙江省中医进修学校、牡丹江卫生学校、黑龙江省中医学校、黑龙江省卫生干部进修学院、黑龙江中医学院（1996 年更名为黑龙江中医药大学）、黑龙江省祖国医药研究所。各类中医药教育层次不断发展完善，不同层次中医药学校先后成立，培养了大批中医药人才，形成新时期龙江中医群体，蕴成气质独特的龙江医派。

（四）踵事增华，打造龙江医派学术文化品牌

20 世纪末至今，随着国家中医药相关政策的落实，黑龙江省中医药事业进入快速发展阶段。2010 年，黑龙江中医药大学姜德友教授首倡"龙江医派"，并启动创建工作。经过多年建设，龙江医派积累了丰富成果，其先后被载入《黑龙江中医药大学校史》、《中国中医药年鉴》、《哈尔滨年鉴》、《健康龙江 2030 规划》、《黑龙江省"十三五"中医药发展规划》、《黑龙江省"十四五"中医药发展规划》、《黑龙江省中医药产业发展规划》、《关于促进中医药传承创新发展的实施意见》、《黑龙江省中医药条例》、全国师承系列教材《中医学派概论》及《黑龙江中医药大学"十四五"发展规划》。2016 年入选黑龙江省第五批省级非物质文化遗产名录，2021 年，龙江医派所依托的单位黑龙江中医药大学，入选为黑龙江省非物质文化遗产教育基地和研究基地。

1. 出版《龙江医派丛书》和《龙江医派现代中医临床思路与方法丛书》

《龙江医派丛书》以收集整理前辈学术经验为第一要务，其整理编撰、出版发行，使诸多诊疗技艺和极具特色的学术思想得以记录并不断传承。《龙江医派现代中医临床思路与方法丛书》意在根据龙江中医学术特点与现代医学融合，总结黑龙江省常见病、疑难病的治疗思路，充分体现北方地域气候特征与疾病的关系，突出龙江中医的理论和观念。两套丛书从名医和专科两条主线，全面、系统地搜集整理有关"龙江医派"的珍贵文献资料，对于继承和发扬"龙江医派"名老中医学术思想和临床经验，荟萃龙江中医诊治各临床疾病思路，助力中医临床和科研工作，有重要实用价值和指导意义，同时也是黑土文化的重要组成部分。《龙江医派丛书》已被大英图书馆、国家教育行政学院图书馆等收藏，标志着丛书已得到学术界普遍认可，并得到广泛传播。

2. 建设龙江医学流派传承工作室和二级工作站，培养中医思维人才

2012 年国家中医药管理局在全国遴选 64 家传承工作室，龙江医学流派传承工作室作为地域性学术流派，入选为全国首批建设单位，并于 2016 年顺利通过验收。在建设周期中，其本着梳理完善龙江医派学术观点、探讨本流派文化与传承特色、总结龙江医派独特经验、制定特色技术操作规范、培育和推广龙江医派学术成果、培养龙江医派传承人才、打造龙医特色文化品牌、完善龙江医派制度条件及制度建设等目标，以工作室为平台，发挥"黑龙江省首批 A 类教育教学研究团队——龙江医派教育科学研究团队"作用，探索龙江医派教育教学思想与实践经验研究，着力培养中医临床思维人才。

2019 年龙江医派传承工作室被国家中医药管理局遴选为第二期建设项目，2022 年龙江医派传承工作室获批黑龙江省教科文卫体系统劳模和工匠人才创新工作室。为继承和发扬龙江医派特色优势，加强基层中医药人才队伍建设，提升县级中医院学术与医疗水平，进一步加快推进黑龙江省中医药事业发展，广扬龙医特色诊疗技术，现已建立省内龙江医学流派传承工作室二级工作站 70 余个；并陆续建立 10 余个外省份龙江医派传承工作站和匈牙利、瑞典等龙江医派国际传承工作站，龙江医派作为首个在国外建立工作站的地域性中医流派，为建设中医药"一带一路"全方位合作新格局做出独特贡献。

3. 创立黑龙江省龙江医派研究会，举办学术年会，促进学术交流

2013 年 7 月 13 日，黑龙江省龙江医派研究会成立，是全国首家省级中医学术流派社团组织，为省一级学会。其宗旨是团结组织黑龙江省内中医药工作者，发扬中医药特色和优势，发掘、整理、验证、创新、推广龙江中医药学术思想，提供中医药学术交流切磋平台，培养中医临床思维人才，加强龙江中医药的科研、医疗服务能力，为龙江中医事业的腾飞贡献力量。通过举办黑龙江省龙江医派研究会学术年会，搭建良好学术交流平台，汇聚龙江中医药高端人才，营造学术交流氛围，促进中医药学术研讨。同时通过《龙江医派会刊》的编撰，荟萃龙江中医药学术精华。

4. 创办龙江医派学术文化节，创新中医药文化传播模式，打造龙医文化名片

通过创办龙江医派学术文化节，举办高仲山、马骥、华廷芳、孟广奇、吴惟康等龙江医派著名医家百年诞辰纪念活动，在黑龙江省中医药博览会、黑龙江省冰雪非遗节、黑龙江省离退休干部艺术节和对口援疆 19 省市非遗展等展览会中参展黑龙江省非物质文化遗产龙江医派保护项目，建立龙江医派网站，举办中医药文化进中小学校园等活动，打造龙医学术文化品牌，宣传中医药文化思想，扩大龙江医派影响力。龙江医学发展史馆和龙江医派文化长廊的建立，向民众、师生展示出龙江医派文化魅力；所编写的《龙江医派颂歌》在同学中广为传唱，激发杏林学子对龙江中医的热情。多年来，龙江医派各项工作的推进，得到科技日报、中国中医药报、中国医药报、新华网、人民网、中国新闻网、东北网、黑龙江新闻网、黑龙江日报、老年日报、哈尔滨日报、生活报、新晚报等数十家媒体平台的大量报道，在学术界及龙江民众中获得良好声誉，已成为龙江中医药文化名片。

黑龙江省龙江医派研究会会长姜德友教授，经过多年对龙江医派名家事迹、学术思想、德业精神等的多方面研究，提炼总结出八大龙医精神，其内容是：勇于开拓的创业精神、勤奋务实的敬业精神、求真创新的博学精神、重育贤才的传承精神、执中致和的包容精神、仁爱诚信的厚德精神、铁肩护道的爱国精神、济世救人的大医精神。其充分展现了龙医风采，日渐成为黑龙江省特有的中医文化之魂。

5. 建立黑龙江省龙江医派研究中心，深化和丰富龙江医派学术内涵

2016 年 10 月，经黑龙江省卫生和计划生育委员会批准，龙江医派研究中心在黑龙江中医药大学附属第一医院建立，旨在通过临床病例研究黑龙江地区常见病、多发病、疑难病的病因病机、证治规律，寒地养生理论与实践体系等，对深化和丰富龙江医派学术内涵有着重要意义。

第二节　龙江医派形成的影响因素

一、黑龙江文化的影响

龙江医派的形成与黑龙江地域文化背景有着密切关系，两者相辅相成。黑土文化既是龙江医派形成的源流，也是其发展和创新的动力；龙江医派的形成丰富了黑土文化内涵，是其重要组成部分。

黑土文化是不同历史阶段居住于黑龙江地区的各族人民群众共同创造的,具有开放性、多元性、融合性、开创性、断续性等多种特点。就文化源流而言,黑土文化的骨骼架构主要分为古代各土著民族文化、汉族(中原移民)文化、外来多元文化三个方面,它们不同程度地影响着龙江医派的形成。

(一)古代各土著民族文化的影响

黑龙江地区的早期文明是由世居于此的诸多古民族共同建立起来的,主要包括三大族系:一是东胡、鲜卑系,西部游牧经济;二是秽貊、夫余系,中部农业渔猎经济;三是肃慎、女真系,东部狩猎捕鱼经济。公元5~17世纪是黑龙江地区古代文明最为辉煌灿烂的历史阶段,中国历史上由北方少数民族建立的北魏、辽、金、元、清五个重要朝代均兴起于黑龙江流域,他们创建了独具特色的鲜卑文化、渤海文化、金元文化、满族文化、流人文化、侨民文化。早期的土著民族医疗活动主要表现形式以萨满医术为主,虽然由于时代原因,其中不乏某些具有迷信色彩的内容,但萨满医术绝非简单的巫术,而是与黑龙江地区民族传统文化紧密相关,集卫生保健、用药经验、精神治疗等内容于一体,在婚育保健、草药应用、心理暗示、群体治疗等方面积累了大量实际有效的医疗经验,是具有丰富文化内涵的综合治疗方法。

(二)中原文化的影响

对黑土文化影响最为深远且起主导和决定作用的,当属汉族移民带来的华夏文明。从两汉时期开始,中原文化就通过使节往来不断传播到黑龙江流域,并得到统治阶层的认可与喜爱,如渤海国与中原保持频繁的贸易和文化交流。而黑土文化最大限度地吸纳中原先进文化,当在清代中期以后。清政府将大批被定罪的文人、官员及战俘流放到这“边极苦寒”之地;清中后期政府开禁“龙兴之地”,又有大批关内移民来到黑龙江地区。中原文化、江南文化及其民风民俗同黑龙江土著文化很快融合在一起,形成新的有机统一体。随着中原文化的渗透融合,中原先进的医药内容亦随之在黑龙江地域应用、发展、传播开来。

(三)外来多元文化的影响

外来多民族文化是黑土文化的另一个支脉,虽为涓涓细流,却也对黑龙江文化特质的形成产生过一定影响。历史上黑龙江曾有大批国际移民,主要来自俄罗斯、朝鲜、日本等国,不同国度的文明特质与黑龙江的地域文明撞击交流,赋予了黑龙江文明更丰富的内涵。在开放多元的社会与文化氛围熏陶下,当地民众及医药工作者不排斥新生及外来事物,促进了龙江医派的中西互证研究和中西医结合研究。如曾就读于天津西医院校的黎雨民、阎德润,延寿汉医研究分会会长罗敏之及哈尔滨汉医学研究会理事孙希泰,均为龙江医派中西汇通派的先驱和领袖。

二、黑龙江自然环境与生活方式的影响

地理环境和气候特点影响着当地居民的体质和所患常见疾病证候,也对医者学术特色和诊疗风格、道地药材、民族医药经验、学派的形成等诸多方面起关键作用。

(一)地理环境和气候特点

黑龙江省位于我国东北部,地貌特征从占地比例角度可以概括为“五山”“一水”“一草”“三

分田"。五山指黑龙江西北部的大小兴安岭山地、属长白山支脉的东南部山地、起于松花江畔的张广才岭山地及其东部连接的完达山山地、东北部连接完达山的老爷岭山地。所有山地基本相连，形成西北方、北方与东南方环山的地势特点，其中东部山地几乎平行于太平洋海岸，成为东南季风的屏障。山中有广袤的森林、植被，是我国重要的木材产地。一水指省内水域面积较大，主要有最大的河流黑龙江水系，和由它分支而出的最大支系松花江水系，及乌苏里江、绥芬河等水系和众多湖泊。一草即黑龙江拥有全国十大草原之一的杜尔伯特草原及松嫩平原与三江平原一线。三分田指省内耕地面积广阔，主要集中于省内三大平原，即因河流冲积而以"黑土地"闻名的三江平原、松嫩平原及兴凯湖平原。

黑龙江省属温带、寒温带大陆性季风气候，冬季寒冷干燥且漫长，常受西北冷风影响；夏季短促，受东南太平洋副热带气团影响，雨热同季；春季多风，雨量较少，是干旱高发时期；秋季气温骤降，常有早霜。整体来看，气温由东南向西北逐渐降低，干燥程度自东向西由湿润型经半湿润型到半干旱型，具有冬季寒燥并漫长、夏季短暂湿润、春秋多风且干燥的特征。

这样的地理气候环境导致常见的外感病因多为寒、燥、风邪，且以寒邪最常见，所以在疾病诊疗、遣方用药过程中常体现出地域倾向性，如在辛温散寒的基础上，酌加质润之防风、杏仁等。

（二）居民生活方式与体质秉性

黑龙江居民为抵御严寒，起居多以火炕、火墙等方式取暖，饮食多高热量、高蛋白、高脂肪食品和酒类，又因生活环境所限及体质需求而喜食酸菜、咸菜、肉肠等腌制品，盐摄入量过高，导致湿热痰火内生，渐积日久，与血结而成瘀。加之长期冰雪环境导致户外活动较少，且衣着厚重，气机常有郁滞，加重了气血的凝滞瘀阻。因此，本地区糖尿病、痛风等代谢性疾病及心脑血管疾病多发。龙江医家在诊治此类疾病时，结合自然环境及饮食起居对居民体质的影响，形成了清热化痰、活血化瘀、行气解郁及清热通络等治法特色。同时，本地居民机体为与高寒环境相适应而呈现出腠理闭固、肌脂厚实、脏腑坚固的特点，故龙江中医的用药量普遍大于其他地域流派，此为龙江医派的又一治疗特色。另外，龙江居民脾气秉性刚烈粗疏，健康意识较薄弱，常忽略自身健康，每因延误治疗而身兼数病，演变为疑难复杂病症，龙江医家由此形成了善用大方、复方、猛方的治疗特色。

三、少数民族医药的影响

世居黑龙江省的现代少数民族主要有满、朝鲜、蒙古、回、达斡尔、锡伯、赫哲、鄂伦春、鄂温克和柯尔克孜等，还有随历史湮灭的鲜卑、契丹等族，各族医药传统均在龙江医派学术特色或民间验方中有迹可循，如朝医善用太极针灸法、阴阳五行针灸法；蒙医精通正骨按摩法；达斡尔族涂抹獾、貉油治烧、烫伤，用冬青或辣椒熬水外洗治冻伤等。龙江医派中医外科名家白郡符在临证中善用中医理论辨证，且在实践中融入回医独具特色的外治法，如发疱疗法、涂治疗法、油法、熨敷疗法、熏法、敷法等，临床疗效显著。各族医药内容的融入，赋予了龙江医派鲜明的地方医学流派内涵和风格。

四、黑龙江中医教育形式的影响

传统的中医传承方式多以家传和师授为主，即通过对学生言传身教、耳提面命，使家族或老师的中医技术、理论、诊疗特色得以传承。家传渊源可遇不可求，远不如师徒授受选择空间大，因此，师传教育是中医学独特的文化与学术现象。著名中医学家任应秋教授曾说："凡一学之成立……内在联系，不外两端：一者，师门授受，或亲炙，或私淑，各承其说而光大之；一者，学术见解各有发挥，各立一帜而张其说，以影响于人。"纵观龙江医派历史源流，龙江中医教育对龙江医派的形成有着不可忽视的影响。20世纪30年代初，高仲山积极开拓中医社会教育，开设中医函授教育、创办"哈尔滨汉医学讲习会""中医讲习班"，培养出众多龙江中医药人才，其中的佼佼者有马骥、张金衡、赵正元、钟育衡、陈景河、张琪等。通过这样的教育形式，高素质中医药人才得以团结凝聚，壮大了龙江医派。近代院校教育逐渐创办后，他们便成为龙江中医教育界的中流砥柱，使龙江医派薪火相继、绵延不绝。

第三节 龙江医派概念

中医学派是在长期学术传承过程中逐渐形成的理论与实践相结合的产物，是中国医学几千年发展历史中极具特色的学术现象。在中国古代医学史上曾出现过诸多学派，学派之间的争鸣、渗透和融合，促进了中医学术发展，使中医理论体系得以不断完善，临床疗效不断提高，最终形成了中医学"一源多流"的学术特征。

一、中医学术流派的概念

中医学术流派从概念上有学派、流派、医派之称，三者之间同中存异。随着中医学术流派研究的深入，三者的概念有了更明确的定义。

（一）学派

中医学派是指学说理论被业内公认、推广、应用，经过传承发展而逐渐形成的学术体系，具有成熟度高、影响力大、传承面广的特点。中医学派侧重于学术上自成系统的主张与风格，并且有众多实践者和追随者。如医经学派、伤寒学派、温病学派等。

（二）流派

中医流派是指中医学中某一专科的学术思想和诊疗技术等，经过传承发展而形成的派别。中医流派侧重于学术的分流，强调观点的特色。2012年国家中医药管理局在全国遴选的64家中医学术流派传承工作室大多属于流派范畴，如燕京刘氏伤寒学派、龙江韩氏妇科流派等。

（三）医派

医派是指在某一地域的自然地理、气候、历史、文化、经济等诸多因素作用下，病因病机及治法有一定倾向性，形成具有鲜明地域学术特色和诊疗经验的医家群体。医派具有自然气候与历史文化特征双重属性。如岭南医派、孟河医派、海派中医、新安医派、龙江医派、齐鲁医派、吴门医派、川派中医、龙砂医派、钱塘医派、盱江医派等。

二、龙江医派的概念

龙江医派属医派范畴，是指在黑龙江省独特的历史、文化、经济、地理、气候等诸多因素交融下，通过一代代中医药人的不懈努力，在龙江大地上逐渐形成的以高仲山、马骥、韩百灵、张琪四大名医为首的黑龙江名中医群体。其以独树一帜的北疆寒地诊疗风格、用药特色及中医预防调养方法等学术主张为内核，以内科、外科、妇科、儿科、五官科、骨伤科、针灸科等临床实践为外核，内外协同发展，彰显北寒地区中医药防治疾病的优势与特色，孕育并建构寒地医学体系，为我国北方地区极具生命力的中医学术流派。

第四节　龙江医派作用与价值

学派的形成与发展，源于其具有独特性和系统性的学术理论和方法、技术。在立论推广中，各派学说因差异而引发学术争鸣，在争鸣中互补互鉴，填补同时代医学上某个空白，开拓新领域。龙江医派植根于黑土地，在中医药学事业发展、中医药人才培养、学术思想与临床诊疗技术的传承与创新、中医药文化传播等方面具有巨大作用和重要价值。

一、结合地域性发病特点，有利于构建寒地医学体系

龙江医派建立和发展的过程，既是自身学术理论和技术方法自我深化的过程，也是中医学理论内涵加深的过程。如黑龙江地区冬季漫长，气温极低，寒温季节转变迅速，罹患伤寒、温病者多见，尤其春冬两季更为普遍，黑龙江省各地方志对此都有大量记载。1932 年夏末秋初，哈尔滨连日大雨，松花江决堤，洪水涌入市区，致霍乱大流行，染病者难以计数，高仲山应用温中回阳之急救回阳汤，救人无数。1940 年春夏，东北地区流行瘟疫，高仲山带领黑龙江 14 个县市的汉医学会同道联合进行湿温证的防疫和研究，同年八月亲自撰写出《湿温时疫症之研究》公布于世，有力地指导了各地的抗疫工作。地方性高发疾病谱使龙江医派群体重视对伤寒和温病的研究，对北方热性病、疫病的诊治积累了丰厚经验，许多医家以仲景之法辨表里寒热虚实，善用六经辨证和方证相应理论指导临证，同时对温病诸家的理法方药也多能融会贯通、灵活应用，经方和时方并重不偏。这便是结合地域性发病特点，在经典中医理论指导下，龙江医派学术思想不断完善与深化的过程。龙江医派学术思想的多维研究，有利于完善并深化中医学术理论，构建寒地医学体系，为寒地民众健康提供更优化、更优质服务。

二、丰富中医药学术内涵，有利于保护龙江医派非物质文化遗产

龙江医派研究团队通过搜集全省各市县县志，遍览全省各地市县级档案图书机构的相关中医药记录，走访龙江中医前辈，抢救挖掘整理以四大名医为首的龙江中医群体的手稿医论、著作、临证医案等各种资料，不断梳理完善龙江医派学术特点和诊疗经验，研究其现代临床应用，出版"龙江医派丛书""龙江医派现代中医临床思路与方法丛书"，形成具有黑龙江气派的中医学术流派，并入选黑龙江省第五批省级非物质文化遗产名录。对保护、传承诸多龙江中医名家在不同学科的临床经验和学术思想，丰富黑龙江省中医药学术内涵，保护和传承黑龙江省非物质文化遗产具有重要的意义。

三、有利于发扬临床诊疗特色优势，促进医疗能力提升

由于居民不良生活习惯和医疗保健意识薄弱，本地临床常见多病并存的患者，兼症多，疑难病多，治疗棘手。龙江医派医家常年诊治复合病、复合症、疑难病，形成了辨病与辨证结合、方证相应、详

审病机的临床思维模式。面对疑难复杂病症，龙江医家重视脾肾，强调外感病证多寒燥为因、内伤杂病痰瘀相关、治疗以气血为纲等临证诊疗思路，为当今黑龙江地区中医临证提供思路、观点和方法。

另外，众多医家对人参、鹿茸、北五味子、刺五加、北细辛等黑龙江地产药材的特殊性能体会深刻，进而可以更好地在临证中遣方用药。更因龙江民众一般体质强壮，腠理致密，正邪交争之时反应较剧，故而龙江医派医家多善用峻猛力强之品，实则急攻，虚则峻补，或单刀直入，或大方围攻，常用乌头、附子、大黄、芒硝、人参等，挽救病情危重之人，屡起沉疴。

四、人才培养的摇篮，中医从业者的凝聚中心

龙江医派采取"传、帮、带"方式，利用黑龙江省龙江医派研究会二级分会和龙江医派传承工作室二级工作站，通过授课讲座、临床示范侍诊带教、中医典籍研读、临床思辨探讨、举办龙江医派学术年会和全国"四大经典"培训班等学术会议，为人才交流与学术探讨提供平台，培养一支理论功底深厚、诊疗技艺精湛、医德高尚、文化底蕴丰厚的复合型流派传承人才队伍。组建"龙江医派教育科学研究团队"，探索中医思维人才的成长规律，为龙江医派后辈人才层出不穷、学术水平与日俱增奠定良好的师资基础。同时开设"龙江医派学术经验选讲"特色课程，强化学生的中医文化自信。龙江医派通过一系列人才培养途径，已成为黑龙江省中医从业者的凝聚中心，是黑龙江中医人才培养的内生动力。

五、有利于传播中医药文化，打造龙江医派文化品牌

龙江医派作为地域性中医学术流派，立足黑土文化，肩负传承中医文化精髓、弘扬中医药文化的使命，既对黑龙江的中医药学术发展起到推进作用，同时也为促进中医文化交流、繁荣黑土文化、发展地方经济做出贡献。

龙江医派通过创办龙江医派学术文化节、建立龙江医派网站、建设龙江医学史馆及龙江医派文化长廊、创作《龙江医派颂歌》、科普文化巡讲及参展中医药博览会等一系列举措宣传中医药文化，打造龙江医派学术文化品牌，受到公众的普遍认可和支持，为中医药文化的传播、中医药学术品牌的建立、中医药知识的普及与发扬作出积极贡献。在新历史时期，作为黑龙江具有代表性的中医学术流派，龙江医派已成为黑土文化的重要标识，成为黑龙江中医药人的一面旗帜。

第五节 龙江医派研究内容

龙江医派研究内容主要包括历史沿革、产生背景、学术渊源、发展脉络、学术思想、治疗主张、著名医家学术经验、传承谱系及传播与影响，挖掘龙江医派对当今中医理论创新与临床诊疗具有重要指导意义的学术思想和独特诊疗技术与方法，探究其教育传承模式，对中医药的运用、推广和转化的重要现实意义等。

一、龙江医派的历史沿革及产生背景

中医学不能独立于时空属性而存在。随着时代更迭、社会变迁，在特定地域的自然环境下，在不同的经济文化背景中，形成了具有一定规律可循的哲学思维体系、政治经济环境、社会文化氛围，

这些均可对医家的哲学思辨、文化程度、社会地位产生不同影响，因此针对不同的疾病谱，众医家会日渐形成相应的诊疗思维和用药风格，进而形成受时空背景影响的中医学术流派。龙江医派学者致力于对龙江医派产生背景及历史沿革相关内容的研究，旨在揭示其时空特性，阐明其发生、发展及传承的相关因素，从而更好地研究其历史价值和发展方向。

二、龙江医派的学术思想

学术思想是学派形成的根本标志和基本要素，也是识别学派的最重要特征。黑龙江流域中医药学经过漫长孕育，逐渐形成龙江医派的格局。龙江诸医家秉承中医经典，在边疆独特的人文、地理环境下，师承与现代中医教育结合，薪火相传，形成了一支自身学术特征鲜明的学术群体。系统地总结、归纳、提炼龙江医派学术思想，探析其学术特点，挖掘其学术思想精华，是龙江医派传承发展的核心与关键。

三、寒 地 龙 药

黑龙江是我国中药资源分布的重要区域之一，得天独厚的寒地黑土孕育出丰富的野生道地药材资源，即寒地龙药。医不离药，药材资源丰厚为黑龙江省中医药的发展及验方的使用奠定坚实基础，可以说龙江医派与寒地龙药相得益彰。因此，开展寒地龙药的药用价值、临床应用、中药现代化等方面研究；或以国家标准为依据，开展该品种的质量评价研究；探寻和确定优势寒地龙药质量特色；开展优势寒地龙药商品规格和等级研究，是对寒地龙药可持续利用和发展潜力的探索，亦是促进黑龙江中医药学发展的重要环节。

四、龙江医派的特色疗法

中医治疗非独用药。除辨证论治运用中药组方内服施治外，历代医家在长期与疾病斗争中总结了极其丰富、疗效可靠、简便价廉、实用高效的特色疗法，如针灸、拔罐、推拿、按摩、整骨等。如针对外伤、骨病等高发疾病，龙江医家师古不泥，在传统中医药理论基础上，融汇吸收北方满蒙等少数民族医药的外治、针灸、奇方、秘术等法，形成了独具特色、传承不衰的龙江医派特色疗法。挖掘、研究、记录这些有失传之虞的特色诊疗技艺，并使之不断传承，是对中医治疗学的丰富和拓展。

五、龙江医派的传承谱系

师承与家学是我国古往今来传学的重要途径。通过一代又一代门徒及子嗣的传承，逐渐构成了各具特色的传承谱系。谱系的形成使医家们的治学方向与诊疗方式愈加明晰，是学术流派理论和方法得以传播的重要途径，也是医学流派形成的重要环节。龙江医派的形成发展阶段也遵循着学派传衍的一般规律，形成了结构清晰完整的传承谱系，而这样的传承谱系增强了龙江医派的内部凝聚力，也提升了龙江医派学术思想和诊疗技能传承的稳定性。现代龙江医派以龙江医派研究传承工作室为平台，通过对龙江医派传承代际关系脉络的研究，建立和完善传承谱系，有助于厘清龙江医派的流变与发展脉络，更好地把握龙江医派对学术取向的持守与新变，同时也为传承人的确立与培养、龙江医派的绵延发展提供方向。

六、龙江医派的传播与影响

中医学术流派在推动和繁荣中医学术发展中起着至关重要的作用,一个有蓬勃生命力的中医学派,可以促使一个地区,乃至一个国家的中医学术理论及临床实践技能愈加繁盛,同时也肩负着普及、传播中医药文化等社会职能。龙江医派凭借自身学术魅力,围绕抢救挖掘整理前辈学术经验、搭建龙江医派学术平台、强化龙江医派文化建设、弘扬龙医精神等方面,已在民众及中医业界中产生较大影响力。继续研究探讨能够不断扩大自身传播面与影响度的途径方法,可以更好地彰显龙江医派精神风貌,证明其社会价值。

七、龙江医派著名医家的成长历程与学术经验

近现代以四大名医"高、马、韩、张"为首的名医名家们构成了"龙江医派"的中流砥柱,其学术造诣和人格魅力对医派学术主张、精神特质的形成和发展产生了至关重要的影响,也往往是医派能够吸引后生学者、增强凝聚力的重要因素。挖掘、昭示这些先辈的成长历程、生平事迹及学术建树,既能基于文化背景去理解龙江医派名医大家的学术渊源及学术思想发展脉络,更好地把握龙江医派学术思想内核;也能为后学树立真实而鲜活的先贤榜样,带引后学精医技、修医德、行仁术。

八、龙江医派的学案研究

学案是一种记录古代学术发展史的特殊编纂形式和研究方法,其以学者论学资料的辑录为主体,结合其生平传略和学术总论,据以反映一个学者、一个流派乃至一个时代的学术风貌。龙江医派学案研究以考察名医个体、著名流派分支乃至医派整体学术思想、学术论述的发生过程、承传流衍为主要着力点,重点对"龙江医派丛书""龙江医派现代中医临床思路与方法丛书"共计四十余部龙江医派系列研究著作进行评案,与现行龙江医派名医经验整理研究相互呼应、相互促进,是中医非物质文化遗产龙江医派较为重要的后续研究。

第二章　龙江医派学术思想

第一节　首重经典，熟读《医宗金鉴》，博采兼收

受黑龙江地区独特人文、地理气候环境影响，当地医生学习与诊疗思路别具一格，又因历史根源与医家偏好等前提条件，龙江医派形成了"首重经典，熟读《医宗金鉴》，博采兼收"的学术思想特色，奠定了龙江医派学术思想的整体基石。

一、首重经典，源流互参

自古以来，大凡自学成才或师承授受而成名医者，皆以钻研中医经典为基石。如汉代张仲景即是在学习《内经》《难经》的基础上，结合临床实践体会，创立以六经论外感伤寒、以脏腑经络论内伤杂病的临床诊疗和思维方法体系，著成《伤寒杂病论》；唐代孙思邈"青衿之岁，高尚兹典；白首之年，未尝释卷"，并认为"凡欲为大医，必须谙《素问》《甲乙》《黄帝针经》……并须精熟，如此乃得为大医"。龙江医派诸医家亦同样重视经典，多毕生研习经典要义，并博采兼收，融会己见，学以致用。纵览龙江医派医家学医门径，可分为两种方式：第一种是由浅入深，先读浅显易懂的医籍，再逆流而上阅读各代医家名著，最后研读中医经典的内容，即从流到源；第二种是深入浅出，先学习作为中医渊源的经典著作，再沿流而下涉猎各朝代名医之作，即从源到流。

（一）从源到流

从源到流，即先研习四大经典，尔后览阅《千金要方》《外台秘要》，金元四家及明清各家著作拓宽知识面，再学习《汤头歌诀》《脉诀》等基础知识。这种学医方式，促使诸位医家学医之初即建立完善全面的中医学世界观，随后对基础经典的学习侧重于理解的层面，助其在临床实践中理论扎实、游刃有余。

例如，马骥强调学医先读四书五经，扎实的经学功底对学医临证最有帮助。其从《黄帝内经》《难经》《伤寒论》《金匮要略》《神农本草经》等中医药经典著作学起，再针对各家加以学习，同时又对日本汉方医家著作颇为关注，将如吉益东洞《类聚方》、汤本求真《皇汉医学》、山田正珍《伤寒论集成》、尾台榕堂《类聚方广义》、和田启十郎《医界之铁椎》、清水藤太郎《汉方掌典》等书籍作为参读；张琪幼秉庭训，饱读《内经》《伤寒》《金匮》《温病》等书籍，并善于博采众家，融会新知，如其精通金元四大家之说，对叶吴薛王温病学理论、王清任活血化瘀理论、张锡纯中西汇通理论等研究颇具心得，临证故能游刃有余，善愈疑难；孟广奇传授所学之时，强调中医学习当注重以经典为根基，兼收后世医论；华廷芳尤重《伤寒论》，并毕生致力于此书研究，不但广泛涉猎诸多注家意见，而且对《伤寒论》研究中的许多问题有独特见解，如伤寒六经实质、病发于阴阳及

六七日愈解、阳旦证探讨、血室的分析等，此部分内容集中于他未刊稿的《伤寒释疑》中，其研习方法和诸多创见均对后学学习和临证甚有意义；衣震寰精于《内经》《伤寒》《金匮》等经典医籍，旁涉《千金》及后世诸家；吴惟康苦读《内经》《伤寒》《温病条辨》等古典医经，并结合临床实践，研究各家学说及内科、妇科、儿科、医学史等学科；白郡符医学入门之初同样始于《内经》《伤寒》《本草》等经典著作，随后方对中医外科名著如《外科正宗》《外科启玄》《外科大成》《疡科心得集》乃至《医宗金鉴》进行研究。

（二）从流到源

从流到源，即先学习《医学三字经》《濒湖脉学》《药性赋》《汤头歌诀》《医学心悟》《医宗金鉴》等基础知识，再研习中医四大经典并百家之说，此多为跟师学习或家传所常用的方式，这种方式使得当时医家基础知识功力扎实，在临床实践中运用自如。

崔振儒即是率先学习《药性赋》《药性歌括四百味》《汤头歌诀》《医宗金鉴》等医籍，随后学习《伤寒》《金匮》《难经》《内经知要》《温病条辨》等经典和各家著作；邹德琛学医时熟练背诵《药性赋》《药性歌括四百味》《濒湖脉学》《医宗金鉴》，尔后反复研读四大经典；柯利民学医初时攻读《医宗金鉴》中各门心法要诀，后又在师者指点下学习《内经知要》《伤寒》《金匮》《温病条辨》等经典著作；王德光初学从《医宗金鉴》开始，以内科、妇科、儿科为主，并以《针灸大成》为范本学习针灸，以《三指禅》为范本学习脉学，随后方精读《内经》《伤寒》等经典。

二、熟读《医宗金鉴》，博采兼收

《医宗金鉴》是清朝时期由国家组织、太医吴谦编修的中医丛书，是我国第一部官修医学全书，也是第一部官修医学教材。其对中医基础理论、诊断、药物、方剂及临证各科都有全面系统的论述，既有普及歌诀，亦有详细解说，图、说、方、论俱备。《医宗金鉴》博采众家之长，亦由博返约，是中医药学书籍中既有相当深度广度，又切合临床实用的综合性中医医书。

黑龙江地区汉人文化开发较晚，古代少有精通中医"四大经典"的医学人才。清代以前本地医生对中医了解甚少，清代以后本地医生除诵读普及读物《药性歌括四百味》《药性赋》《汤头歌诀》《濒湖脉学》等歌诀外，多以明清时期明了易懂的医书作为修习的课本，如《寿世保元》《万病回春》《医宗必读》《外科正宗》《温病条辨》《本草备要》《医宗金鉴》等，其中《医宗金鉴》作为国家推行的教材最为通行。但黑龙江地区的医家并非不重视"四大经典"，首先《医宗金鉴》中涵盖《伤寒论》与《金匮要略》这些临床治疗学经典著作的内容，再者《温病条辨》及药物学同样为本地中医研习的重要部分。而理论性过强的《内经》《难经》构建了中医学的世界观，却在实用性上不如《医宗金鉴》。作为系统完善的基础教材，《医宗金鉴》便于学习与传授，是辅助中医启蒙、培养中医思维的理想教材。如黑龙江中医六系之一呼兰系，讲学授徒专重《医宗金鉴》。1941年10月实施汉医考试，出题范围大多在《医宗金鉴》中，马骥先生即在这种历史背景下通过考试，取得医师资格。可见在新中国成立之前，《医宗金鉴》作为中医的考核教材，地位颇重。

诸多龙江医家对《医宗金鉴》熟读精思，如韩百灵青年时投师于吉林省名医王化三处，着重研习《医宗金鉴》；王维昌年少就已能大段背诵《医宗金鉴》；赵麟阁对《医宗金鉴》字字句句反复背诵和推敲；孙申田熟练背诵《医宗金鉴·内科心法要诀》《医宗金鉴·妇科心法要诀》等内容；高仲山所编著之《汉药丸散膏酒标准配本》囊括《医宗金鉴》多方，如一捻金、八厘散、三黄宝蜡丸、五色灵药、牙疳散、月白珍珠散、百降丹、立马回疗丹、红升丹、柏叶散、消痞肥儿丸、黄连膏等。

更有马骥、崔振儒、邹德琛、王德光、白郡符、贺绍武、赵掖生、汪秀峰、杨乃儒、张玉璞、杨明贤等龙江各科医家，认真研读《医宗金鉴》，并运用于临床实践。如华廷芳根据《医宗金鉴·外科心法要诀·痈疽总论歌》所云："痈疽原是火毒生"，即热邪火毒是外科疾病主要致病因素这一基本理论，将清热法广泛应用于治疗阳证疮疡之中；吴惟康在《医宗金鉴·幼科心法要诀》原载清热镇惊汤中加入双花、连翘、僵蚕、蝉蜕，名谓加味清热镇惊汤，为其主治触异所致小儿急惊风之常用方，凡小儿高热即用本方，大多在 24～48 小时即可退热；张琪借鉴《医宗金鉴》人参清肺汤，用于治疗肺气肿、慢性支气管炎、支气管扩张咯血、肺结核等属肺气阴虚久嗽者皆效。

第二节　倡中华大医学观

龙江医派形成时期正值西方医学广泛传入我国之时，西医学带来的科学实证精神和严密的理论逻辑深深影响着国人。此时诸多龙江医家虽坚守中医立场，但对西医亦不排斥。他们主张执中参西、中西医取长补短，实现中医科学化，谋求中医新发展道路，此即"倡中华大医学观"的学术思想。这种学术思想一直指导并影响着诸多龙江医家的理论研究和实践活动。

一、汇古通今，以科学态度对待中医

在中西交汇的时代，龙江医家对西医学知识努力了解，试图与传统的中医学术进行比较分析，以期取长补短。他们反对"废医存药"等错误主张，且思想并不守旧，积极主张中医科学化。早在中华人民共和国成立之前，高仲山、马骥等龙江医家就在中医科学化的方向及具体实施步骤方面提出了改进中医学的五条建议，即：①将固有学说中之确有实效，而理论亦合于科学原理者，用科学方法解释之；②确有实效而理论不合科学原理者，用科学方法证明之；③既无实效，而理论又甚不合科学者，废弃之；④凡汉医成法所无者，设法补充之；⑤汉医所有之成法，而为西医所无者，保存而发挥之。

1950 年，高仲山在全国第一届卫生工作会议上，旗帜鲜明地表明倡中华大医学观的思想，"要用科学方法来整理中医学术，中医不应抱残守缺，故步自封，而要与时俱进。中医是一种中国特有的古老文化，而对待旧文化的态度，应该遵照毛主席所说的方法：有批判地继承，吸收和继承其精华，批判和摒弃其糟粕。中医要科学化，再也不要用旧方式、旧方法培养旧式的新中医。"同时，其多次强调："中医学术的发展，不能脱离时代的进步，一切科学成果都应该为我所用。""现代科学技术是所有学科的共有财富，中医要想跟上社会和时代的发展，也必须吸收现代的科学技术，用现代科学知识的观点、方法来研究、充实和发展中医学，使中医学术与时俱进。"

众多龙江医家在临床过程中，身体力行，中西互参互用，积极贯彻中华大医学观。如治疗骨伤科疾病，邓福树强调应有机结合中医骨科临床实践和西医现代思路，发挥各自长处；张琪与西医合作，共同研究肾脏疾病几十年，认为在对疾病的诊断、治疗和疾病疗效判定过程中要参考现代医学检查结果，临床疗效斐然；面对现代科技的发展，马骥、韩百灵则提出电脑诊病思路与方法，并根据主证次证进行分型判定，是名老中医经验与现代科技相结合的有益尝试。

二、执中参西，坚守中医思维，明确中西独立认知体系

学术上，高仲山、马骥、王维昌等龙江医家在以中医为本的基础上，主张执中参西，坚守中

医思维，明确中西独立认知体系，科学地改革发展中医。在这种发展趋势的领航下，龙江医家纷纷投身中西医双向学习，高仲山先生更是率先提出发展现代化中医，必须坚持中华大医学观。20世纪 50 年代，高仲山作为黑龙江省主管中医工作的副厅长，曾在中医学术会议上提出中西医结合的基本观念："中西医结合应当既吸收了祖国医学的精华，又吸收了现代科学的成就，是一个更加先进、具有高度科学水平的医学科学。依靠西医学习中医人员的两套本领和具有学术修养及临床经验丰富的中医密切合作，以现代科学为工具，开展中医中药学术研究工作，把中医中药学术提高到科学研究水平上来，为创立新医药学派创造条件。"此后，众多龙江名医家亦多次强调中西兼收并蓄，以中为主，以西为辅，中医学习重视经典和临床实践，西医学习重视生理、病理、药理、生化和临床诊断。

临床思维方法上，龙江医家主张建立中、西两套独立思考的习惯，用中医理论指导辨证施治和理法方药，用西医理论指导对现代病的认识。如马骥强调"证治方略"，辨病与辨证结合，以辨证为本；王维昌强调要坚持中医思维方法和辨证理论体系，面对现代医学研究成果，要充分吸纳，不能故步自封，但更要执中参西，西为中用，而不可本末倒置；高仲山在临床上常强调辨证论治和整体观，认为辨证论治是中医学术思想的精髓，整体观是建立中医临床思维的基础，强调坚持中医思维，掌握中医特点，在此基础上明确现代医学的认知体系，两者互参互用，才能更加深入地了解和认识人体生命。

教育理念上，龙江医家主张建立中西医两种思维模式，且两者要互相独立，同时也需要进行交流汇通，摒弃中西医论争，倡导中医学与西医学、各民族医学、不同地区学术思想和特点的融合与荟萃，主张创立祖国新医药学派，形成中华完整的大医学观。

龙江医派杰出中西医结合医家有马骥、张琪、黄殿栋、张亭栋、王春来、于材声、王刚、徐启营、张述刚、刘元章、聂运升、郑玉清、王德敏、贾宝善、包福助、盖世昌、王玉玫、邓振鹏等。前辈们靠自身经历证明，正确的中西医结合道路应为中医与西医双向研究，博采众长以融会贯通。无论是通过中学西、西学中还是后期中西医结合教育，龙江医家始终坚持中西医结合、倡中华大医学观，为黑龙江现代化医药事业进步和发展做出突出贡献。

第三节 外因寒燥，法当温润；内伤痰热，治宜清化

龙江中医药经过漫长的孕育，吸收融合蒙古族、朝鲜族、满族等多民族医药成分，汇聚祖国各地医药精粹，结合龙江地方多发病，逐渐形成鲜明的学术特色，在临床诊疗和遣方用药方面具有独特风格。"外因寒燥，法当温润；内伤痰热，治宜清化"是龙江医家受古代哲学思想、古代地理气候学的启蒙影响，以中医经典古籍为思想基础，结合黑龙江地势高、气候寒冷干燥和居民生活饮食习惯，通过多年临床实践、经验积累，总结提炼出的学术思想。

一、外因寒燥，法当温润

"外因寒燥，法当温润"是指黑龙江地区外感病多以感受寒燥之邪为主，可兼见风邪，当治以温润之法。

（一）病因来源

龙江医家认为，黑龙江地理气候特征是寒燥致病的主要来源。正如《素问·六元正纪大论》中

所述："至高之地，冬气常在；至下之地，春气常在"，黑龙江地势高，风寒凛冽，四季皆寒。正所谓"凉极而万物反燥""寒搏则燥生""水之冻冷者为寒燥"，寒性收引凝滞，水遇寒凝结成冰，使环境湿度更加降低，从而形成寒燥的气候特点。为抵御严寒，黑龙江居民一年长达6个月左右的时间需要依靠火炕、火盆、火墙等以火燃烧的方式保证室内温度适宜。火性属阳趋上，具燔灼、升腾之性，阳胜则热，煎熬室内水分，室内相对湿度过低，会令人感觉干燥，再加上室外异常寒冷、万物凋零，家家户户均门窗紧闭，极少通风，同时居民基本足不出户，所有活动仅限于温暖干燥的室内，居住在这样的环境中，难免会被燥邪侵袭，且燥多与寒邪相伴，即寒燥致病。从季节上来说，寒燥之气多见于秋、冬、春三季，而少见于短暂湿润的夏季。从地域分布来看，黑龙江省西北部相比东南部寒燥之气更明显。

（二）主要病机转化

寒燥致病主要病机为气机宣降失常，精血津液输布障碍，水液凝聚，成湿成痰；或使腠理郁闭，阳气被遏，热生于内，易伤阴津，兼之有燥，故伤津更速，使津液干涸，脏腑失于滋养；或阳气被伤，不足以温运，加之燥涩，使经脉气血凝滞阻塞。

寒燥之邪侵袭，首伤皮毛肌表和孔窍。寒为清冷阴邪，性收敛，使人体腠理闭塞，肺气被束，致肺气失宣，卫阳郁遏于内，加之燥邪干涸，易伤津液，出现恶寒发热，头痛无汗，咳嗽痰少，鼻塞鼻鸣，口、鼻、咽干燥等症，易患感冒、哮喘、咳嗽等病。若伤于皮表，皮毛失于润养，可出现如皮肤干燥滞涩，瘙痒脱屑，甚则皲裂，毛发无光泽，面生褐斑，干癣痤疮等症状，甚则可见干燥综合征。若寒燥之邪稽留日久，遂致津液输布不利，继而致使宗气不得宣达，血脉气血凝滞瘀阻，可出现心悸、胸闷胸痛、气短等症状，可致胸痹等疾患；或与气血搏结，滞血难行，形成癥积，出现少腹疼痛、月经错后、量少等表现，发为痛经等疾。寒邪伤阳，阳气不足以温煦精血津液的正常循行输布，加之燥性干涸滞涩，使水液因之停聚而痰生；或滞留而成湿，风寒湿流注于关节经络，可见肌肤麻木，四肢关节不可屈伸，筋脉挛急疼痛，遂成痹症，且以寒痹居多。

（三）治以温润之法

以高仲山为领军的龙江医家结合多年临床实践，积累了大量防护和治疗黑龙江地区多发病与常见病的临床经验，提出外因寒燥治以温润之法，即"寒者热之""燥者润之""燥者濡之"，此乃临床常见的正治之法。

寒性清冷易伤阳气，用温热以祛寒，则阳气可复；寒性收引凝滞，客于血脉则气血滞涩不行，不行则壅，壅则痛矣，非温热不可缓其痛而通其气血也，正所谓"得温则行，得寒则凝"，故以温热治之。燥邪干涸伤津，收敛滞涩，治燥不同于治火，治火可以用苦寒，但治燥宜濡之；火郁可以发之，治燥非濡润不解，治火可以直折，治燥只宜滋润，故以润治之。吴惟康等龙江医家注重五味化合作用，用甘味、辛味以辛甘化阳，阳足则温；用酸味、甘味酸甘化阴，以滋阴润燥；或用质润之药物，如防风、杏仁、天麻等；或用苦味下利燥结。所以寒燥致病，选用温热之药与甘凉濡润之药而合，可减弱温热药的伤阴之性，不会助燥邪耗津液。因此，当以"温润"作为寒燥致病的治疗大法。

龙江医家在临床中具体应用本法时，每权衡轻重，灵活掌握。若寒邪偏盛，则温重于润；燥邪偏重，则润重于温，总之，宜随其偏重及病机变化选择方剂和药物。如寒燥之邪侵袭肺脏，多见寒包火型感冒、咳嗽、哮喘等常见病，龙江儿科名家邹德琛善用温润之麻杏石甘汤为主方治疗小儿外感寒燥之邪，方以温而不燥之紫菀、苦杏仁、百部、款冬花等润肺止咳；配伍温肺祛邪之麻黄、炮姜，甘寒柔润之石斛、麦冬、百合等，谨遵温润之法。再如寒燥之邪客于血脉，易成气滞血瘀之证，常见胸痹、妇科痛经等病，张琪等善用血府逐瘀汤养血活血而不燥之剂，配以温阳之品，治疗寒凝血瘀证；王德光治胸痹善用瓜蒌薤白半夏汤温阳，合以润燥之品，或用益气通阳滋阴之炙甘草汤为主方；华廷芳治疗妇科因寒燥之邪久留而致瘀滞者，常用少腹逐瘀汤或温经汤等方剂治疗，均守温润大法。又如寒燥之邪致使水液滞留而成湿，寒湿流注于关节经络，寒气入经滞涩不行，因成寒痹，此乃黑龙江省常见多发病，痹症日久欲化热，常用桂枝芍药知母汤加减，桂枝与附子通阳除痹，麻黄和质润之防风温散表邪，知母、芍药乃凉润之品，若见发热加石膏、薏苡仁，气虚乏力加黄芪，肢节肿大者加萆薢、泽泻、防己等；若久病不愈转为痰瘀胶结之顽痹，常用化痰通络之法并配以润药，均不离温润之法。

二、内伤痰热，治宜清化

"内伤痰热，治宜清化"是指黑龙江地区内伤病因多以痰热为主，治疗宜用清化之法。

（一）病因来源

龙江医家认为，痰热的生成主要与黑龙江居民的饮食和生活文化有关，在黑龙江特殊的地理气候环境条件下，黑龙江先民多以渔猎和游牧为生，饮食多以猪、牛、羊等各种性热耐寒的肉乳食为主，喜用烧、烤、炸、炖等使食物气味浓厚的烹饪方式。因常食肥甘厚味，中焦脾胃运化失常，导致津液输布不利，停而成痰，痰停日久化热，酿生痰热。长期食用肉乳等各种高热量的食物必然也会生内热，此即《素问·奇病论》中所云之"肥者令人内热"。除嗜食肥甘厚味外，饮"烈性酒"也是黑龙江地区饮食一大特色。适量饮酒具有散寒通脉、舒筋活血等功效，但过量饮酒，酒湿生痰聚饮，且酒性本热，属辛燥之物，煎灼津液，痰因热而弥结，热依于痰而难以消散，以致痰热互为依附，致病缠绵，经久难愈。本地冬季漫长，青菜稀缺，居民喜好用咸盐腌制青菜以备冬季食用，如酸菜、荠菜疙瘩等，从而又形成了"北咸"的饮食特色，然而过食咸味，咸与血相得则凝，凝则胃中枯竭，日久易伤经络与血脉。因此，黑龙江地区临床常见眩晕、痹症、中风等疾病。如此饮食习惯使得黑龙江人身材较南方人结实高大，体质健壮，性格豪爽热情，易冲动发怒，生痰动火，决定了地方常见病及多发病的致病特点。

（二）主要病机转化

痰可阻滞气血运行，影响水液代谢，易于蒙蔽心神；热可扰心神，灼津液，生风动血。痰热为病，变化多端，无处不到，主要表现在壅滞脏腑，致脏腑功能失常；阻滞气机；耗气伤津等方面。

痰热壅肺，肺失宣肃，可出现咳嗽，气息粗促，痰多，质黏稠或稠黄，面赤身热等症状，多见咳嗽、哮喘病；痰热熏灼肠道，大肠燥热，传化失司，腑气不通而腹胀便秘，日久不愈则见午后面红烦热，或神昏谵语，舌红、苔黄腻或燥，脉弦滑大，为痰热壅盛、阳明腑实征象；痰热扰心、扰动心神，可致心悸、不寐、癫狂等病；痰热内蕴，困阻脾胃，水谷精微运化失常，常见嘈杂、胃脘不适、纳呆等，或精微不化，膏脂郁积，可致肥胖；痰热生风，上犯清窍，可致中风、眩晕、痫病等疾病。

（三）治以清化之法

龙江医家总结提炼出的相应治法，即"肥咸甘厚味，醇酒积热，痰热互结，当以清热化痰"。

"清法"乃八法之一，《素问·至真要大论》言："温者清之"，本法为治疗一般热证的方法，不论其火热在气分或营血，内伤还是外感，只要里热炽盛，均可使用清法，如辛凉清热、苦寒清热、清营透热、养阴清热、清热开窍等。而化痰法可归为八法之中的"消法"。水液因代谢输布障碍，可停聚而成痰，治疗当遵循《金匮要略·痰饮咳嗽病脉证并治第十二》中"病痰饮者，当以温药和之"的宗旨。然这里所说的"温"，并非是用温补之药，而为温化之法。古今医家对化痰法有诸多称谓，如涤痰、豁痰、导痰、运痰、散痰、消痰等，其基本特征均在于通过相应方药，使痰内消于无形。清以清其内热，化以化其痰浊，此乃内伤痰热正治之法。

若痰热壅肺，多见咳嗽、痰多色黄等症及哮喘、咽喉痛等病，龙江医家常以清肺化痰汤加金银花、连翘、黄芩、花粉、桑叶、枇杷叶等清肺热、润肺燥之品治疗痰热壅肺之咳嗽，使痰热得清，肺气得利，体现了清化治法。张琪对于慢性支气管炎、肺气肿患者症见咳嗽、胸满、痰声辘辘、痰黄而稠黏，舌红苔垢腻，脉右寸滑或滑数者，治以清肺化痰宣肺法，常用清肺化痰饮颇效。方中黄芩、瓜蒌清肺热，知母、麦冬滋阴润燥，鱼腥草、清半夏化痰浊，橘红、杏仁、枳壳利肺气，气顺则火清，火清则痰消，为溯本清源之治，全方配伍正合"清化"之法。

若痰热壅滞关节，多见痛风。龙江医家根据多年来治疗本病的经验，总结出清热除湿、活血通络等法，正中病机，多见良效。其中土茯苓是首选药物，因其具淡渗利湿解毒之长，湿邪除而筋骨舒，同萆薢流通脉络而利筋骨，故痛止。泽泻、猪苓可利水湿，利于尿酸排出。至于清热药物，常选用善清下焦湿热的黄柏，与苍术、生薏苡仁合用为三妙散，寒温并用，消肿止痛，皆是治疗痛风的常用角药。

若痰火互结，火热生风而成痰热动风证，多见中风。对此，龙江医家善用清热疏风、涤痰祛湿、补益肝肾之法治疗。如高仲山治疗肝火挟痰上攻清窍之类中风时常用泻青丸与当归龙胆泻肝汤；治疗肝火上炎，痰阻经络，窍闭神昏之中风时常用自拟经验方泻叶饮合安宫牛黄丸加减。吴惟康在治疗中风病痰热动风证时常用药物有天麻、半夏、炒白术、茯苓、石菖蒲、制南星、僵蚕、全蝎、三七、当归、红花、川芎、怀牛膝、鸡血藤、陈皮、焦三仙等。此外，龙江居民因长期饮酒而致中风的患者不在少数，酒家素体虚弱，湿热内蕴，兼受风邪，阻其经络，发为中脏之症，龙江医家治之以清热疏风、祛痰利湿，亦不离清化之法。

若痰热蓄于中焦，兼见形体肥胖，伴不寐、心烦、舌苔黄厚腻，脉滑数，可用黄连温胆汤合栀子豉汤治疗。若痰热耗气伤津，津亏则渴，再加上气候寒冷，寒邪凝滞，以致气机不畅，血液运行亦受阻，遂引发气机不利，瘀血阻于经络。龙江医家认为，湿热兼瘀是黑龙江地区消渴病最常见的病因，故在清热利湿化痰的同时加活血化瘀之品，既可使体内湿浊瘀等秽物清除，又可恢复气血流畅的状态，使水液归其正化，每收桴鼓之效，此亦不离清化之法。

第四节　辨治疑难，以气血为纲

"辨治疑难、以气血为纲"的学术思想，是指黑龙江居民所患内伤疑难杂病，多与地域环境气候、居民饮食习惯、生活方式、情志变化密切相关，具有病机复杂多变、病程之长短不一、病情虚实寒热错杂、"气病多郁，血病多瘀"的特点，对此龙江医家临证以气血理论为诊疗思想，以气血辨证为纲领，以调达气血为治疗首要，或活用经方，或大方复法，总以愈疾为期，屡起沉疴。

一、龙江地区疑难杂病的特点

龙江医家认为黑龙江地区居民多见疑难杂病，主要是起自外感寒燥，内伤痰热之病因病机兼杂合并，日久致气血不畅。寒性凝滞，燥性滞涩，外感寒燥之邪易致气机阻滞、血液凝滞，故痹症、伤寒、胃脘痛、冻伤等疾病最为常见。居民肥甘厚味、咸冷的饮食习惯，一则令内外寒邪互结，凝结固涩血脉，以致血瘀；二则使寒邪直中脾胃中焦，脾胃气机阻滞，气滞则血瘀；三则肥甘厚味，滋腻碍胃，脾胃运化失司，成湿成痰；四则湿浊久积不化，而生痰热，胶黏不去，日久成瘀。故常可引起糖尿病、痛风、高血压、高脂血症等代谢性疾病。同时龙江地区人民性格外向者多，其豪爽直率、易急躁恼怒；亦有性格内向者，其多抑郁寡欢、忧愁悲哀，肝主情志，七情内伤，必伤于肝。陈景河提出，肝为百病之贼，易致气机停滞、难以条达，而见诸气郁之弊端，或郁于气，或郁于血，或郁于表，或郁于里，遂生百病。据此，龙江医家提出黑龙江居民患疑难杂病具有"气病多郁，血病多瘀"的特点。

二、龙江医家辨治疑难，以气血为纲

（一）以气血理论为诊疗思想

龙江医家均习遵经典，对历代医家气血理论相关论述仔细研析，主张以"气血同源，相互为用"为治疗疑难杂病的理论基础。正如《本草衍义·衍义总叙》所述："夫人之生，以气血为本，人之病，未有不先伤气血耳"，气为阳，主化生运行；血属阴，主濡润滋养；气中有血，血中有气，气与血不可离决，二者是构成人体和维持人体生命活动的基本物质。如果气血失常，必然会影响机体各种生理机能，进而导致疾病的发生。故龙江医家临床辨治疑难杂病尤其重视气血理论。

其一，气血相互依存，可分不可离。气与血均由人身之精所化，两者调和周流全身，供养五脏六腑，维持机体生命活动。龙江医家提出，气无形而血有质，血之于气，来源相同，化生相同，异名同类，共居脉中（指营气），相互资生，相互转化，相互依存，循环不息。

其二，脏腑经络不离气血，需结合互参。龙江医家临床辨证论治时，均会定位与疾病相应的脏腑经络，明确脏腑经络气血之盛衰、流通、循行、归属等。气血是脏腑经络功能活动的物质基础，气血的生成及运行又有赖于脏腑经络，故此，脏腑经络的异常变化会引起气血相应的改变。同样，气血的病变亦可影响脏腑经络的生理机能，二者关系互为因果。

其三，气血病可独见，亦可相互影响。气的失常，多见于气虚、气滞、气逆、气陷、气闭或气脱等病理变化。血的失常，多见于血虚、血瘀、出血等病理变化。气血病虽可单见，但气血同源，气病及血，血病及气，也可并见。如气虚则血液无以生化而血虚；气滞则血液运行不畅而血瘀；气的统摄失职而出血；气机逆乱则血亦随之妄行，上逆或下陷，此为气病及血。同样，血病亦可及气，如血虚无以载气，气无所养而衰少；血瘀则气亦随之而郁滞；血脱则气无所依，随之而脱，严重者可见亡阴、亡阳之危候。正所谓"气血不和，百病乃变化而生"。

（二）以气血辨证为纲领

龙江医家临床实践中发现，疑难杂病患者所表现出的临床症状，往往复杂且不典型，或是阴阳表里同病，或是虚实寒热夹杂。同时，其认为此类疾病多属久病不治或久治不愈，病机已发生转化演变，累及气血，遂常以气血辨证为纲领认识和诊断疾病。

1. 气证

气证是指因气的生化不足或耗散太过，或者气的升降失常而出现的证候。若见精神萎靡、疲倦乏力、自汗、面色㿠白、舌淡、脉虚等症为气虚；若见胸闷，胁肋、脘腹胀痛等症为气滞；若见咳逆、恶心呕吐、嗳气、呃逆，甚则咯血、吐血等症为气逆；若见面色无华、气短乏力、语音低微、腰腹胀满重坠，甚则脏腑脱垂等症为气陷；若见突然昏厥、不省人事等症为气闭；若见面色苍白、汗出不止、目闭口开、二便失禁、脉微欲绝或虚大无根等症为气脱。

2. 血证

血证是指血液生成不足或耗损太过，或者血液运行失常而出现的证候。若见面色淡白或萎黄、唇舌爪甲色淡无华、神疲乏力、头晕目眩、心悸不宁、脉细等症为血虚；若见面色黧黑、疼痛且痛有定处、肌肤甲错、唇舌紫黯及舌下络脉瘀紫等症为血瘀；若见皮肤斑疹、衄血、月经提前量多等症为出血。

（三）以调达气血为治疗首要

龙江医家在临证治疗时常强调，无论外感或者内伤疾病，最终均会伤及气血，故而治病的根本在于气血。只有使气血调达，生理功能方可恢复正常，正如《素问·至真要大论》所言："疏其血气，令其调达，而致和平，此之谓也。"

1. 理气法

气病应理气，包括补气法、调气法、疏气法。

其中补气法用于治疗气虚之证，如龙江医家常用益气升阳法治疗虚热、益气固表法止自汗、益气补肾法治疗肢体痿废等。调气法治疗气机运行不利或逆乱失常之气逆证、气脱证、气闭证、气陷证等证，如胃气逆、肺气逆、肝气逆等病证给予降逆调气法，同时注意顺应脏腑气机的升降规律，强调降多者以升气为主，升多者以降气为主。疏气法用于治疗气郁日久之血、痰、湿、食、火诸郁，龙江医家提出疏气应疏肝，化火者主以丹栀逍遥散，化风者主以天麻钩藤饮、羚角钩藤汤、镇肝熄风汤，挟痰者主以半夏白术天麻汤、半夏厚朴汤，挟瘀者主以血府逐瘀汤等。

2. 理血法

血病应理血，包括补血法、止血法、行血法。

其中补血法主要用于治疗血虚证，如血虚挟风的头痛、眩晕等。止血法主要用于治疗出血证，出血的病机可分为气虚、瘀血、血热三方面或三者夹杂，其治法分别为补气止血、化瘀止血、凉血止血或兼法。行血法即活血化瘀之法。陈景河结合北方地区气候特点及人们生活规律，指出在东北人群流行证候病中，常伴有瘀血，瘀血可与热灼、痰湿、水蓄、气虚、气滞、寒凝等证候夹杂；王维昌提出北方寒燥，人体阳气不足，阴寒内盛，失于温煦，气血推动乏力，此时虽无外客之寒，亦可导致血行滞涩，引发诸病。故而龙江医家临床强调辨证、审因、论治，注重气与血的调理，主张灵活运用"活血化瘀法"，结合不同情况随证治之。如合利水法，不仅可以治疗因局部气血运行失常，水瘀互结，筋脉失养的腰痛、胸痹，也可治疗妇科水瘀互结于血室的疾病，此时常以川芎、当归等活血药物与车前子、泽泻等利水除湿药物配伍，共奏活血利水之效。针对妇科疾病，常运用生化汤活血消瘀，加入利水通淋的琥珀和通草，促进瘀血消除。或合清热法治疗血瘀日久化热，热瘀经络；或合祛风化痰法治疗风痰血瘀乘虚之中风和痰湿瘀血相互胶固潜伏关节之痹症；或合温阳法治疗寒凝血瘀及阳虚血瘀诸证；或合止血法治疗因血瘀而出血之崩漏等。

3. 气血同调法

根据气病损血、血病损气的病机特点，气病在理气基础上配相应的理血之法，血病在理血的基础上配相应的理气之法，称为气血同调法。治疗气滞血瘀证，多用行气活血法，如陈景河治疗胸痹，善将疏肝理气法与活血化瘀法共用，常用疏肝行气之柴胡，活血行气之郁金、乳香、没药等。治疗气虚血瘀证，如胸痹心痛、胃痛、痿证等，因本证先见气病，后见血病，故张琪、王德光、卢芳等龙江医家在治疗时习用补气活血法，或益气为先、活血次之，或益气为主、活血兼之。治疗气血两虚证，吴惟康常治以气血双补之法，兼补益脏腑。治疗气不摄血证，张琪善用补气摄血法治疗。

第五节　复合病证，宜用大方复法

黑龙江地处祖国东北边疆，塞外寒冷之地，民众多形盛体壮，故临床常规用药剂量一般大于我国中东部及南方各地区；因当地医学知识的普及程度相对落后，人民群众对常见疾病的认识、早期预防与治疗和养生保健常识不足，往往得了"小病"不就医，日积月累即发展至病程冗长、病位深痼、病因病机复杂、多病同患的状态，此时已不是单味药或是经方、小方所能解决。所以在漫长的临证过程中，龙江医派逐渐形成了运用大方复法治疗疑难复合病症的临证特色。

一、大方、复法释义

《素问·至真要大论》记载："所治为主，适大小为制"，"君一臣二，制之小也。君一臣三佐五，制之中也。君一臣三佐九，制之大也"，提出应根据病情选用大方小方，且用药十二味者谓为大方。医圣张仲景乃将大方复法用于临床实践的先驱，如《伤寒论》麻黄升麻汤和《金匮要略》鳖甲煎丸、薯蓣丸等，都是针对复杂病机特点运用大方复法的实例。先贤刘完素认为："大方之说有二：一则病有兼证，而邪不专，不可以一二味治之，宜君一臣三佐九之类是也；二则治肝肾在下而远者，宜分量多而顿服之是也。"及至近现代，龙江名医张琪教授认为，复合病症患者，大多辗转治疗不止一处，病机复杂，病邪深痼，不运用大方复法治疗，不足以祛病。

大方是指药味数目在12味以上，且总剂量大于250g的处方。复法是指针对疾病的多重复杂病机或个别单一证候，至少运用两种以上的治法综合调治，以求相互为用，增强疗效。虽然丸剂和散剂通常采用较多药味，但其每次或每天的服用量并不大，甚至少于常规用量，因此大方、复法专指汤剂而言。

二、龙江医派大方、复法特点

龙江医派大方复法不是多种治法的简单相加和多味药物的罗列堆砌，而是在辨证论治指导下，针对复杂病症、复合病症及特殊疾病而采用的一种变法，是根据疾病的各个方面有机地组合起来的具体治法和方药。在配伍方面依旧沿袭《内经》君、臣、佐、使的原则，但因大方使用的对象不同，更富有自身特点，主要体现在三个方面：一是多效性，治疗范围广泛，更符合复杂病情的需要；二是持久性，更适用于慢性、复杂性疾病及亚健康状态的治疗与干预；三是创新性，突破以往单味药充当君臣佐使的模式，采用复方模块化、药物配伍军团化的组方原则，诸模块之间相互协同，军团化药组承担君臣佐使，增效减毒、相使相须，整体效果更加明显。

三、大方、复法临证原则及注意事项

（一）大方、复法临证原则

在药物的君臣佐使配伍方面，大方复法之君药可由两味以上的药物组成，构成军团化君药组，这些药物对疾病治疗起着主攻方向的作用。而在军团化药组之中，亦有主次及君臣佐使之别，符合经方单方的配伍原则。臣药和佐药也由多个药物组成，同样构成了一个集成化模块，辅助君药组模块以加强疗效。使药遣用一味或两味药物，作为引经药或调和药。

大方复法的临床应用离不开七情和合理论，无论是模块、军团化药组内部，还是模块、军团化药组之间都符合传统方剂组方理论，通过不同模块及军团化药组之间的七情和合及相互配伍，形成最佳整合功效。在特殊性疾病或证候的论治过程中，依靠传统中医药理论的同时，要积极吸收现代科学知识，尤其是现代诊疗手段和中药药理学相关科研成果，以便更好地提高临床疗效。如治疗慢性妇科盆腔炎症时，现代药理发现蒲公英、败酱草、鱼腥草配伍应用对妇科炎症有很好的治疗作用，因此在传统理论处方的基础上加用三者，疗效甚佳且速至。

（二）大方、复法临证注意事项

其一，注重顾护脾胃之气。大方复法适合于慢性、复杂性疾病的治疗需要，而这类疾病往往无法短时间内得到根本治疗，在长时间服用中药的过程中，难免影响脾胃功能。

其二，适度遣方用药。大方复法药味的多少和药量的轻重取决于临床疾病轻重缓急、病邪性质和正气盛衰，切忌盲目乱增药味、增大药量，避免堆砌用药，防止用药不当而致的药害，避免中药资源浪费。

其三，中病即止，切勿过度治疗，以防变生他病。在疾病将愈之时，宜逐渐把大方过渡到常规剂量的方剂，以巩固疗效，调理身体，更有利于恢复健康。

其四，利用现代医学手段，关注肝肾功能变化。在大方、复法的临床应用过程中，随时观测患者肝肾功能的变化，以防不必要的医源性或药源性疾病发生。

四、龙江医派大方复法运用

龙江名医创制了诸多大方复法的经典方药，如马骥创制"新制消毒饮"治疗瘟毒发颐，或大头天行（头面丹毒）等病，该方由金银花、板蓝根、大青叶、紫花地丁、蒲公英、青连翘、苏栀子、条黄芩、败酱草、苦桔梗、大玄参、生甘草等药味组成，临证随症加减，疗效甚佳。张琪自拟经验方护肝汤用于治疗慢性肝炎，药物组成为柴胡、白芍、枳实、甘草、白术、茯苓、黄芪、五味子、败酱草、茵陈、板蓝根、虎杖、蒲公英、连翘，该方有疏肝解郁、建中益脾、清热解毒之功；自拟"软肝化癥煎"治疗肝炎后肝硬化，方用柴胡、白芍、青皮、郁金、人参、白术、茯苓、黄芪、山萸、枸杞、炙鳖甲、茵陈、虎杖、黄连、蒲公英，该方有复肝健脾、软坚散结、利水消肿、清热解毒之功；在慢性肾功能不全代偿期的治疗过程中，张琪提出扶正治本原则，以补脾益肾为主，结合他证兼以利湿消肿、活血化瘀等，药用黄芪、党参、白术、当归、远志、首乌、五味子、熟地、菟丝子、女贞子、山萸、羊藿叶、仙茅、枸杞子、丹参、山楂、益母草、山药等。王德光以清热除蒸、益气养阴法治疗骨蒸发热，常以秦艽鳖甲散出入为方，用药为秦艽、鳖甲、地骨皮、柴胡、青蒿、当归、红参、黄芪、川贝、甘草、石斛、丹皮、紫菀、麦冬、黄芩、芦根、玄参。吴惟康治疗泌尿系感染（膀胱炎、肾盂肾炎、慢性肾盂肾炎急性发作）、肾结核、急慢性肾小球肾炎、急慢性前列腺炎、尿潴留等疾病证属肾虚膀胱湿热，而以肾虚为主者，每治以滋补肾阴、清热解毒、利水渗湿之法，拟方六味地黄丸合五味消毒饮化裁，药用金银花、连翘、蒲公英、紫花地丁、熟地、山药、牡丹皮、茯苓、泽泻、山茱萸、车前子、牛膝、黄柏、知母、芦根、白茅根，该方经临证反复验证，效如桴鼓。以上医家效验方仅是龙江名医大方复法临证经验的部分例证，其余在龙江医家著述中有详细论述。

第六节　药法与病证相合，活用平奇猛毒、对药群药

用药治病，必须辨病辨证明确，才能丝丝入扣，切中病情。故临证之际，正确地掌握用药法则，是治疗疾病的关键。龙江医家临证深谙用药之法，提倡"药法与病证相合，活用平奇猛毒、对药群药"，收到满意疗效。

一、药法与病证相合，专病（证）专药相应

药法，是指在中医基础理论指导下，运用中药材防治疾病或达到康复保健作用的方法，可概括为辨病用药、辨证用药、对症用药三类。

辨病用药是中医诊疗疾病的一种基本方法，即根据不同疾病的各自特征，作出相应的疾病诊断，并针对不同疾病，进行相应或特异性的用药治疗，从而提高中医药诊治疾病的疗效。如张琪治疗尿路结石必用金钱草，因其既能抑制结石产生，又能促进结石排出，是治疗尿路结石的要药。再如张琪、吕效临、杨书章等治疗黄疸不离茵陈蒿，无论辨证为阳黄、阴黄、急黄者，均以茵陈蒿为主药，灵活配伍治疗。

辨证用药以八纲辨证为基本理论依据，通过四诊合参，辨清疾病的病因病机、病性、病位，进而判断其证型，再根据辨证的结论，确立相应的用药治疗方法。如高仲山、张琪、马骥、吴惟康临床善以黄芪为主药，随证加减，治疗气虚发热、气虚下陷、卫气不固等气之虚证。

对症用药是指对特定症状有针对性的治疗或改善。症状虽然不同于证候能反映病机所在，但消除或缓解疾病的某些症状能够显著改善患者精神状态、饮食睡眠情况，从而增强整个机体抗病能力，促使病情向好的方面转化。如痛症用延胡索，头胀用钩藤等。

二、精熟药性，活用平奇毒猛、对药群药

药性指药物与疗效有关的性味和功能，包括四气五味、升降沉浮、归经、有毒无毒、配伍等诸多内容。清·徐灵胎《神农本草经百种录》曰："凡药之用，或取其气，或取其味，或取其色，或取其形，或取其质，或取其性情，或取其所生之时，或取其所成之地，各以其所偏胜而即资之疗疾，故能补偏救弊，调和脏腑。深求其理，可自得之。"因此，龙江医家利用药物的偏性纠正阴阳气血的偏盛偏衰，恢复脏腑经络气血的正常生理功能，使机体最大程度上恢复到"阴平阳秘"的理想健康状态，提出只有掌握药物本身的作用性质和特征，才能在临证中发挥中药应有的作用。

（一）平药、奇药，多有效验

平药是指药性平和，无明显寒热之偏、作用较为中正平和的一类中药，可起到调和药性、调和

气血阴阳的作用。其性虽无明显寒热之偏，但仍有五味、升降、归经之"偏"，更可在适当的炮制、配伍等条件下显示其寒热偏性，实现"以偏纠偏"的治疗目的。平性药与寒性、热性药物配伍，使处方处于偏寒或偏热的性质，适用于有寒热取向的病证，既可直接治疗主症，又可治疗或减轻疾病中的某些兼症；对于一时难以辨别寒、热性质的病证，则与平性药配伍，使整个处方性质平和，达到平补平泻之目的。奇药是指在治疗过程中通过巧妙配伍发挥超常规作用的一类药物。临证除常规辨证用药外，亦应抓住疾病病机之变化，灵活用药，出奇制胜。

平药如茯苓，甘、淡、平，入心、肺、脾经，有渗湿利水、健脾和胃、宁心安神之效。张琪、郑侨、邹德琛等龙江医家善用茯苓，配伍党参、白术、山药等，治疗脾虚运化失常所致泄泻、带下等病；或常用茯苓配伍车前子利水通淋，治疗肝硬化、糖尿病、肾小球肾炎、肾病综合征严重腹水者；或配伍酸枣仁治疗心脾两虚之心悸、失眠、健忘、食少纳呆等。

奇药如血见愁，龙江医家常用其治疗各种血证。《东北常用中草药手册》云其药性甘平，止血活血，可治月经不调、崩漏、咯血、衄血、尿血、疮疡肿毒等。高仲山祖传方清凉饮即用血见愁一药凉血止血。高仲山言，此方对呕血、咯血、肌衄效果尤佳，可供参考。

（二）毒药、猛药，屡起沉疴

毒药，在中医学发展的不同时期，有着不同含义。毒药曾是一切药物的总称，古人也常以药物偏性的强弱来解释有毒、无毒及毒性大小，故药性峻烈之猛药亦多被视为毒药。现代中医学认为毒药是一类既有药理治病疗疾作用，又有毒副作用，可致毒性损害或引起中毒甚至死亡的中药。龙江医家对于清代徐灵胎所提倡的"用药如用兵论"深有同感，认为王道之药、中庸之剂虽能补虚强身而常用，但对于顽疾重症，邪气猖獗者，亦须毒烈之药、峻猛之剂斩关夺将，直捣黄龙。例如水蛭、附子、细辛、大黄、葶苈子等。

水蛭味咸、苦，性平，有小毒。《医学衷中参西录》中记载，水蛭"为其味咸，故善入血分；为其原为噬血之物，故善破血；为其气腐，其气味与瘀血相感召，不与新血相感召，故但破瘀而不伤新血"。高仲山、张琪等认为临床常规化瘀疗法，如血府逐瘀汤等方，常力度不够，急需破血逐瘀者，宜首选水蛭入药，取其搜剔化瘀通络、祛瘀生新之功，用于治疗冠心病、高脂血症、周围血管病、急性出血性中风等。

附子味辛、甘，性热，有毒。黑龙江地处苦寒之地，龙江医家如高仲山、张琪、华廷芳、陈景河、王德光等常取附子散寒止痛、回阳通脉之功，治疗寒气攻冲之腹痛及风寒痹痛、四肢厥逆、心源性休克等病。或取附子助阳补火之功，配伍温阳化气行水之品治疗肺心病，取真武汤温阳补火利水之意；若遇到脾肺肾功能失调之顽固性水肿，常用附子温肾助阳，配伍清热利湿或甘寒清热之品，如瞿麦、茯苓、山药等，使小便利而水肿消。

细辛味辛，性温，有小毒。其辛散温燥，既能外散表寒，又能温肺化饮，龙江医家常用之与干姜、五味子配伍治疗痰饮喘咳。细辛又可祛风通络止痛，散血分之寒邪，常用来治疗寒痹，如高仲山常用细辛配伍独活、杜仲、桑寄生、牛膝、桂枝、赤芍等药物治之。

大黄味苦，性寒。龙江医家在临床应用中，常取大黄荡涤肠胃、推陈致新、攻积泻下导滞之功，与芒硝、厚朴、枳实配伍，治疗阳明腑实证；或取大黄活血逐瘀通经之功，治疗瘀血诸症；或取大黄凉血解毒之用，使上炎之火下泄，直入阳明之腑，治疗吐血、衄血。此外，尚善用大黄"破痰实"，配伍豁痰药，治疗脑出血之中风入腑闭证。

葶苈子味苦、辛，性大寒。《神农本草经》谓其"主癥瘕积聚结气，饮食寒热，破坚逐邪，通利水道"。本品苦降辛散，性寒清热，专泻肺中水饮及痰火而平喘咳。如高仲山常取其泻肺平喘之功，治疗急性呼吸窘迫综合征、慢性阻塞性肺疾病。葶苈子能泻肺气之壅闭而通调水道、利水消肿，张琪临证常用葶苈子配伍牡蛎、泽泻治疗慢性肾病中辨证属湿热壅滞下焦、气化失常者。

（三）对药、群药，功专力宏

由于疾病的复杂性以及药物自身性味功用限制，应用单味药往往不能适应复杂的病机和繁多的症状，龙江医家在四气五味、升降浮沉、归经等理论指导下，结合临床实践经验总结出一些行之有效的对药、群药，互相配合以增强疗效。对药是由两味药为组合单位的配伍，群药是由三味或三味以上药物为组合单位的配伍。通过对药、群药特殊配伍可互相增强某一疗效而起到相须相使作用，如黄芪配党参，阴阳双补，补益中气之力更宏，用于治疗脾气虚诸症；肉苁蓉配巴戟天，补肾阳、益精血，而无燥热之弊，可治疗肾阳虚证或阴阳两虚证；菊花、草决明、钩藤相配伍，可清热平肝，治疗各种疾病辨证为肝火上炎或肝郁化热者。亦可间接增强某一功效起相辅作用，如大黄配桃仁，能泻热逐瘀，热除瘀去而止血；柴胡、黄芩可和解少阳，与大黄为伍使清少阳气分之热更速。亦可利用相反药性（如寒热、升降、补泻、入气入血）及不同功能的药物相互制约，产生新的功效，如茜草配海螵蛸，二者一涩一散，一止一行，动静结合，相反相成，共奏止血不留瘀，活血不耗血之妙。亦可利用归经特性达到定位定性治疗效果，如萹蓄配瞿麦，二药均苦寒下行，功善通利，合用则导热下行，增强利水通淋之功，多用于治疗湿热蕴结下焦之尿血及泌尿系感染；干姜、半夏、黄连三药配伍辛开苦降，常用于治疗寒热错杂中焦之心下痞。

第七节 形气学说

"形气学说"是龙江骨伤科名家王选章以中医古典医籍相关理论为基础，结合多年治疗伤科疾病的临床经验，而提出的用于伤科疾病诊断的学术思想，也可称为形气辨证法。

一、形气学说的由来和提出的必要性

中医学认为，气是一种存在于宇宙之中的无形（指肉眼看不见形质）而运动不息的细微物质，是宇宙万物的共同构成本原，而其精粹部分谓之"精"，是构成人类的本原；形是指构成人体脏腑、五体、官窍、筋脉等的有形（肉眼可见形质）物质。形与气之间，互相联系、转化、感应，其生理活动和病理变化，皆有着不可分割的关系。正如《素问·阴阳应象大论》中言："气伤痛，形伤肿。故先痛而后肿者，气伤形也；先肿而后痛者，形伤气也。"说明气伤以感觉变化为主证，形伤以形态变化为主证，气伤可及形，形伤亦可及气。这为形气学说提出了原则性的证候表现和由来依据。

中医常用八纲、六经、脏腑等辨证方法，其主要围绕内科疾病辨证；而中医伤科是以形态学为特点的学科，临证治疗需特别注意气机变化，不同于中医内科主论气化。形气学说在辨证用法中能体现形态和气机并重这一特点，将是对主论气机少顾及于形、查无标准难作定论的中医现实理论体系的一次填充，助力中医标准化发展。

二、形气学说的内容

伤科的病因是"力"，外力的作用强度或轻或重，轻伤则及气，重伤则及形，凡伤形者必然及气，单伤气者未必皆及形。其治疗方法有二，固定和活动（包括活血、逐瘀）。因此伤科治疗方法的阴阳分属无非动静二字，而伤科疾病的阴阳分属，只能是形、气。形与气，实为一体，形可分皮肤、血脉、肌肉、筋腱、骨骼、脏腑、关窍等，气贯入每个部分，表现出各部的运动功能。所以形是有形状、触而感知、视而可见、有物可查的，而气是看不见、摸不到，是从形体运动、感觉中辨其证候的。因此，凡痛、痒、麻、木、冷、热、有力、无力、紧张、松弛等都是气伤的表现；而肿胀、凹陷、长出、短缩、青紫、瘀血等都是形伤的标志，这就是形气证候表现的基本内容。

三、形气学说的临床实践

王选章等龙江伤科医家，临床常运用形气辨证法，进一步确定有形部分皮、脉、肌、筋、骨、脏腑、关窍等部位的损伤程度、性质，从而在治疗时达到满意疗效。

伤气者，当分虚实、急缓、标本。王选章指出："凡麻木者，其本皆瘀阻多实，其标皆虚。痛者皆实，唯久痛、绵绵疼而痛多虚。痒者暴痒为实，微痒为虚。实则远取，虚则局部取，此是气伤取法规律。"例如对于腰肌扭伤疼痛，无小关节紊乱，仅为肌肉张力高，点按手部腰痛点则疼痛即可消除，这就是实则远取的规律，其道理在于，受力部位气实气结，而相应受扭挫的部位便虚，点穴或针刺，立即及气，刺处变实，经气调平而康复。此时如果点按受伤部位，只能加剧疼痛，这就犯了实实之戒。

伤形者，远位治疗必然无效，当以局部整复为其治疗原则。例如腰部小关节扭挫疼痛，仅用远端取穴，绝无治疗的可能，必须整复，使关节复正，痛方自止。

若形气俱伤，必先在局部正形，然后远端调气；先伤气后及形者，必先调气，然后正形。例如血脉不通而致麻木者，形伤为本，当瘀处刺血；气伤为标，当刺麻木局部，得气而麻自消。

综上所述，形气学说是伤科手法治疗规律的理论基础。

第八节 寒地养生，趋利避害

早在《黄帝内经》时期，先祖们就意识到东、南、西、北、中五方之域不同地理气候特征直接影响人们的生活方式、饮食习惯，进而影响体质状态等，指出"北方者，天地所闭藏之域也，其地高陵居，风寒冰冽，其民乐野处而乳食"。龙江医家经过长期经验积累、理论升华和实践验证，以中医传统养生理念为依托，充分有效地利用寒地地域优势，借助恰当的养生观念，总结出具有综合性、实用性、针对性、灵活性、时代性等特点的寒地养生学术思想，以指导人们形成正确的养生理念，养成健康的饮食习惯和生活方式，趋利避害，从而达到益寿延年的目的。

寒地养生是基于"因地制宜"养生原则，由中医养生学衍生出的具有突出地域及气候特点的养生学说，主要针对长年居住在年均气温偏低地区的人群，如我国黑龙江等地，其理念原则及方法同样适用辽宁省、吉林省、内蒙古自治区等北方省份及俄罗斯、加拿大等高纬度地区居民。

一、遵循自然节律的起居饮食

（一）规律起居，动静相宜

龙江医家认为，寒地冻土，阴寒偏盛，特别是冬季昼短夜长最为显著，起居睡卧应与时相应，主张遵循自然节律合理安排起居活动。例如首届国医大师张琪无论工作日还是节假日，一直坚持早上6点起床，中午小憩，晚上10点左右就寝，这样规律起居有益于休养身心、涵养阴阳。

北方生寒，寒气主事，阴气当令。阴为静，因此寒地当以静谧养藏为主，以无扰筋骨、不泄阳气为要，但这并非是指不事劳作、好逸恶劳。以动养形，在寒地养生中也有其重要意义。寒地运动当以柔和平缓的运动为主，如散步、慢跑，或五禽戏、八段锦、太极拳等传统功法，但运动量要适度，避免过劳、过汗。龙江医家认为，有规律、持之以恒、适度的运动，可使人体气血流畅，五脏六腑、皮肉血脉筋骨得到充分营养，尤其脑力劳动者更应进行体育锻炼。若在风和日丽的天气，可进行适度的户外锻炼，既可舒张筋骨、流通血脉，又是增热保暖防寒的积极措施；若在室内活动，则应保持空气的清新、流通。例如国医大师张琪一生喜静不多动，但每天坚持散步至少半小时，重视散步中的"三浴"，即光浴、气浴、风浴——清晨沐浴着阳光，呼吸着新鲜的空气，迎着扑面的微风，进行有节奏的全身锻炼，既能调和气血，聪耳明目，又能锻炼四肢关节和各个内脏器官；"国医楷模"陈景河常年坚持打太极拳、呼吸运气，故能近百岁乃去。

（二）清淡饮食，节制适度

龙江居民多好酒嗜肉，摄入蔬菜水果偏少，多长年食用腌制品，如酸菜、咸菜等，造成盐、嘌呤、脂肪等摄入过多，导致代谢性疾病如糖尿病、痛风等及高血压等心脑血管疾病高发。

龙江医家认为，寒地的饮食调养宜温不宜燥，可以通过食物荤素搭配和改变烹调方式来实现。应季时令蔬菜及当地的地产蔬果，不仅新鲜味美，而且顺应当地当季阴阳规律而生，食之则有助人体与自然相应。冬寒之季，可以用白菜、马铃薯、菌类等应季蔬果与温热性肉类搭配，温补而不燥。食物烹调方法上，应尽量避免食用煎烤炙煿等燥热食品，可以选择蒸、煮、炖的方式，既保持了食物的温热性质，又有滋润不燥的效果。例如张琪主张饮食应注意食性，以清淡为主，但不宜过分茹素寡淡，否则影响食物味道，导致纳食不香；同时倡导饮食有节，一日三餐，七八分饱，避免三高病症的出现。龙江名医崔振儒指出，饮食应定时、定量、品种多样，不易消化的食物不宜多食、久食，还要注意食物的温度，不可为取暖而过热，亦不可因气热而食冷，要做到"热无灼灼，寒无沧沧"。

另外，寒地发达、成熟的农、林、渔、牧业为居民提供安全、优质食材，寒地先民利用地产药食，融合少数民族饮食习惯，发展出独特的养生饮食及药膳。如延续了满族人黏食和甜食喜好的黏豆包，有抗寒养脾胃之功；火锅、全羊席、烤羊煺、酱肉、炖菜可御寒滋阴；以杂豆、玉米等粗粮熬粥，健脾消食，祛除湿邪；红景天滋补强壮、抗疲劳、抗衰老；含山楂的冰糖葫芦消食化积；山葡萄藤叶煎水祛风湿；天麻预防手足麻木；常饮牛乳强壮体质，预防消渴；北黄芪泡水以补中益气、增强体魄；食蜜防治肺燥咳嗽等。

二、注重精神调摄

注重精神调摄是寒地养生中养神的关键。精神调摄首以"养藏"为要，重在安心定志，收敛神气，保持神情安定，不使情志过激，以免骚扰潜伏的阳气。

寒地居民秉承了先民在与恶劣环境斗争中所形成的坚韧个性，常见刚毅有余而柔顺不足，导致情绪躁郁而内损正气，因此应注意调适心态、修心养性。例如张琪年逾鲐背却依旧耳聪目明、思维敏捷、步履稳健，近百岁时仍在临床诊治患者。其健朗的状态很大程度上得益于性格温和、张弛有度的品性，淡泊名利、随遇而安的思想境界，以及老有所为、拯济苍生的生活信念，他常对赞叹他仍然忙于临床的人说："我要趁着脑子还没糊涂多看点病。"

寒地冬季漫长,面对秋冬肃穆萧索之象易使人情绪低落,此时可选择恰当的文娱活动移情畅志,如邀请好友家中闲话家常,或挥毫泼墨于书画中怡情养性,或植艺豢鸟,或选择欣赏二人转、龙江戏等寒地独有的曲艺,培养兴趣,探寻生活中美好的一面,以乐观向上的心境面对冰天雪地之景,以积极主动的心态调节心绪情感之变,是寒地养生的不二法宝。例如,黑龙江省"四大名医"中的马骥自幼习练书法,造诣颇深;热爱京剧,且为资深票友,曾与名家同台切磋。

三、寒地高发病的调养

寒地冬季室外寒燥、室内温燥,极易致人津液亏耗,罹患皮肤、眼目、呼吸系统、泌尿系统的干燥性病症。且寒地居民多食酒肉,加之缺乏户外运动及情绪抑郁,易致气滞痰阻,日久化热,甚至成瘀,形成痰湿、湿热、痰瘀的体质特点,导致高血压、中风、冠心病、糖尿病、痛风、类风湿性关节炎等高发。对此,龙江医家或以内服,或以外用,或以针灸,或以药膳,总结积累了宝贵的诊疗和养生经验,用于预防疾病、指导病中调护或病后调养。

第三章　龙江医派特色诊疗技术

龙江医派汇聚全国各地医药精粹，在天人合一、整体观念、病证结合、三因制宜等思想指导下，融合了黑龙江各民族医药经验，结合黑龙江地方多发病，利用黑龙江地产药物，积累了丰富的专科专病诊疗经验，其地区特色鲜明的中医正骨、针灸、推拿、炮制等技术别开一格。

第一节　专科专病专方

专科专病专方并非拘于专科专病、"固守一方，不知发挥"，而是指"紧扣病机，精于一方，斟酌加减"。众多龙江医派医家通达古今，大力发展专科专病专方，在内、外、妇、儿各科均取得较多成果。以高仲山、马骥、韩百灵、张琪等黑龙江省龙江医派名老中医为代表的诸位医家历经多年临床实践，积累丰富临证经验，精心研制出数百个黑龙江省专科专病专方。这些方药或由医家本人结合临床实际自拟创制，或为医家根据古书及相应临床经验加减而成。分述如下：

1. 心脑血管病科

黑龙江中医药大学附属第一医院早搏胶囊、心脑通络合剂等。

黑龙江中医药大学附属第二医院卒中得生丸、御风胶囊等。

齐齐哈尔市中医医院头痛通络散、面瘫祛风丸等。

牡丹江市中医医院补肾活络丸、活络头痛丸、面瘫扶正胶囊、宁神祛郁丸、中风参七丸、中风四味胶囊等。

佳木斯市中医医院桃红通栓胶囊、舒心止痛丸、通脉丹胶囊、正瘫胶囊等。

鸡西市中医医院清正胶囊、活血通络胶囊、化浊祛瘀胶囊等。

2. 呼吸病科

黑龙江中医药大学附属第一医院麻粟止咳颗粒、敷穴化痰散、麻芩止咳糖浆等。

黑龙江中医药大学附属第二医院抗支糖浆等。

哈尔滨市中医医院芦白散、银翘解表散等。

齐齐哈尔市中医医院肺热散、清热泄肺散、镇咳消痰散、化痰散、加味二陈散、通圣散、金连解毒散、温热清口服液、泻肺止咳合剂等。

牡丹江市中医医院金贝抗支糖浆、金桔咽炎颗粒、青蚤颗粒等。

佳木斯市中医医院芪连花解毒丸、双贝止咳合剂等。

大庆市中医医院保元合剂等。

3. 肝脾胃病科

黑龙江中医药大学附属第一医院、黑龙江中医药大学附属第二医院柔肝颗粒等。

黑龙江中医药大学附属第一医院参芪归脾糖浆等。

哈尔滨市中医医院龙胆舒胃胶囊、黄连止痢胶囊、藿香化湿散等。

齐齐哈尔市中医医院扶脾散、加味平胃散、清胃泻火散、加味胃苓散、理气温中散、香连止痢散、理气和中散、舒肝化瘀丸、腹痛散、泻肝散、消石利胆散、温中健脾散、清肝解毒胶囊、暑湿散、益黄散、温胆散等。

牡丹江市中医医院健脾调中散、抗增胃康丸、理气胃安丸等。

佳木斯市中医医院利胆疏胶囊、熄风化痰抑眩胶囊、小黄丸等。

大庆市中医医院健脾合剂等。

4. 肾病科

黑龙江中医药大学附属第一医院金苓排石颗粒等。

黑龙江省中医药科学院参地补肾胶囊、肾炎止血丸、肾炎消白颗粒、泌炎康颗粒、苏黄泻浊丸等。

齐齐哈尔市中医医院保肾缓衰颗粒、肾炎康颗粒、泌清颗粒、养阴滋肾丸、清肾降浊颗粒等。

牡丹江市中医医院补肾降脂丸、丹泽前列丸、五参补肾丸等。

佳木斯市中医医院益肾壮腰胶囊、固肾解毒胶囊等。

鸡西市中医医院育阴消渴胶囊等。

5. 内分泌科

齐齐哈尔市中医医院双解降糖丸、消瘿散结丸等。

牡丹江市中医医院柴贝消瘿丸等。

佳木斯市中医医院消渴芪参止痛胶囊、消渴益肾胶囊、消渴祛湿胶囊等。

6. 血液病科

黑龙江中医药大学附属第一医院滋阴补血颗粒、温阳补血颗粒、活血补血颗粒、血安宁颗粒、参茸生血丸、茸胶生血丸、芪归生血丸等。

7. 急重症科

齐齐哈尔市中医医院珠黄泻热散等。

8. 皮肤外科

黑龙江中医药大学附属第一医院、黑龙江中医药大学附属第二医院苦参祛风丸、蜈蚣托毒丸、连败丸、三黄止痒散、紫草生肌搽剂、全蝎软膏等。

黑龙江中医药大学附属第一医院消风散、托瘀散、颠倒散、柏滑散、四灵散、二拔散、乳腺散结颗粒等。

黑龙江中医药大学附属第二医院茴风丸、解毒百令丸、疏风软膏、通气散等。

齐齐哈尔市中医医院洪宝软膏（洪宝散）、银屑活血颗粒、痤疮六叶散、杀虫止痒软膏、养血荣发丸、银屑青苓颗粒、祛湿散、赤龙软膏、祛斑养容散、清热止痒散等。

牡丹江市中医医院润肌软膏等。

9. 周围血管病科

黑龙江中医药大学附属第一医院金翘脉管炎颗粒、静脉通颗粒等。

黑龙江中医药大学附属第二医院萆薢消肿丸等。

10. 肛肠科

黑龙江中医药大学附属第一医院解毒百令丸等。

哈尔滨市中医医院九痔软膏、肠宁胶囊等。

齐齐哈尔市中医医院化腐散、止血散、三味消痔散、祛腐散、收敛生肌散、消痔止痛软膏、祛风止痒散等。

牡丹江市中医医院肛肠洗剂、黄榆肠炎丸等。

佳木斯市中医医院龙贝软膏等。

11. 妇产科

黑龙江中医药大学附属第一医院炎克宁颗粒、痛必宁颗粒、调经助孕颗粒、补肾益气止血颗粒、清热止血颗粒、活血止血颗粒、育阴丸、益气安胎丸、消瘤丸、调肝丸、异痛舒丸、八味调经胶囊等。

黑龙江中医药大学附属第二医院桂香温经止痛胶囊等。

齐齐哈尔市中医医院妇瘀止痛散等。

牡丹江市中医医院补肾调经丸、香延益母丸、消核胶囊等。

佳木斯市中医医院益气止血丸等。

12. 儿科

黑龙江中医药大学附属第一医院、黑龙江中医药大学附属第二医院化痰清肺散、消胀保和散、扶脾止泻散、清热泻脾散、疏解散、醒脾养肺散、加减升降散、盘肠散、百部止咳糖浆、运脾养胃丸等。

黑龙江中医药大学附属第一医院大安丸、清热定宫丸、小儿保元丸、银翘解表散、清肺百咳散、解毒散、和胃消乳散、珍麦镇惊散、香柏散、泻心导赤散、小儿时症散、清热抗炎口服液等。

哈尔滨市中医医院小儿羚羊清肺散等。

齐齐哈尔市中医医院厌食散、凉膈除满散、肠风散等。

牡丹江市中医医院速泻停糖浆、小儿顿咳颗粒、小儿解热灌肠剂、小儿止动散等。

13. 骨伤科、推拿科

黑龙江中医药大学附属第一医院骨蚀胶囊、生髓健骨胶囊、骨痛活血胶囊、脊痛消胶囊、骨痛化瘀胶囊、筋骨通胶囊等。

黑龙江中医药大学附属第一医院、黑龙江中医药大学附属第二医院消瘀软膏、金黄消肿痛软膏、外用解毒化瘀散等。

黑龙江中医药大学附属第二医院芪芍通痹胶囊、独活活络丸、三七活骨丸等。

哈尔滨市中医医院三七活血止痛胶囊等。

牡丹江市中医医院克痹胶囊、血铜接骨胶囊等。

佳木斯市中医医院五灵丹胶囊、红竭止痛胶囊、骨痹胶囊、防风龙蝎膏、威灵风湿酒等。

14. 耳鼻喉科

黑龙江中医药大学附属第一医院、黑龙江中医药大学附属第二医院清咽甘露丸、升角丸、清鼻丸、牛黄利咽丸等。

黑龙江中医药大学附属第一医院鼻乐颗粒、利鼻消炎丸、温肺止流丸等。

佳木斯市中医医院鼻齆丸等。

15. 眼科

黑龙江中医药大学附属第一医院、黑龙江中医药大学附属第二医院决明退障丸、理血还光丸等。

黑龙江中医药大学附属第一医院内障丸等。

齐齐哈尔市中医医院九味复明散、明目丸等。

佳木斯市中医医院消霰丸等。

16. 口腔科

齐齐哈尔市中医医院口疮散等。

第二节　民间验方

黑龙江民间验方来源于黑龙江地区医治疾病的民间实践经验，药味较少，量大力专，运用得当则每有奇效，是黑龙江民众长期与疾病作斗争的经验总结。虽然本地区验方简、廉、便、验，但也有分散、私存等缺点，部分疗效显著的验方长期不能得到广泛应用。因此，对黑龙江民间验方的搜集整理十分必要。

一、黑龙江省验方概况

黑龙江省地处祖国东北隅，江河纵横，山高林密，拥有丰富的野生药材资源。据统计，黑龙江省药材资源有 1500 余种，其中刺五加、五味子、人参、关防风、赤芍、火麻仁、板蓝根、鹿茸等60 余种药材为黑龙江省道地药材，蕴藏丰富。得天独厚的药材资源为黑龙江省中医药的发展及验方的使用奠定坚实基础。

黑龙江古代的医疗主要依靠达斡尔等少数民族医药的支撑。在医生紧缺、医药尚不发达的时代，民间医疗技术与验方均发挥着不可替代的作用，解除了龙江民众的疾苦。此时验方的记载是散在、零星的，以书籍形式系统收录者甚是少见，验方大多留存于个人手中，秘而不传。唐宋以来，内地医学传入，本地区民族医师和药剂人员开始出现。某些民间验方一经验证，即被及时制成丸、散、膏、丹等不同剂型，广为流传，如全蝎膏等。

20 世纪 50 年代，政府组织全民献方运动。黑龙江省卫生部门组织各地市、县搜集民间验方，并进行整理、筛选，汇编成多种验方类书籍并先后出版，如《中医秘方验方》第一辑和第二辑、《中草药秘方验方选》、《黑龙江验方选编》、《验方秘方选编》、《黑龙江民间中药》、《龙江医话医论集》。黑龙江省地方志中也有记载应用验方的内容，如《黑龙江志稿》《明水县志》《安达县志》等。2018年科学出版社出版《龙江医派丛书·黑龙江省民间特色诊疗技术选集》一书，书中汇集黑龙江省民间特色诊疗技术，主要分为上、下两篇，上篇为内治法，其中包括治疗内科、外科、骨伤科、妇产科、儿科、五官科等 150 余种疾病之民间验方及 50 余种疾病的食疗方、20 余种疾病的药茶方、10余种常见疾病的药酒方；下篇为外治法，包括贴敷法、特色针法、特色灸法、正骨、推拿、拔罐、刮痧、中药熏洗疗法、皮肤外治法、经鼻给药法、灌肠给药法、肛门给药法、外阴给药法、咽喉给药法、点眼法、口腔给药法、灯火疗法、刺血疗法、经耳给药法、其他外治法及矿泉医疗等民间特色诊疗方法。本书内容丰富，对研究黑龙江省民间特色诊疗技术具有重要价值。

二、黑龙江省验方特点

1. 分科全面，记载详细

20 世纪 50 年代，黑龙江省卫生厅及黑龙江省卫生工作者协会将从各地市搜集来的民间验方进行整理，将其分门别类，内科、外科、妇科、儿科、皮肤科、疮疡科及五官科的验方俱全，并编写成书。

上述整理的验方服用方法记载完整详细，在当时缺医少药的年代可使患者能够合病症而用之。

由于验方药味少，药力专，服药后可能会产生一定的反应，因此在方后亦有关于药后反应的说明，并提出每种验方服药后的禁忌证，如孕妇忌用和忌辣椒、冷水、烟酒等提示，可谓细致周到。有些验方还统计了对患者的治疗例数，并对治愈率及有效率进行了统计，为临床应用提供参考。

2. 突出地方病特色

黑龙江省地处高纬，冬季漫长，寒冷干燥，独特的地理位置及气候特点造成了有地域规律的疾病谱。本地区常见病、多发病如风湿性关节炎、呼吸系统疾病、心脑血管疾病、甲状腺疾病等，与寒冷干燥的气候特点密不可分。针对上述疾病的某些民间验方，经长期流传验证，疗效显著，在某种程度上可起到缓解症状，甚至治愈疾病的作用。如治疗风湿性关节炎的验方，处方：凤仙花全草200克，川乌15克，海风藤15克，穿山龙15克，川芎10克，当归15克，桂枝15克，麻黄10克，红花10克，炮甲珠15克。以六十度白酒浸泡至酒变色，每日服三次，每次服适量。又如20世纪五六十年代，黑龙江省克山县发生的一种原因不明的心肌病引起了广泛关注，该病病死率达98%，对病区人民生命与健康造成极大威胁，因始发于克山县，故命名为克山病。本地亦有治疗克山病的验方流传。处方：冰凌花50克，白酒500mL，将冰凌花浸于白酒中5～7日，日服三次，每次20～25mL，有效率达75%。又如大骨节病的治疗，以凤凰衣100克，五加皮15克，金樱子15克，桑寄生15克。共为细面，每服10克。治疗粗脖病（甲状腺肿大）验方：昆布50克，远志15克，用酒半斤，连泡数日，每次一酒杯，日饮二至三次。《黑龙江民间中药》中记载，狼油（每服10克）或山鹨豆煎服，可疗肺结核，且后者对咯血症状有较好的治疗作用。

3. 急症重症显疗效

验方由于药味少、取用简便，在一些急重症治疗中可发挥立竿见影的作用。如治疗牙疼病，以花椒研末，置醋中浸泡，取药口含片刻，疼痛即止。治带状疱疹，以赤小豆为末与米醋调匀，适量外涂，记载治疗10例均治愈。《中医秘方验方》中记载，治疗小儿急惊风，以全蝎50克，僵蚕50克，朱砂25克，生石膏25克，冰片2.5克，共研细末，其中冰片、朱砂另研兑入。周岁小儿每服0.5克至1克，白水送服。治疗咽喉肿痛，喉癣乳蛾，烂喉痧，咽腔舌上发白，舌上白疱喉疳：以琥珀125克，冰片15克，朱砂15克，雄黄15克，儿茶2.5克，共研细末。大人每次2克，小儿酌减，凉开水服下，吹入咽喉亦可。此外，张亭栋发现由砒霜、轻粉、蟾酥等中药组成的一个民间验方可治疗癌症，进而从砒霜中提取三氧化二砷，用之治疗急性早幼粒细胞白血病（M3型），取得良好疗效。

有些疾病常规治疗难以达到满意疗效，验方常能以"奇兵"的角色发挥作用。如《龙江医话医论集》记载，有以狼毒制剂治愈脊柱结核导致的四肢完全弛缓性瘫痪者，通过对治疗后患者行动情况及结合X线检查等观察，发现狼毒在脊柱结核的治疗中发挥较好效用。《明水县志》记载，明水药厂于1977年开始生产治疗淋巴结结核的药物结核灵，其药物主要成分也为狼毒。由此可见狼毒在治疗结核病中可发挥巨大作用。

4. 少数民族验方种类繁多

黑龙江是一个多民族聚居的省份，其中世居本省的有满、朝鲜、蒙古、回、达斡尔、锡伯、赫哲、鄂伦春、鄂温克和柯尔克孜等少数民族。多样的民族文化带来了多样的民族医药学。由于北方少数民族多为游牧民族，其散居的生活习性也使医药更注重简、便、效、廉的特性，其在长期的游猎生活中积累了种类繁多的少数民族验方。如满族治疗前列腺炎的排瘀茶方，由轮叶花、钻心草、苦槐叶、霜叶花组成，运用民间太极指法打开瘀结，疏通精道，将药物导入消融瘀毒，大多可以治愈。再如，鄂温克族人认为尖叶假龙胆是疗心脏病的特效药，东北岩高兰对肝病有特效，白山蒿是治疗咳嗽、哮喘的良药，百里香、冷蒿晒干后可治疗感冒、咳嗽等外感病。

三、黑龙江民间验方收集整理思路

1. 立足于民间，广泛收集

凡与民间验方有关的资料，不拘泥于文字、声相、口头等各种形式，都要收集整理，并按其治法进行分类，对处方的来源、组成、用法、功用、主治、证治机理、方解、注释、运用、文献选录、医案举例等进行详细描述，以做到有据可查、有理可依。

2. 利用现代化手段

验方给人的印象常常是用之有效，但医理不明，这使很多验方只能在民间流传，不能批量生产而为广大民众服务。许多验方由于缺少现代科技手段的分析及相关数据的支撑而隐没于民间。因此，应当利用现代化科技手段对有效验方进行深入研究，找出其中科学合理的证据，制成成药，大范围应用。

3. 抢救传承验方制备技术

众所周知，历史上许多有效的验方组成虽有记载，但由于制备方法不详而失于传承。因此，对验方制备技术的抢救与传承至关重要。国家要制订政策，使验方持有人解放思想，并组织专人跟师学习验方的制备技术，去粗取精，不断完善。

第三节　正骨技术

龙江地区冰雪天气频现，历代骑射兴盛，外伤疾病尤为多见，为接骨疗伤、保持健康，在长期生产生活及战争过程中，龙江医家积累了丰富经验、创造出独到的方法，同时融汇吸收北方满蒙等少数民族对骨伤整复和治疗的方法，形成独具特色的龙江医派骨伤科学术特色。龙江正骨的独特疗效是龙江中医正骨得以传承数千年的根本原因之一。

一、龙江正骨技术概况

黑龙江地区冬季漫长，气候寒冷，民众风湿痹痛普遍，加之本地区冰雪天气多见，外伤骨折、脱位高发。龙江医家对此类疾患诊治多历年所，骨伤科治疗经验独到丰富，或以手法称奇，或以药功见著，既有整体观，又倡导辨证，既有家传师授的临床经验，又有坚实的中医理论基础，外科不离于内科，心法更胜于手法。值得一提的是，许多龙江医家注意吸收源于北方蒙古族等善于骑射的少数民族骨伤整复、治疗方法，这也成为龙江医派骨伤科学术特色的一部分。具体而言，龙江正骨本着"功能复位、合理外固定、骨折愈合"的理念，实行"望、闻、问、切"四诊合参，手法复位、外固定、口服外用多维一体，疗效突出，后遗症及并发症发生概率小，经治痊愈者众。

现代龙江正骨名家云集，如陈占奎与陈占元兄弟及董占一、何子敬、樊春洲、邓福树、刘祥林等。其中陈氏兄弟出身正骨世家，于1935年创建哈尔滨第一家正骨专科诊所，后陈占奎调入哈尔滨市中医院主持骨伤科工作，1980年出版《陈氏整骨学》一书，系统总结了陈氏学术思想与整骨特色。董占一，生于1893年，河北人，青年时代师从当地名医王云桥，治疗大量骨伤患者，1955年在哈尔滨道外区成立董氏正骨诊所，以中医方法治疗手外伤而闻名龙江。1958年应邀参加哈尔滨市东莱医院工作，创立该院中医骨伤科。何子敬于20世纪20年代在佳木斯开设"何氏正骨诊所"，发展传统正骨八法，研制"背伸悬吊法"，制成多种治疗骨伤制剂，名传三江地区。樊春洲，生于

1913 年，辽宁省辽阳县人，精于内科、伤科，尤以治伤手法见长，1965 年调入黑龙江中医学院执教，曾任黑龙江中医学院骨伤科主任医师、教授、顾问。邓福树，生于 1936 年，黑龙江省绥棱县人，随樊春洲教授学习和工作 20 余年，研制"脊痛消"系列胶囊、"消瘀膏"、"骨蚀灵"、"骨炎灵注射液"、"骨增灵注射液"等，取得显著临床疗效。刘祥林，生于 1936 年，黑龙江省青冈县人，自幼随其父亲刘典武研习中医，1964 年到齐齐哈尔中医院从事骨伤临床工作。擅长中医正骨手法，对股骨头缺血性坏死和肩周炎两种病的诊治有深入研究，疗效明显。夏静华，黑龙江省双城县人，生于正骨世家，在哈尔滨市西大桥创办了"夏静华整骨诊所"，后更名为哈尔滨市骨伤科医院，其正骨手法有少林伤科特色，可快速整复，且痛苦小。

二、龙江正骨技术特色

1. 擅长手法整复

在复位上，龙江正骨采取灵活多样的手法复合骨折端，因骨折的类型不同，整复手法也不同。

如樊春洲对难以复位的骨折（如胫骨平台塌陷移位骨折、腕骨骨折脱位、足周骨脱位等）采用"拳击法"复位效果良好；对肱骨外髁颈骨折并发肩关节脱位者采用"杠顶法"，较运用单纯的手法复位省时省力，患者痛苦小；对骨折畸形愈合者，采用"杠压法"等。

陈占奎、陈占元兄弟除遵循四诊之法外，还创立了"五部检查手法"，即局部按压法、互相推动法、触摸骨端法、肢端提动法、徐徐摇摆法。五法娴熟后，在没有 X 线辅助检查的年代，陈氏凭借双手即可作出正确的骨折诊断。陈氏祖传整骨有 3 个固定手法，即"放置法"、"副木固定法"和"局部加压法"，在继承祖传手法基础上，又总结发展成经验正骨八法，即"肩脱骱折、脚踏整骨法""造角旋转、折回对位法""骨折复位、固定牵引法""功能复位、功能固定法""相对牵引、造角整复法""提上压下、提下压上法""悬吊牵引、夹板固定法""旋回捏挤、牵引复位法"。整复脱臼八法即端法、提法、牵法、压法、抬法、踏法、推法、屈法。

佳木斯李建华正骨疗法多适合于四肢骨折，以手法复位为主，再配合小夹板固定。在临床操作过程中，其根据祖传的正骨手法，不断继承并加以创新，总结出十种李氏正骨手法，即手触摸法、拔牵法、屈伸法、端提按法、夹挤分骨法、成角折顶法、牵引回旋法、叩推法、摇触法、抱挤合骨法等。

邓福树极为重视骨折的手法矫治复位，自创多种理伤手法，如"按压翻屈法正复踝部外翻、外旋型骨折""足踏法矫治伸直型桡骨远端骨折畸形愈合""床缘折旋法矫治股骨干骨折畸形愈合"等，以对关节内骨折、陈旧性骨折进行矫治。发明"小型腰椎牵引器"，治疗各种腰椎疾病；"连体架"治疗股骨干横断骨折。

夏静华的正骨手法有着少林伤科的特色，具有快速整复、痛苦小等特点。对于骨折的整复治疗，主张早期复位、早期固定、早期功能锻炼，即"三早"治疗原则。

2. 手法复位后固定

在对骨折整复后的固定方面，樊春洲治疗近关节或关节内骨折时，将小夹板改为"连体夹板"，以加强关节的固定作用，简化固定过程，先后研制出"牵引固定活动床""木槽牵引固定""自控活动牵引固定床"等数种固定器具。

陈占奎、陈占元兄弟对骨折复位后的固定，除运用传统的竹帘、小夹板进行固定外，还创用骨折瓦形固定器，系用厚纸壳或工业用厚纸，依据患者骨折部位和患者肢体形态的不同，现用现裁制作外固定器具。固定程度以不影响血液循环、不压迫神经为标准，当受伤部位过于肿胀时适当放松，松动时适当加紧，根据肿胀、消肿等情况及时进行调节。

3. 内服外敷兼用

龙江正骨技术在手法整复固定基础上，常辅以中药内服和膏药外敷之综合治疗，以减少患者疼痛，避免出现并发症，可起到良好疗效。药物治疗虽说是骨折的辅助手段，但遵循辨证论治原则，以活血化瘀为主要目的对症下药，仍可达到恢复软组织功能和治愈骨折的目的。

樊春洲治伤用药颇具特色，经过长期医疗实践，研制出骨伤血肿期用的活血丸等，以活血化瘀、消肿止痛。

邓福树配制"消瘀膏"治疗新鲜的骨折和扭伤，"朱红膏"治疗陈旧性扭伤，更研制"骨科洗药"等外用药治疗急慢性骨伤疾病，极为注重内治与外治并重的治疗原则、局部与整体兼顾的治疗方法。

陈占奎、陈占元兄弟则有家传治伤的秘方，常用的有活血散、接骨散、止痛散瘀膏等。

4. 注重康复治疗

通过功能锻炼可以进一步改善全身血液循环，帮助骨折处得到充分的营养，有助于患处骨痂的形成，促进患处愈合。治疗中，功能锻炼宜采取动静结合的原则，如樊春洲对骨折卧床患者的康复治疗，倡导采用"床上太极拳"的整体运动疗法，以促进骨折愈合，强身壮体，保护关节功能，达到减少并发症和后遗症的理想效果。患者应采取由轻到重循序渐进的功能恢复锻炼，锻炼时机和力度要根据骨折类型和程度而定，不能盲目进行锻炼。

龙江正骨技术以实现人体结构完整及功能良好恢复为主要目的，从患者体外手法整复骨折端，强调人体自身机能的恢复，治疗手段以手法整复为主，夹板固定为辅。其最大特点为不手术、无创伤，患者痛苦少、愈合快、疗程短。经手法整复、固定、药物治疗等步骤后，20 天左右患处开始形成骨痂，30～35 天左右基本达到临床愈合标准，可以进行相应的康复锻炼。

第四节　针 灸 技 术

针灸具有疗效奇特和简便易传的优势，龙江医派针灸医家师古创新，积累了宝贵的临床和研究经验。2010 年中医针灸被列入世界"人类非物质文化遗产代表作名录"，我省著名针灸专家张缙教授，被列入非遗代表作名录"中医针灸"代表性传承人，黑龙江针灸技术的传承与创新也迈向了新高度。

一、龙江针灸技术概况

在漫长的历史过程中，黑龙江各族人民基于不同的民族文化，积累了特色鲜明的医药经验和知识，形成了满医、蒙医、朝鲜医等不同的民族医学，自唐宋以来，中医学逐步传入本地区并发展起来，针灸也于此时传入并兴起。据史料记载，金代女真人攻陷北宋汴梁，掳走大批医药人员及医学典籍和器物，其中便有北宋时期铸造的针灸铜人。清末和民国初期，本地区兴起的六大传统医学派系，其中的"三大山系"除惯用外用膏药外，多习针灸之术，其针灸又以刺络泄血手法称绝。此后随着医学模式的转变和黑龙江地区疾病谱的变化，黑龙江针灸技术中西交融，融会贯通，逐步走向世界。

黑龙江近现代针灸医家先后编写出版《针灸概要》《针灸各家学说讲义》《针灸穴名解》《如何控制针感的性质》《如何控制针感传导的方位》《腧穴学讲义》《针灸配方学讲义》《简明时间针法》

《头穴基础与临床》《针灸临床配方手册》《一针灵》《新编实用针灸临床歌诀》《神经系统疾病损害定位诊断及检查方法》《神经疾病现代中医治疗》《针刺七绝》《针刺十绝》《国医大师孙申田针灸学术经验集》《针灸辨治思路与方法》等，针灸专著数量十分可观，学术水平较高。

二、龙江针灸技术特色

1. 因地制宜，辨证灵活

黑龙江地区民众饮食多高盐、高脂、高热量，再加上冬季漫长，多居于室内，活动量减少，逐渐形成本地区特殊、高发的疾病谱，如中风、面瘫、面肌痉挛、眩晕、风湿性关节炎、颈肩腰腿痛、骨折、肺炎、支气管炎、哮喘等疾病。龙江医派诸多针灸名家常年诊治上述疾病，基于具体临床实际，结合寒地特点、民众饮食及风俗习惯等，提出一系列行之有效的针灸治疗方案。如于致顺教授的于氏头针，创新性提出头穴七区划分法，实现了头穴选取从"点"或"线"到"面"的飞跃，便于记忆，容易掌握，实现了中风急性期从"禁针"到"可针"的突破，完成了针灸治疗中风介入时期从"后遗症期"到"急性期"的飞跃，体现了针灸治疗急症的理念，同时也强调针灸配方学的重要性，因人而异、灵活辨证，二者协同治疗，临床效果显著，能有效降低卒中病致残率和复发率。

孙申田早在20世纪60年代末，就提出中医的发展势必要吸收现代自然科学之所长，倡导中西医并重，"明诊断，精辨证"，即明确西医诊断，精准中医辨证。其认为，同一种病可因时、因地、因人等表现出不同临床症状，故应采用不同的治疗方法，重视诊断、精确辨证是治病之前提。在针灸选穴与配方方面，孙申田遵循八纲辨证、脏腑辨证、经络辨证，根据穴位特殊作用指导选穴与配穴、以痛为腧等局部选穴原则，并强调针灸临床中，应用经络辨证的广度、频度及深度，要较其他辨证方法更多，特别突出了经络辨证在针灸学中的重要作用。孙申田结合多年临床经验，根据头部所过经络的主治功能及神经解剖学、神经生理学、神经病理学、神经生物学等，将头部划分为11个刺激区，指出针灸治疗疾病时，辨病辨证选穴配方是取得疗效的基础，针刺手法是获得显著疗效的关键，应根据患者功能障碍的不同选择不同刺激区域，施以不同的刺激频率、刺激时间和刺激强度，要求捻转速度达200r/min以上，连续捻3～5min，使其形成强大的"针场"，从而穿过高阻抗的颅骨，激活大脑细胞。

2. 法古不泥，推陈出新

黑龙江针灸医家尊崇古义，非常重视对古代经典的研读，并由此推陈出新，取得一系列针灸临床研究成果。

如针灸名家张缙曾提出"传承宜遵古，发展应循宗，创新不变异，用洋是为中"之针灸研究思路，其从20世纪50年代末期即致力于针刺手法的研究。古有九针，即镵针、圆针、鍉针、锋针、铍针、圆利针、毫针、长针和大针，针具有别，针刺手法也便随之变化，各种手法在临床应用上须辨病辨证施用，各取所长、各取所宜。张缙认为，针刺临床疗效与手法选择密切相关，医生针刺必须做到因人而异和随变调气，而不是固守某一种术式。任何一个动作都要有目的而不能盲目；任何一个术式都要有所依而又有所变；任何一个手法都要组合有方，搭配得法；具体操作则应"意随针入、力伴针行、意力合一、以意领气"，动作要"小而有力、巧而圆通、精而不乱"，在临床治疗疾病的过程中，应紧紧抓住"气"的变化，使用各种针刺手法，使"得气""飞经走气""气至病所"一气呵成。其注重针刺手法基本功训练，提出基本功训练要从四方面着手：练气、练指、练意、练巧，守神练针能达到"三合"：力与气合、气与意合、意与指合。逐步完善了气至病所、循经感传等理论，提出循经感传的八大规律：普遍性、潜在性（隐性）、趋病性、效应性、可控性、可激性、变异性、循经性，创造性地研制出鍉针系列，并通过研制鍉针系列结合传统的针刺手法，进行循经感传的接力刺激，使循经感传从隐性转为显性，从弱到强，从短到长，从循经到病所，从循感到效应，从感传的激发到机体的经络调整，从激发经络感传到调整人体机能的阴阳平衡。又如其发明的音乐电针技术，将电针治疗与音乐治疗两者合而为一，既克服了脉冲电针在治疗后期和针麻后期疗效衰减以及电针局部组织跳动的缺点，又融入了音乐治疗的优点。

于致顺所创立的于氏头穴丛刺针法，主要包括于氏头穴七区（顶区、顶前区、额区、枕区、枕下区、项区、颞区）及"针场"假说，通过对每日针刺次数、捻转速度、捻转持续时间、留针时间、捻转与提插等针刺手法的研究，创新性地提出了"透刺、丛刺、长留针、间断捻转法"，实现了将中医传统经络理论、超声波对大脑皮质运动诱发电位等研究和现代医学神经解剖学相结合。

孙申田在黑龙江省针灸学科建设之始，即大力提倡"继承与创新相结合"，在传统头针应用的基础上结合神经解剖学、神经生理学、神经病理学、神经生物学、免疫组织化学等多学科领域知识，取得"经颅重复针刺运动诱发电位的研究""电针运动区不同强度对脑的影响"等一系列研究成果，并总结提炼出头针 11 个刺激区的划分法、经颅重复针刺刺激疗法、调神益智法、滞针提拉法、孙氏腹针疗法等多个临床特色诊疗方法。

高维滨主攻针刺治疗神经系统疾病，擅长项针治疗延髓麻痹，通过解剖观察项颈部的各层次结构、血管分布及吞咽反射时各肌肉的活动情况，并结合解剖图谱及解剖学书籍认真分析，经过大量临床试验研究，提出治本治标之不同腧穴，如针刺风池、供血、翳明穴改善脑部血液循环以治本；针刺廉泉、外金津玉液穴恢复舌肌之吞咽与构音功能，针刺治呛、吞咽穴以恢复会厌和咽缩肌的吞咽、构音功能，针刺发音穴恢复发音功能以治标，曾荣获 2004 年度国家科学技术进步奖二等奖。

第五节 推 拿 技 术

推拿具有法便效宏、着手成春的优势，龙江推拿流派起于高地黑土，汇聚精艺名家，是祖国推拿流派一个重要分支。其理论和手法逐渐演变，从源到流，枝繁叶茂，详备细化。在不断发展壮大中，龙江推拿流派积累了丰富的特色手法，应用于内、外、妇、儿、骨伤等各科，疗效颇佳。其中毛林高、王选章、栾汝爵、顾加乐等医家功底深厚、治病严谨，手法精湛。

一、龙江推拿技术概况

用药处方有君臣佐使，手法处方也有主从制化。龙江推拿流派医家博采众长、辨证施推，对历代手法加以整理归纳、继承发展。如毛林高应用重按轻揉之摩腹法治疗腹部肿物；王选章提出形气辨证法用于伤科疾病诊断，创立点穴调脉法以调和气血，并结合北方人群体质特点和疾病病种情况，在上海丁氏㨰法施术之前臂摆动基础上增加屈腕外旋、伸腕内旋运动，使手法渗透力更强，作用面更大，增强疏通经络、祛瘀消滞止痛之功；栾汝爵总结小儿推拿手法五十字秘诀，并创矫牵按摩法，软化及延伸挛缩之胸锁乳突肌，治疗小儿先天肌性斜颈；顾加乐运用自制按摩杠杆点按大肠俞、关元俞治疗腰椎间盘突出症。近年来龙江推拿学者从临床治疗套路中总结经验，应用传统中医学理论加以分析，提出不同手法的处方应用规律，先后编写出版《推拿三字经》《推拿导论》《王选章推拿学术经验集》《实用中医推拿学》《推拿辨治思维与方法》等，创新发展了推拿技术，临床疗效显著。

二、龙江推拿技术特色

（一）手法分类，阴阳五行

龙江推拿流派医家根据中医阴阳五行将手法分为两大类，以阴阳动静为纲，将拿、推、摩、动、按五法分于五行，应用于皮、脉、肌、筋、骨五部。强调病分表里，伤分形气，法分刚柔，力分五向（直行推、环行摩、向上拿、向下按、关节沿轴线活动）。以"八纲""脏腑""皮、脉、肌、筋、骨"为辨证基础，以经络、气血为治疗要路，形成一套指导推拿教学和临床实践的理论体系。

1. 阴阳手法分类

（1）阳型刚术包括：推法（如推、摇、托、捋等），特点是用力较重，可散聚软坚，主要用于外伤肿痛、病块壅塞、内外积聚；疏散法（如按、扼、拿、摸等），特点是用力先轻后重，可化滞散瘀、通经活络，主要用于开导闭塞之肿胀以减轻疼痛；舒畅法（如抚、拭、搔、压等），特点是用力重中合轻，可安抚神经、舒展肌肉，主要用于肿痛拘急与失眠；叩敲法（如叩、捶、击、拍等），特点是虚证用力宜轻、实证用力宜重，可清除酸胀和麻木、兴奋神经，主要用于气郁血闭之挫闪及腰背麻木。

（2）阴型柔术包括：贯通法（如拂、擦、捆、抹等），特点是用力轻快短时，可通气活血，主要用于痛肿；补气法（如振、颤、抖、提等），特点是用力猛快，但当因伤制宜，可兴奋神经、恢复机能，主要用于四时外伤，气虚血少，体力衰弱；揉捏法（如揉、捏、把、扭等），特点是用力因伤制宜，可疏通气血止痛、促进营养吸收，主要用于麻木不仁、贫血、瘀血、风寒湿痹；和络法（如抱、扯、拉、拽等），特点是用力因伤制宜，可活动脉络，主要用于关节功能障碍。

2. 五行手法分类

（1）关节活动法属木，取"木曰曲直"，屈伸收展关节等。

（2）推擦属君火，可发热，通血脉，制拿法之静，故拿后当推。

（3）摩法属土，主治肌肉、胃肠疾病。按后必摩，以解按压之痛。

（4）拿法向上属金，用于皮表，以解表邪、通卫气。

（5）按法向下属水，取"水曰润下"，按法必深按至骨。

（二）点穴调脉，刚柔相济

王选章教授以中医经典《黄帝内经》为理论依据创立点穴调脉法，通过点穴法调节经脉气血，同时可使脉象（如弦、紧、缓、涩）、脉力（虚实）、脉率（迟数）、脉位（长短）发生变化，临床适用于各种功能性疾病，如头痛、胃脘痛、痛经、颈椎病、漏肩风、腰痛、关节痛及小儿斜颈、腹泻、近视等无器质性病变者。

王选章认为，点穴之所以能调脉，在于医生通过指力施于患者穴位或血脉上，使局部得气，若局部经气虚，得气后可变实；若局部经气实，通过超重刺激，可使经气变虚。"得"的表现为脉波有力，局部肌肉张力高，指下有抵抗力，此时患者感到全身有力，精神旺盛；"失"的表现是脉波乏力，局部肌肉张力减低，全身无力，精神疲倦。这正是《灵枢·九针十二原》"气至而有效，效之信，若风之吹云"的具体应用。

点穴调脉法可用于治疗某一经气的偏盛偏衰，通过调虚实而使经络气血调平。总以"循经络、推穴位"为原则,操作时手法有轻重、动静、缓急之别。点在某个穴位或按在血脉某一点时必先辨虚实,如实证则重按,急而刚,动以致泻;虚证则轻按,缓而柔,静以致补。轻与重的客观标准是得气,在得气的基础上,如用泻法,需重按至患者脉波由强变弱或现出汗等改变;补法与泻法相反,使患者得气而无剧痛,必致神爽气壮。王选章曾运用此法为美国学生示范,其在治疗前先诊脉,点穴后再查脉的变化,然后问其症状改善情况,其结果与脉的变化相一致,使学生颇感兴趣。

此外,王选章特别重视内功锻炼和手法训练,要求学生勤练易筋经、少林内功等功法,以修炼深邃的内力和娴熟的手法。并且特别强调手法质量,操作时需动作连贯细腻,古朴雅致,使患者不受其苦。

(三)重按轻揉,摩腹愈癥

五脏六腑尤以脾胃在腹部推拿中具有重要的地位,《理瀹骈文》曰:"后天之本在脾,调中者摩腹。"这与其所处的位置和生理作用密切相关,腹部推拿可以通过调理脾胃气机及功能产生作用,进而治疗相应的脏腑器官疾病。在龙江推拿流派诸多医家中,毛林高尤为擅长以摩腹手法治疗疾病,每起沉疴。其出身河南省,自幼习武,功底深厚,于1963年被黑龙江中医药大学附属医院一门诊按摩科聘任,并于1981年1月任按摩科主任,曾结合中医脏腑经络辨证,运用重按轻揉的腹部推拿法,选取气海、归来、关元三穴,彻底治愈一妇人的癥疾。

(四)整脊踩跷,骨正筋柔

整脊亦称正骨,是推拿手法中独具特色的代表性手法,主要方法有扳法、旋转法、端提法等,临床既可以治疗骨骼脱位,也可以矫正"筋出槽、骨错缝"等,龙江医家根据北方之人脊柱关节偏歪等特点,施治多用沉稳、短促的大力扳法,每获"手到病除、骨正筋柔"之良效。对于身体健硕的病患还常用踩跷法施治,其特点是"力大深透刺激强、沉稳着实可持续"。龙江推拿流派学者善于运用踩跷法治疗腰椎间盘突出症、腰背筋膜劳损等病症,多用足按、足搓、足揉、足点、足颤等脚法并配以气功,形成独创的气功踩脚法,可达到疏经通络、理筋整复作用,使其治疗范围由骨伤科扩大至内、外、妇、皮肤、五官等科的诸多病症,尤其是在治疗慢性疲劳综合征、抑郁症、失眠、高血压等络病和慢病方面,具有明显优势。

(五)小儿推拿,推陈出新

小儿推拿在推拿学的发展中,起着重要作用。龙江推拿流派医家在继承《小儿按摩经》等小儿推拿技法基础上,对小儿推拿复式操作手法进一步发展和创新,独树一帜。栾汝爵尤善小儿推拿之术,总结出推拿手法五十字秘诀,即"按而充弱气,循摩活血瘀。拿善止剧痛,推将积聚除。牵治挛缩病,矫治畸形正。捏愈痛关节,掐活尸厥疾。震颤排浊气,击悟脑昏迷",深受广大中医学子喜爱。栾汝爵受部位辨证推拿思想启发,认为小儿手汇百脉,可根据病情之寒热、虚实施以补、泻、散、清等推拿方法,还善于运用结肠顺序法治疗小儿因消化不良而致之腹内积食、腹胀,施术后患儿当日或当时即排便。此外,栾汝爵创矫牵按摩法,软化及延伸挛缩之胸锁乳突肌,以治疗小儿先天肌性斜颈,疗效显著。

第六节　炮　制　技　术

龙江地区中药材蕴藏丰富，生态优势突出，道地性强，有"寒地龙药"之美誉，为龙江医家济世救人提供了宝贵的药材资源。龙江医家在临床诊治过程中，尤为重视中药炮制，认为炮制得法则可显著提高临床疗效。在长期行医实践过程中，诸多龙江医家在中药材的传统炮制技艺方面积累了丰富经验，对继承和挖掘祖国药学遗产做出了一定贡献。

一、龙江炮制技术概况

抗战初期，中药的使用较为混乱，尚无统一标准，以高仲山为首的龙江医家为了中医药事业的长远发展，开始思索统一中药标准，使其使用更为安全、合理。因此出版了中国最早的行业标准中药配本之一——《汉药丸散膏酒标准配本》，该书强调中药的炮制特性与药物炮制之禁忌，不仅讲究药物的炮制方法，还对不同季节的炮制时间有所规范，在此规范标准下，诸多龙江中医药学专家不断完善炮制技艺，以此达到调整药性、增利除弊、满足临床治疗需求的目的。

现代龙江中药炮制专家云集，如周善元、成佐卿、白郡符、付克治、杨明贤、李玉成等。其中周善元自1922年在齐齐哈尔市南大街德泰盛药店做学徒、店员31年，自1952年任齐齐哈尔市中医联合第九诊所药局主任。其从事中药工作50余年，全面掌握多种中药的炮制及加工技术，发表《地区习惯性与药典规定炮制艾炭的比较》等论文。白郡符自幼学习古籍经典，又随父亲学习药物炮制之术，独立行医后尤为重视中药炮制，认为中药炮制得法可直接提高临床疗效。成佐卿出身于中医世家，13岁开始做中药学徒，1963年转入黑龙江中医学院附属医院药剂科工作，他在50多年的中药实践与研究中，积累了丰富经验，对中药传统炮制和易混淆中药的直观鉴别堪称绝技，并发表《中药炮炙、制与不炙的对比》等论文。李玉成，1924年出生于河北武定县，1963年调入黑龙江中医学院附属医院药剂科，1985年任黑龙江中医学院附属医院药剂科主任，曾兼任中华全国中医学会中药学会会员、中国科协自然科学委员会会员、黑龙江省中药协会副主任。其从事中药专业近50年，在中药炮炙、制剂剂型改革、药品鉴别等方面有较丰富的实践经验和理论研究。他根据多年经验研制出中药定型产品20余种，疗效显著，其中"脑得生"被列入《中国药典》，经专家鉴定评价，荣获省优质产品称号。付克治，1926年生人，中药专家，曾在第七军医大学、上海第二军医大学、黑龙江省密山县裴德医院、黑龙江省祖国医药研究所工作。他多年来致力于中药生产技术变革及其质量变化规律的研究，研究成果被1977年版和1985年版《中国药典》收录，1978年获全国科学大会奖，1985年获卫生部、黑龙江省科技进步奖。

二、龙江炮制技术特色

龙江医家在临床诊治过程中非常重视中药的炮制方法，在古法炮制基础上，常结合临床需求来对其进行完善。

1. 活用炒法

白郡符认为乳香含树脂、树胶、挥发油等，内服量大时易刺激胃肠，故运用炒法将乳香炒至外表焦黄色或焦褐色，内部淡黄色，并有焦香的气味，降低其燥烈之性，不伤胃气。同时认为金银花炒后寒性略降，而仍有清热解毒之效，无伤阳气之弊端，即金银花除去杂质，筛去灰屑，置于容器中，用中火炒至表面呈褐色，喷淋清水灭尽火星，取出，凉透。

祖述昌认为枳壳生用利气力猛，经过麸炒之后可降低其燥性和酸性，从而可较好地发挥理气和胃之效。在炮制药物的炒法中，麸炒枳壳是难制品之一，制好的枳壳呈淡黄色，好坏程度在外观色泽上极易鉴定。首先取生原个枳壳放入水中洗净，放在木槽或竹笋内润透，再略用火烤使其软后切成两半，挖去瓤核后洗净，再将枳壳折叠压扁切成薄片，干燥，将锅烧热，撒下适量麸皮，待锅内起烟，将饮片倒入，因本品易焦化及复燃，需急用笤帚加速拌炒，时间要短，动作要快，约炒 7～10 分钟，呈表面黄色即得，出锅后立即筛去麸灰。

2. 妙用炙法

白郡符在治疗乳癖患者时常善用醋炙法，他认为醋味酸、性温，功善散瘀消肿、开胃醒脾、下气消食、疏散水气、软坚化结，乃外科良药。而乳癖之人恰为肝气不疏、气滞痰凝所致，故主张将香附、青皮等药，先筛去药中土屑，拣净杂质，以每公斤用米醋二两，拌匀，闷盖润透，再放锅内用文火慢炒至米醋吸尽，干燥，色深为止，以增强其行气疏肝散结之力。

牟雅琴善用蜜炙法，蜜炙即将饮片与蜂蜜拌炒。在蜜炙前将蜂蜜加热溶解，冷却片刻后乘温滤过，来去除不洁的杂质。饮片在炙前，必须经过挑拣或筛簸，大小归类，除去杂质，如枇杷叶去毛、马兜铃搓碎、黄芪去尘、冬花拣去杂质、百合掰开等，并将饮片薄厚、大小尽量取得一致。还要遵循"因药制宜"，选择适当的蜜炙方法。如槐米、瓜蒌仁、黄芪、甘草、麻黄之类，可采用"先炒后润"，但槐米和瓜蒌仁要炒到鼓起后入热炼蜜中不停地搅拌，以炒至表面见火色，散发出蜜香味，冷后不粘手，防止散落为宜。甘草、黄芪、麻黄都需要炒，但麻黄的炒要轻于甘草、黄芪。后两种要炒到微黄后入热炼蜜，而麻黄微见火色即入热炼蜜，且炙麻黄的香气要薄。先炒后润法主要是使其饮片内水分经过加热后蒸发，从而使饮片缝隙增大，故吸蜜量增加。其次是饮片与蜜加热后，两者减少了大部分水分，易保存。花叶类的药材如旋覆花、枇杷叶等不潮湿又质轻，不必采用先炒后润法，可将饮片直接倒入热炼蜜中，上下翻动拌炒，见火色同时散发蜜香味时即可，以冷却后不粘手，防止散落者为佳。

3. 巧用煅法

王洪、孙世良、武祥云等人在炮制血余炭时，在尊崇古法的基础上加以改进，炮制出的血余炭完全达到药典的质量要求，符合临床需求。炮制前的准备工作极为细致，要去杂质并挑出白发及失去光泽的细软发。然后置于木板上，用竹竿敲打使之松散。将半净品置于锅内加碱煮沸去除油垢，再用清水洗 2～3 次，晒干待用。炮制时将 4.5kg 纯净发放在直径 90cm 铁锅内，盖上直径 54cm 的七印锅，将接触部分用干湿温度适宜的加盐黄泥严密封闭，上压 65kg 重的方形铁，方形铁中间有凹槽用于放置 300℃的温度计。用文武火相结合的方法加温。在锅下点燃木柈后，开始用武火加温，要求在 30min 内温度达到 45℃，再以文火加温，要求每 30min 温度上升 8～10℃，到 2h 后应达到 75℃，后在 30min 内再加高 15℃达到 90℃，即可停止添火，挡住火门，但不必灭火，使温度自然下降到 30～40℃时即可开锅取成品，可得血余炭 1.5kg。

下 篇
龙江医派各科流派名家学术经验及验案选析

龙江医派经长期吸收全国各地中医人才，终于在近现代形成了蔚为壮观的队伍。在汇聚积累人才的同时，龙江中医不仅在临床上为黑龙江的民众解除了疾苦，也在学术上作出了重要贡献。

第四章 《内经》训诂流派

　　龙江医派诸多医家皆重视经典，毕生研习经典要义，上自《内经》《难经》，下及近现代医家之著述，无不博览深究，细心体悟，进而博采众长，融会己见，学以致用。以高式国、王若铨等为代表的医家在经典研究方面贡献突出，其中王若铨《内经讲稿》在全国有较大影响。

王 若 铨

一、医 家 传 略

　　王若铨（1925～），生于山东省龙口市。幼时即入私塾，熟读《孔子》《孟子》《诗经》等国学经典书籍。由于父亲早逝，作为家中长子，王若铨承载敬母抚养弟妹之责。16岁跟随叔父来到大连在当铺当伙计，虽有微薄收入，但由于供养老母及六弟妹，生活还是捉襟见肘。1945年他带着母亲和弟妹来到哈尔滨市拜当地名中医孙希泰为师，研习中医。由于天资聪慧且勤奋刻苦，很快便熟谙《内经》《难经》《伤寒论》《金匮要略》《神农本草经》等中医经典著作。1948年参加"哈尔滨特别市中医师"考试，以第一名的成绩获得了中医师资格，同年在哈市道外区自设"若铨中医诊所"，开启了从医之路。

　　在多年的临床实践中，王若铨始终秉承医者仁心仁术，老吾老及人之老，幼吾幼及人之幼的思想，为患者解除病痛。在临床辨证施治过程中，他不仅尊崇仲景学说，同时采撷历代各家学派之长，如刘河间之寒凉，张子和之攻下，李东垣之补土，朱丹溪之滋阴，融众长于一炉，开后学之法门，常能集思广益，出奇制胜。

　　1953年考入哈尔滨市中医进修学校深造，翌年毕业后调入哈尔滨市卫生局工作。1956年起先后任教于哈尔滨中医进修学校、哈尔滨医学院等学校，后调至黑龙江中医学院基础部内经教研组（现黑龙江中医药大学基础医学院内经教研室），直至退休。在30余年的教学生涯中，曾主讲《内经》《中国医学史》《伤寒论》《中医内科学》等中医经典和主干课程。王若铨作为内经教研组的创始人之一，对《内经》潜心研究30余载，他综合唐代王冰以降历代研究《内经》医家的研究方法，将其分为校勘、注释、类分研究和专题发挥等诸家，并高度概括了前人的研究成果，从而归纳出《内经》的学术思想和理论体系，指出《内经》一书主要包括脏腑、经络、病机、病证、诊法、辨证、治则、针灸、方药、养生十个方面，而其理论体系的主要内容则以脏腑（包括经络）、病机、诊法（包括四诊）、治则四方面概括，并进行深入研究，见解独到。此外，王若铨教授亦对仲景《伤寒论》《金匮要略》极有研究，撰写多篇讲稿，他还结合考古学、天文学、易经、运气学等学科，研究疾病的发病机理。

王若铨教授潜心中医学术研究，白天进行教学、科研，晚间博览群书，开阔眼界，每日工作10余小时，数十年如一日，节假日亦不例外。对于学术问题，一向引经据典，拨之临床，无不溯本穷源。对学术资料当搜之欲其备，辨之欲其精，做到"抉摘幽隐，校计毫厘"。自1959年以来，曾先后在省、市及国家级学术刊物上发表10余篇学术论文，80岁高龄之时，还亲自撰写《三焦名实考》和《汉度量衡考》，意在明晰中医基本理论，为后人留下其心得。然同时亦不忘嘱意后学，"因古代文学深奥言简意赅，历代对四大经典个别术语名词及文义之理解，颇有见仁见智之不同。"故王老言其讲授内容或有与大家所掌握、理解等不同之处，此属百家争鸣问题，大家可独立思考，自行择取，不强行要求一律遵从其说也。

王若铨教授是龙江医派中医经典研究的代表性人物之一，曾被收入《中国高级专业技术人才词典》。承载王若铨教授学术思想的《龙江医派丛书·王若铨黄帝内经讲稿》已于2021年初出版，其可将王若铨教授学术思想彰显于世，薪火相传，启发后学。

二、学术思想

（一）精通训诂，以经解经

《黄帝内经》成书于两千多年前，在流传的过程中，难免存在一些鲁鱼亥豕、讹脱衍倒之处。王若铨认为医关人命，一字之差，即可造成误人性命之弊，故强调读古代医籍必须首先进行校勘、训诂，以尽量减少错讹，少走学习的弯路；《内经》中的每一个概念都应该尽可能地运用考据学，从它本来的含义进行理解，避免用后世的观点或概念去硬套《内经》。因此，王若铨精通校勘学和训诂学方面的知识，并以其作为学习《内经》的辅助手段。如针对《素问·咳论》"其寒饮食入胃，从肺脉上至于肺"的"其"字，王若铨提出"其"非假设连词，理由如下：一是据《灵枢·本脏》："有其……"，则此处"其"上乃省去"有"字。二是《灵枢·邪气脏腑病形》曰："形寒寒饮则伤肺，以其两寒相感，中外皆伤，故气逆而上行。""寒饮食"与"皮毛受损"（形寒），是为"重寒"，乃肺咳之常见病因，无论《素问·咳论》或《灵枢·邪气脏腑病形》《灵枢·百病始生》《难经·四十九难》皆如此记载，"其"非假设可知。三是考杨伯峻《古汉语虚词》云："'其'字是古汉语用法最复杂，意义最分歧的一个词。许多用法早已不存，但读古书又不可不知。"徐仁甫《广释词》曰："其犹'有'，内动词。训见《古书虚字集释》。《国语·周语下》：'鲜其不济也，……鲜其不废也。'按'鲜其'即'鲜有'。"《战国策·魏策四》："'皆其所恃也'，鲍改'其'为'有'。傅玄《晋郊祀歌·夕牲歌》：'常于时假，迄用其成。''其'一作'有'。""其寒饮食入胃"即有寒饮食入胃之意也。

再如王若铨以"焦"字的异体字及其演变为切入点来探讨"焦"字的本义及三焦的名义，开展对三焦的研究，认为三焦原名只叫作"膲"，是一个裹束在脏腑之上的既薄且软，具有很强韧性，在人的体腔内、脏腑外际上及下分布很广的膜质器官。其分布的部位是：上焦布于胸中，中焦布于膈以下的腹腔内，下焦布于腹腔内最下边的肾、大肠、膀胱、直肠之上。并提出手厥阴和手少阳二经与三焦相络属时不是像其他各经那样单纯地只与某一脏腑的脏体相络或相属即可，而是由上及下分三部历次与各焦体相络与相属；而且三焦的实体在肉眼观察下是一个类似胗壁的既薄又软——前人称之为"脂膜"的组织器官，并和膀胱一样随人体质的不同而有厚薄、缓急和直结之别；其纹理亦随人内脏的盛虚而有纵横之异。

（二）善解疑难，见解独到

王若铨对《内经》的许多疑难问题进行了深入而细致的研究，常常对一些争议问题有独到的见解。如针对《内经》中"真气与虚邪的实质及其与辨证施治的关系"进行了探讨，认为"真邪相搏"是中医关于发病学的一个理论原则。一切疾病的发作，都是人体的真气与病邪相争拼搏的反应，而"证"则正是真邪相搏的综合临床表现。人体感邪后，如果客留的邪气其势尚弱，暂伏于某处（如膜原）而尚未与真气相争搏，则可暂不发病。待到邪气渐盛，或者人体真气虚弱时，则邪气就可与真气相搏而开始发病。如《灵枢·贼风》："此亦有故邪留而未发，因而志有所恶，及有所慕，血气内乱，两气相搏"，即"卒然而病"。随着邪气的性质及其所客的部位不同，参以其他不同的条件（如受邪的轻重、体质的强弱、感邪的季节、生活条件等），真邪相搏的反应——临床表现的"证"也有所不同。我们中医所说的证，是指人体内真邪相搏所表现出来的、在病程某一发展阶段上的一系列具有典型性、相对独立性的证候类型。它是人体在发病过程中所表现出来的许多比较固定的症状之间的内在联系和真邪相搏机转（包括真邪的力量对比、相搏的发展趋势以及病位的阴阳表里、病性的寒热虚实等）的综合反映，是我们中医辨证施治的依据。辨明"真邪相搏"的力量对比，"真邪相搏"的发展趋势等，有助于决诊疾病的预后转归。再如，王若铨在《任督新探》一文中，提出任督二脉"一源而二歧"，本是一经，上属于脑，下连于生殖器官，为人体阴阳诸经之统领。二经之气是人体精神之本，真气之根，凡人体阴阳之盛衰、脏腑之虚实、生殖之强弱，都与任督之气的有余与不足有着密切的关系。此外，王若铨教授还对《内经》中的阴阳之气、肠澼、色诊、针刺方法等进行了深入而系统的阐发。

（三）法天则地，强调整体

统一整体观是《内经》学术思想的重要特点之一，王若铨将其归纳为以下两方面。

（1）重视人体内在环境的统一：人体的脏腑经络，四肢百骸，都有着内在联系，它们以五脏为主体，以经络血气（体液）为中介，相互联系，相互作用，相互依赖，相互制约，构成了统一的有机整体，而以心为主宰之核心。正如《素问·灵兰秘典论》云："心者，君主之官也"，"主不明则十二官危"。

虽然五脏六腑为内在环境的主体，但阴阳二经系统功能的协调统一，也是维持机体内环境的稳态与平衡所必不可少的条件。如《灵枢·营卫生会》强调"阴阳相贯，如环无端"；《素问·生气通天论》言"阴平阳秘，精神乃治"。

（2）重视机体与外在环境的统一：机体与外在环境统一，在《内经》里称作"人参天地"（《灵枢·刺节真邪》），或"人与天地相参"。人参合在天地这个"大系统"之间，是其中的一部分，自然要受天地之气的影响和制约，同时，反过来也要影响天地，对自然界有反作用。《灵枢·玉版》又云："夫人者，天地之镇也。""人参天地"即：一是人与外在环境的统一性（受其影响、制约、相互渗透），自然界的日月、五行、五时、五方、五气、五味等，是人类生存所必需的物质条件，《素问·六节藏象论》载："天食人以五气，地食人以五味。"《灵枢·本神》曰："天之在我者德也，地之在我者气也，德流气薄而生者也。"人与自然界是一个统一整体，是相互影响，相互渗透，息息相关的。二是人体真气对外在环境具有适应的自然能力，如《素问·生气通天论》云："平旦人气生，日中而阳气隆，日西而阳气已虚，气门乃闭。"这是人体真气为了适应昼夜作息的需要，在一日三时的昼夜周期性消长变化。又如《素问·四时刺逆从论》载："春者，天气始开，地气始泄，冻解冰释，水行经通，故人气在脉；夏者，经满气溢，入孙络受血，皮肤充实；长夏者，经络皆盛，内溢肌中；秋者，天气始收，腠理闭塞，皮肤引急；冬者，盖藏，血气在中，内著骨髓，通于五脏。"这是人体真气随四季周期变化的一系列生理反应（"春日浮，如鱼之游在波；夏日在肤，泛泛乎万物有余；秋日下肤，蛰虫将去；冬日在骨，蛰虫周密，君子居室"），故脉象也随之而有四时的变化。这在现代科学里称之为"生物钟"（周期性的生理节奏）现象。三是人的精神意识（主观能动性）对外在环境具有适应能力（反作用的能力），人的主观能动性对外在环境的适应，较之上述"生物钟"现象，更具有积极的意义。这在《内经》里主要体现在保健防病的摄生学方面，如《素问·上古天真论》有"法则天地""逆从阴阳""提挈天地，把握阴阳"之思想。又说："皆谓之虚邪贼风，避之有时"及《素问遗篇·刺法论》说的"避其毒气"等，这是对外在的"病原微生物"进行预防的学说。此外，还强调调和精神、增强体质以加强抗病的能力，以及"治未病"的观点。机体与外在环境对立统一的平衡协调关系一旦遭到破坏，则会引起人体自身系统（内环境）平衡的破坏，从而容易感受外邪而致病。

《内经》中这种重视人体内在环境统一和人体与外在环境统一的"整体观"的理论，贯穿于生理、病理、诊断、治疗等整个理论体系之中，具有十分重要的理论意义和实践意义，必须掌握。

（四）明彻阴阳，思过半矣

王若铨认为临床辨证首须辨明病性之阴阳，病位之阴阳，即在阴经之分或阳经之分，以便针刺取穴是取阳经还是阴经，是补阳还是泻阴；用药是用寒性药抑阳助阴，还是用热性药抑阴助阳。如仲景在《伤寒论》中辨证首先就着眼于辨别其病为在阴在阳，是阴证还是阳证，第七条"病有发热恶寒者（阳盛则热），发于阳也；无热恶寒者（阴盛则寒），发于阴也"即是其例。其次要辨明其证为在表在里，有表证即须先治其表，否则容易引邪入里，使病邪发生传变，所以必须明确表里。而表里亦涉及阴阳，因为"阳主外，阴主内"，在阳分即多现表证，在阴分即多现里证。再次要辨明其病性属寒属热，以便决定治法采用"寒者热之"还是"热者寒之"。"阴主寒，阳主热""阳胜则热，阴胜则寒"，故寒热亦与阴阳有密切的内在联系。最后还要辨明其病性属虚属实，以便确定采用补法还是泻法。而由"阳道实，阴道虚"可知，虚实亦与阴阳密切相关。

综上可见，八纲中的阴阳实为其余六纲之主。《素问·调经论》曰："阳虚则外寒，阴虚则内热；阳盛则外热，阴盛则内寒。"这与"阳主外，阴主内""阴主寒，阳主热""阳道实，阴道虚"等有关阴阳二经功能的理论原则完全一致。后世皆知八纲辨证创自仲景，其实仲景亦"撰用《素问》《九卷》《八十一难》《阴阳大论》《胎胪药录》"等书，因此八纲辨证以《内经》为其发端。

（五）推重运气，溯本穷源

运气学是中医学的重要组成部分，为中医穷源溯本之学。王若铨本着朴素与实用的原则，对《内经》中的运气学说进行详细研究。首先王若铨分别将六气的司天、在泉与中运情况用画图说明，使其更加直观易懂。其次古人在构建运气学体系时运用了大量古天文学知识，今人对此颇为生疏，王若铨随文解释，多有创见。如前人对南北政的解释较为含混，而王氏的解释较清晰明了，认为木星绕太阳运行一周约12年，运行在黄道秋分点以南为南政，行至秋分点以北为北政。又根据南北政寸、尺应脉的情况，推断《内经》寸口脉法无关部之分，并对《内经》运气七篇的成书时期进行分析，可见其用心之密。再者，《内经》对运气学中某些问题的陈述多散见于诸篇，王若铨亦对全书进行梳理、筛选，以经释经，以便学者更全面的理解。最后，运气学的理论研究是为了更好地为临床服务，否则将会落入空谈的窠臼。王氏对十九条病机的详解，对司天、在泉六淫病候及治法的分析，用具体的方药对治法的示例，都是为了让运气学更好地应用于临证。如风淫所胜，平以辛凉，如荆芥、防风、牛蒡子、薄荷；热淫所胜，平以甘寒，如羚角、地龙、青黛、牡蛎；湿淫所胜，平以苦热，如秦艽、厚朴、海风藤；火淫所胜，平以酸冷，如白芍、乌梅、青黛、芒硝；燥淫所胜，平以苦温（王氏认为温乃"湿"之误），如续断、黄芪；寒淫所胜，平以辛热，如干姜、附子等。可见王若铨对《内经》运气学说的研究平实而又严谨，值得后人借鉴学习。

（六）根于经典，效验临床

王若铨平素所治内科疾病，大多是应邀会诊，多疑难杂症，要取得显著效果殊为不易，但由于他精通医理、经验丰富，善于辨证论治，综合分析，把握疾病的规律，准确确定不同情况下的治疗原则，每能得心应手，赢得了患者的充分肯定。他认为，内科是临床医学的基础，提出治内科杂症，辨证必须灵活，以应对一些较为特殊的情况。如"舍脉从证"和"舍证从脉"的诊断方法，即辨证必须以望、闻、问、切四诊合参为前提，如果出现脉、证不符的情况，就应该根据病情实际，认真分析，摒除假象或次要矛盾，以抓住证情本质，或舍脉从证，或舍证从脉。阳证见阴脉、表证见沉脉和证实脉虚，其实质均是证有余而脉不足，即当舍证从脉而救里；而阴证见阳脉，提示病邪有向表趋势，里证见浮脉，则多提示表证未尽解，证虚脉实，则宜舍脉从证。脉、证取舍的要点是从"虚"字着眼，即证实脉虚从脉，证虚脉实从证。调整阴阳，扶正祛邪，主张注意时令气候，强调治病求本，从不闻病而医，必须脉证结合。对于妇科，他以调理气血为主，以疏肝和脾为枢机，运用"寒则温之，热则清之，虚则补之，瘀则消之"等法，临床取得明显效果。尤其对卵巢囊肿和乳腺增生病的治疗尤有独到之处。但遗憾的是，因工作调动等原因，王若铨所撰医案散失无存。

三、《内经》原文解析今鉴

王若铨医文皆精，且精通校勘学和训诂学，对《内经》原文进行了细致而深刻的解析。现列其《内经》原文解析，从中可窥见王老《内经》研究功底之一斑。

【原文1】

怒则气上："怒则气逆，甚则呕血及飧泄①。"（《素问·举痛论》）
校勘
①飧泄：《甲乙》《太素》《病源》并作"食而气逆"。与"气上"之病机相符。
解析
怒为肝之志，肝藏血，怒则肝气（肝之真气）上逆，"气为血之帅"，气逆则血逆，故"气上而不下，（血郁）积于胁下则伤肝"（《灵枢·邪气脏腑病形》）。肝络郁滞则胁痛，此为一般之郁怒所致；如怒甚，则气逆甚，血逆亦甚，其人胃络素虚者，则可因血气上逆之甚迫伤胃络而呕血；若脾胃素虚者还可因大怒而肝气急，肠胃之络气亦收急，血气上逆而紧张收缩以致影响运化功能，即所谓肝气横逆犯脾，而现嗳气、泄泻（轻则"两胁中痛"及"食而气逆"；重则呕血及飧泄；甚或暴厥）（《灵枢·五邪》）。

因怒致泄，后世名气泄。秦伯未曰："肝旺脾弱，亦能形成腹泻。主证为腹痛作胀，泻下溏薄，挟有矢气，常因情志不和反复发作，脉象多弦。治宜抑木扶土，用痛泻要方加味。"此外，大怒还可使"血之与气并走于上"（《素问·调经论》），"而血菀于上"，阻绝阴阳气的顺接而导致暴厥（薄厥）。泄泻（气泄）目前临床常见于肠神经官能症，以女性患者为多。

【原文2】

"故春秋冬夏，四时阴阳，生病起于过用，此为常也。"（《素问·经脉别论》）

解析

人在一年四季里，必须顺应四时阴阳的规律去摄生，正如《素问·上古天真论》所言，必须做到"食饮有节，起居有常，不妄作劳"；同时要"顺四时而适寒暑，和喜怒而安居处，节阴阳而调刚柔"（《灵枢·本神》），一切需适度，过度劳用（包括身体与精神情志）均可致病，这是一般规律。当然"过用"就是超过了机体所能耐受的程度，这程度又因人之勇怯而有所不同。

【原文3】

"诸厥固泄，皆属于下。"（《素问·至真要大论》）

语译

厥逆、二便固闭和二便不禁（泄）等证，大多属于下焦脏腑不和有关的病变（厥有寒热之分，固泄亦有寒热别）。

解析

1. 厥逆

《素问·厥论》："阳气衰于下则为寒厥，阴气衰于下则为热厥。"《灵枢·卫气》："下虚则厥。"《灵枢·本神》："肾气虚则厥。"

寒厥多为下焦肾阳虚（即督脉与足太阳气虚），"以秋冬夺于所用"而致。热厥多为肾、脾阴虚（任脉、少阴气虚）得之，数醉饱入房。（"酒气与谷气相薄，热盛于中，或相火妄动之虚劳证"。）

前阴为督脉之所主，肝脉虽亦"过阴器"，肾脉虽亦有"别入阴囊"者，然皆不及督脉与生殖器官之关系紧密也。入房过度，则必首先引起督脉及足太阳之气虚，二经气虚则诸阳经之气皆虚，故手足寒厥。（此为厥之主证，仲景所谓"厥者，手足厥冷是也"。）

至于热厥，则多因醉饱入房，而致肾精虚同时兼有"酒气与谷气相薄"于脾胃之"内热"，故而手足热。（此证，后世属之于阴虚内热，热深厥亦深者，白虎汤证不属于此。）

2. 固（包括二便固闭）

（1）大便：大便固闭不通，多由津液燥竭，大肠或胃气结滞不行所致。有寒热之分。

1）热秘：《金匮要略·五脏风寒积聚病脉证并治第十一》曰："热在中焦者，则为坚。"故阳明燥热内结之承气证为其典型。其次则有身无热"胃气强"之便秘，即麻子仁丸证。（《伤寒论》247条）

2）冷秘：《伤寒论·辨脉法》曰："脉有阳结、阴结者，何以别之？答曰：其脉浮而数，能食，不大便者，此为实，名曰阳结也。……其脉沉而迟，不能食，身体重，大便反鞕，名曰阴结也。"又《金匮要略·腹满寒疝宿食病脉证治第十》曰："趺阳脉微弦，法当腹满，不满者必便难，两胠疼痛，此虚寒从下上也，当与温药服之。"

虚人脏冷而血脉枯，或老人脏寒而气道涩，阴气结滞（抑制太过），阳气不运，皆可致腑气传导迟滞而大便困难。（当以半硫丸为主，可酌加当归、麻仁、苁蓉之属。）

3）虚秘：因血气衰少，胃肠传导无力，故虽有便意，而临厕却努责不至（肺心病、心力衰竭患者易患此）。勉强责出，亦必汗出、短气，便后疲乏，证现脉虚或微细、短气、心悸，宜当归润肠丸之类。

（2）小便：小便固闭，分癃与闭。小便不畅，点滴屡出为癃，欲便不能，胀急难通为闭。

1）实证：膀胱感受火热之邪，而致尿道热肿，导致癃闭。如《金匮要略·五脏风寒积聚病脉证并治第十一》曰："热在下焦者，则尿血，亦令淋秘不通。"《素问·宣明五气》曰："膀胱不利为癃。"

2）虚证：宗气不足，心肺气虚，无力宣行营卫，不能"通调水道，下输膀胱"所致。甚者，可致气停为水。或肾阳虚，不能化水，亦可致滴沥不爽。

3）其他：如转胞证。《金匮要略·妇人杂病脉证并治第二十二》曰："问曰：妇人病，饮食如故，烦热不得卧，而反倚息者，何也？师曰：此名转胞，不得溺也。以胞系了戾，故致此病，但利小便则愈，宜肾气丸主之。"《诸病源候论·卷四十·转胞候》曰："其状小腹急痛，不得小便，甚者致死。"可以鹅翎导尿法导之（或有用葱引）。

3. 泄

（1）大便

1）寒泄：《灵枢·师传》曰："肠中寒，则肠鸣飧泄。"《素问·平人气象论》："尺寒脉细，谓之后泄。"《金匮要略·五脏风寒积聚病脉证并治第十一》曰："大肠有寒者，多鹜溏。"

2）热泄：《灵枢·师传》曰："肠中热，则出黄如糜。"《金匮要略·呕吐哕下利病脉证治第十七》曰："下利脉数而渴者，今自愈，设不差，必圊脓血，以有热故也。"又曰："热利下重者，白头翁汤主之。"

3）实泄：《金匮要略·呕吐哕下利病脉证治第十七》曰："下利，脉反滑者，当有所去，下乃愈，宜大承气汤。"

（2）小便：尿频、遗尿、水泉不止。

虚寒：《素问·宣明五气》曰："膀胱不利为癃，不约为遗溺。"《素问·脉要精微论》曰："水泉不止者，是膀胱不藏也，得守者生，失守者死。"

【原文4】

"黄帝曰：邪之中人脏奈何？岐伯曰：愁忧恐惧则伤心。形寒寒饮则伤肺，以其两寒相感，中外皆伤，故气逆而上行。有所堕坠，恶血留内，若有所大怒，气上而不下，积于胁下则伤肝。有所击仆，若醉入房，汗出当风，则伤脾。有所用力举重，若入房过度，汗出浴水，则伤肾。"（《灵枢·邪气脏腑病形》）

解析

本段提示五脏病的一般病因与病机及邪气中于五脏的条件。帝：邪之中人脏奈何？（此承上文之"邪气入而不能客"五脏而言，故此"邪"乃"邪气"之简称）即：邪气中脏都是在什么情况下才能够中呢？伯：都是在脏气虚的情况下才能为邪所中。例如："愁忧恐惧则伤心"，《灵枢·本神》："所以任物者谓之心。"故《灵枢·口问》："心者，五脏六腑之主也……故悲哀愁忧则心动，心动则五脏六腑皆摇。"《灵枢·本神》："是故怵惕思虑则伤神"，"喜乐者，神惮散而不藏。"可见喜乐、悲哀、愁忧、思虑怵惕恐惧等情志活动都首先要感应于心而心动，心动之后通过宗脉而感应于有关之脏腑。故张景岳《类经·十五卷·二十六》说："是情志之伤，虽五脏各有所属，然求其所由，则无不从心而发……故忧动于心则肺应，思动于心则脾应，怒动于心则肝应，恐动于心则肾应，此所以五志惟心所使也。"在情志因素中，以忧思（愁忧）与怵惕（恐惧、畏惧，即提心吊胆）最能伤害心神。

【原文 5】

"石瘕^①何如？岐伯曰：石瘕生于胞^②中，寒气客于子门^③，子门闭塞，气不得通，恶血当泻不泻，衃以留止，日以益大，状如怀子，月事不以时下。皆生于女子，可导而下^④。"（《灵枢·水胀》）

词解

①石瘕：瘕 jiǎ。腹中积块。张景岳曰："子门闭塞，则衃血留止，其坚如石，故名石瘕。"

②胞：这里指子宫。

③子门：张景岳："即子宫之门也"。按：即宫颈口。

④可导而下：可用行血通瘀之法，导血下行。

语译

石瘕的病状是怎样的呢？岐伯说：石瘕生于子宫中。它的形成是由于寒邪客留于宫颈口，使宫颈口闭塞，经气（气血）不得流通，应当排泄的恶血不得排泄，少腹逐渐膨大，以致凝结成瘀块停留在子宫中，衃血一天比一天增多（病程长者，包块发硬，包块在少腹部）好像怀了孕一样，月经不能按时来潮。（月经不调，腹痛，甚至经闭，经闭者，多为子宫瘤过大，阻塞宫颈口所致。）此病均生于妇女，可用活血化瘀、导血下行之法治疗。

解析

石瘕

病因——寒邪客于子门。

病机——寒邪之性主收引凝滞，子门为寒邪所客，则收引，经气不得流通，恶血不得排泄，逐渐形成瘀块，停留胞中。

病证——少腹逐渐膨大，状如怀子，"月事不以时下"、腹痛甚至经闭。（亦可见少腹包块，推之不移。）

第五章　内　科　流　派

在中医内科疾病辨治中，以高仲山、马骥、张琪等为代表的龙江医派医家，常结合龙江地区独特的地域环境、气候特点、人民饮食习惯、民风等因素，融汇多种中医临床思维方法，辨证施治、疗效拔群。此外，诸多名家如王明五、韩星楼、张揆一、朱慎斋、赵正元、孙希泰、邢兰轩、宫显卿、华廷芳、孟广奇、张金衡、吴惟康、陈景河、胡青山、王德光、段富津、卢芳等，亦在中医内科领域彰显大医精诚精神，医术精湛，临床疗效卓著。

第一节　高　仲　山

一、医 家 传 略

高仲山（1910～1986），名仑，字仲山，祖籍吉林省吉林市，我国著名中医学家，杰出中医教育家，黑龙江中医药大学创始人之一。在中医学术上堪称泰山北斗、津梁柱石，为黑龙江四大名医之首，被尊为龙江中医之领袖，是黑龙江中医药发展史上的一座丰碑和旗帜。其所开创的龙江医派，在龙江医学发展史上起着划时代作用，为现代及当代黑龙江的中医药事业做出了开拓性和奠基性贡献。

高仲山生于吉林中医世家，幼承庭训，立志学医。1926年考入上海中国医学院，得以继续深造。高仲山敏于临证，勤于读书，品优智邃，深谙中医大道，并立志高远，故很得名师秦伯未先生赏识。秦老在其毕业前夕亲笔题写"高仲山内科医家"之匾额，以表赞誉。1931年，高仲山以优异成绩毕业，并获医学学士学位。昔日东北有此资质学历者，实属凤毛麟角。

1931年8月，高仲山赴哈尔滨悬壶开业，并站在高界俯视龙江中医状况：团结汇聚各方力量，在哈市创立"汉医研究会"，被推为会长；以扩大中医影响、宣传中医文化为己任，并创办主编《哈尔滨汉医学研究会月刊》（后更名为《滨江省汉医学月刊》），摒弃门户之见，亲自撰文阐述中医医理，报道临床经验；对中医教育事业极为重视，致力于中医办学，1940年起，创办哈尔滨汉医讲习会和滨江省汉医讲习会，培养中医专业人才500余名，这些人日渐成为东北地区中医栋梁砥柱。

新中国成立后，更加大力推广中医教育，培育后备人才；为构建黑龙江中医规模教育，在全省各地访贤纳士，调集中医精英，凝聚中医师资力量，使黑龙江地区中医办学的规模及层次，不断扩大和提升，堪称龙江中医事业发展的里程碑。

高仲山从事中医临床、教学、研究工作50余年，造诣深厚，医术精湛，经验丰富。其主张远读《内经》《难经》，精研《伤寒论》《金匮要略》，近习《温病条辨》，变千载精华为我所用，尤重理用结合。虽以经典为宗，但不泥古拒新，多能机圆法活，变通自运。在临床上，长于内科、妇科，尤精于热病。临床善用伤寒之法，不略温病之方。其认为温病学的理论与方剂，是述前人所未发，载前人所未有，可补仲景之不足。故其常以温病之方加减变化，治疗各种热病急症，疗效显著。

高仲山在诊务、教务之余，尚著有《黄帝内经素问合解》《高仲山处方新例》《湿温时疫症之研究》《时病新论》《妇科学》《中医肿瘤学原始》等书，参编秦伯未先生主编的《诊断学讲义》《生理学讲义》《药物学讲义》《妇科学讲义》《幼科学讲义》等教材，发表学术论文百余篇。其主要学术思想与临床经验，已收载于《龙江医派创始人高仲山学术经验集》。

二、学 术 思 想

（一）衷中参西，融汇新知，倡中华大医学观

高仲山力主中医的改进发展，反对固步自封和胶柱鼓瑟。但其主张中医改进发展的立场是鲜明的，即必须坚持中医学独立，而不是借改进发展之名消解中医之实。对中西医的关系，高仲山早在新中国成立之前便有清醒认识，一直到新中国成立之后，他都一直主张推行中西医取长补短，利用西医先进手段研究发展中医学术。他在学术和教学上主张继承中医经典时，不能泥古不化，墨守成规。

高仲山认为现代科学技术是所有学科的共有财富，中医要想跟上社会和时代发展，也必须吸收现代科学技术，用现代科学知识的观点、方法来充实和发展中医学。摒弃中西医论争，鼓励后辈掌握现代医药学检测手段和科研方法，丰富和发展中医学、中药学，是高仲山教授教书育人的教育理念之一。他曾在很多场合倡导"中华大医学"概念。他认为，中医学术发展，不能脱离时代进步，一切科学成果都应该"为我所用"，提倡中西兼收并蓄，以中为主，以西为辅。

（二）阐析经典奥旨，主张学以致用

对《内经》的学习，高仲山不提倡以经解经的学习方式，他提倡用最简洁、最通俗的语言解释《内经》深奥内涵。如《素问·阴阳应象大论》"重阴必阳，重阳必阴"之理，高仲山以"热水淋浴身反凉，凉水淋浴身反热"喻之，使深奥难懂之医理，一目了然。

高仲山按仲景理论将伤寒病分为太阳伤寒、少阳伤寒、阳明伤寒、太阴伤寒、少阴伤寒、厥阴伤寒。每一类伤寒除本证外，又分若干合并症，如太阳伤寒合并症有蓄水、蓄血、呕吐、泄泻、喘急、热入血室、结胸等。阳明伤寒合并症有脾约、懊侬、热厥等。其他各经也都有相应的合并症。总之，凡伤寒病，总不外乎上述六经，以六经之法，按而治之，无不立应。

高仲山认为学习四大经典不能空谈理论，应解决临床实际问题。如在《素问合解》中解释"结阳""结阴"时，他分别引用《圣济总录》犀角汤和地榆汤作为上述两种病证之主方。由治疗所用之方细细体会，则"结阳""结阴"之病机更为显明。

（三）既重经方，又善用时方、自拟方

高仲山在临床诊治疾病时，凡是与经方方证相符者，皆首先选用经方。同时，也非常重视温病学说及其理法方药，认为温病舌诊及卫气营血辨证、三焦辨证是对《伤寒杂病论》的补充和发展，弥补了仲景治外感病详寒略温之不足。

在临床实践中，高仲山对局方、时方以及当代名医秦伯未、施今墨、蒲辅周等所创立之方也都兼收并蓄，随证应用，每获良效。如常用独活寄生汤加减治疗风寒湿痹症，柴胡清热饮治疗顽固低热，六味地黄汤治疗肾虚腰痛，泻青丸合川芎茶调散治疗眩晕等。

高仲山行医之初，适逢哈市瘟疫流行，其凭家传和对《伤寒论》《金匮要略》以及叶天士、吴鞠通等温病学家所创方剂深入研究，又独创诸多新方剂，如喉痧汤、消斑青黛饮、急救回阳汤等，用之临床疗效卓著。

（四）内伤杂病，机圆法活

高仲山博采众长，对历代医学之论著涉猎颇多，故每于内伤杂病之临证，皆能施以圆机活法，挽濒危于顷刻。

高仲山在长期临床实践中，强调杂病治疗以《金匮要略》为基，将不同篇章之治则治法及方药联系起来，找出其共同规律，并进行条文和证治之间的比较，以求得出内伤杂病证治之规律。曾撰《仲景治水十五法》一文，将仲景在《伤寒论》与《金匮要略》中论及水液代谢失常的治法方药归纳总结，以便临证时随证检用。

高仲山自先祖起数代业医，其在先辈家法基础上不断提炼总结，对多种内伤杂病的治疗颇有心得。如运用化痰通络散结合外敷化痰通络膏治疗类风湿性关节炎；立"肺鼻同治法"治疗哮证；创温肺健脾补肾法治疗慢性咳喘；善用水蛭，创立破血化瘀通络法治疗真心痛。

（五）善治热病，理邃效宏

高仲山在临床上内、外、妇、儿各科无所不及，尤精于诊治内科急性热病，如霍乱、白喉、大头瘟、麻疹、温毒发疹、烂喉痧、瘟黄等。

如治疗瘟毒发疹（斑疹伤寒），初起有表证，用连翘败毒汤。若斑疹已出，高热不退，烦躁口渴，耳聋目赤，甚至神昏谵语，舌红苔黄或厚腻，脉浮大滑数，用消斑青黛饮泻火解毒透疹，药用犀角（水牛角代）5～10克，青黛 10克，知母 15克，黄连 10克，生石膏 20克，栀子 7.5克，玄参 15克，生地 20克，柴胡 10克，生甘草 10克，人参 10克，大枣 10克，药煎好后加入米醋一匙。隔五小时服一次，可连续服用四至五剂。大便秘结者去人参加大黄 20克；神昏谵语者加服安宫牛黄丸，每次 1～2丸，日三次，用凉黄酒调服。

治疗白喉用养阴清肺汤，药用大生地 100克，南薄荷 15克，京玄参 40克，大寸冬 30克，川贝 20克，生白芍 20克，粉丹皮 20克，生甘草 20克，水煎服，每三小时服一次，每日连服二剂，重者每日三剂。高仲山认为本方治白喉疗效确切，不可任意增减，且药量宜大。

治疗烂喉丹痧，初期用连翘败毒汤加减，表证已去里热毒火亢盛者，高仲山用自拟喉痧汤主之。药用连翘 15克，金银花 15克，菊花 20克，牛蒡子 10克，芦根 15克，黄芩 10克，生地 20克，玄参 15克，麦冬 15克，竹茹 15克，栀子 10克，水煎服，每五小时一次，可以连续服用，直至痧透热解，丹痧未透不宜攻下。如大便秘结者可加大黄 10克，若配合安宫牛黄丸 1～2丸以凉黄酒调化，效果更为明显。

（六）长于据不同病期，以不同治法止痢

高仲山治痢有丰富临床经验，并在理论上有所创新、发展，反对不分病程和证候而一味使用清里治法方药，临证中善于根据不同病程阶段和证候表现，分别以解表法、导滞法、收涩法为主治疗痢疾，且以曾成功救治多例奇恒痢病患而闻名。

治痢初期重在解表。对于痢疾初期见恶寒发热等表证时，治以自创银翘败毒散，即人参败毒汤去人参加金银花、连翘。

治痢中期重在导滞。高仲山根据前贤所见和临床实践，认为痢疾中期确以湿热内蕴为主要病因

病机，需治以清热祛湿导滞之法，为此自创当归导滞汤，疗效神奇。药用当归 20 克，白芍 20 克，枳壳 15 克，木香 5 克，山楂 15 克，肉桂 10 克，槟片 15 克，黄芩 10 克，黄连 10 克，吴茱萸 10 克，厚朴 10 克，甘草 10 克，大黄 20 克，水煎服。本方治疗高热不退，下利脓血，里急后重者，疗效卓著。每剂水煎三次，日服两次。高仲山曾用此方剂加减治愈多例阿米巴痢疾和多发性非特异性结肠炎患者，广受赞誉。

治痢后期重在收涩。鉴于久痢多虚或虚中兼实，高仲山主张在痢疾后期，或单纯治以温补收涩，或治以温补收涩为主而兼以祛除余邪，总之是重在收涩。对症见下利稀薄，食少神疲，四肢不温，甚则滑脱不禁者，高仲山主张治以真人养脏汤一类，药用煨诃子、煨肉蔻、肉桂心、焦白术、党参、清半夏、生甘草、炙罂粟壳、当归、白芍、广木香、黄连、生姜之属。

治奇恒痢重在祛湿清热、导滞解毒。奇恒痢是奇异于一般恒常痢疾之意，是痢疾病中较凶险的一种，死亡率很高，高仲山对此病在病因病机、治法用药上都有独到认识、分析和处置，疗效颇佳。如在病因病机分析方面，高仲山以"肠道湿热毒邪壅盛"为病因病机之关键，认为"奇恒痢病属湿热毒邪滞留肠中，日久不得荡除，致使肠腑败坏，故频频下利脓血。又因肺与大肠相表里，大肠湿热毒邪积秽在下，恶气上熏，则为口干咽痛，甚则口内生疮。此等危笃之证，关键在于湿热积滞为患，治以导滞清热解毒法"。至于临证处方用药，高仲山则每以自创之当归导滞汤增损处置。

（七）克制癌瘤，须明原始

高仲山将肿瘤病因概括为内因、外因、不内外因及年龄因素等几个方面，认为肿瘤发病机理大体可归纳为气血瘀滞、痰瘀凝结、火毒内蕴及脏腑功能失调等。高仲山指出，欲使肿瘤局部症状辨证正确，首先必须辨清其阴阳属性和病所与经络的关系，强调有症查病因，无症寻迹象，必须要了解五气中何气偏盛，五脏中何脏偏盛，然后疏通其血气，使之调畅，从而恢复机体平衡。高仲山将恶性肿瘤治疗大法归纳为以下六类，并提出治疗癌瘤的代表方剂。

（1）清疏气机法：癌瘤初起，多由外邪侵袭，内在气血瘀滞，以致脏腑秘涩，故急当疏利。代表方剂有黄连内疏汤、流气饮、十宣散、仙方活命饮、归脾汤、海藻散坚丸等。

（2）活血化瘀法：癌瘤的形成，多因气滞血瘀，痰湿流注，积成有形癥瘕积聚。治疗上应针对癌瘤生长部位及其致病因素随证治疗。可与抵当汤、大黄䗪虫丸、化癥回生丹、化坚汤（用于肝癌）、海藻玉壶汤（用于甲状腺癌）、小金丹（用于乳癌）、犀黄丸（用于淋巴肉瘤、甲状腺癌、乳癌及癌瘤的复发和转移）等。

（3）益气养血法：癌瘤多为正虚邪盛，内有积毒。治疗当益气养血，扶正祛邪，以达到抗癌目的。特别是癌瘤晚期溃后，或大量出血，或分泌恶臭脓血，以致阴虚血脱，使患者气血两亏，尤宜补气养血。方如十全大补汤、补中益气汤、八珍汤、归脾汤、补益消癌汤、香贝养营汤等。

（4）和胃镇逆法：癌瘤晚期多见呕吐、泄泻，少思饮食，肚腹作胀，乃郁毒内攻，脾胃虚弱之症。法当托里温中，以固胃气。方选桔半胃苓汤、托里建中汤、托里越鞠汤、人参理中汤等。如是食道癌、胃癌，有呕吐、呃逆、嗳气等症状，可选用旋覆代赭汤、参赭培气汤、六君子汤、大半夏汤、启膈散等。

（5）润肠通便法：癌瘤患者多阴虚血燥，津液干涸，终失润肠作用，致燥屎停蓄于肠内不得下行，故每有便秘症状，其中此症状以食道癌尤多，治疗应滋血润肠，徒泻无益。可用滋阴清膈饮、滋血润肠汤、人参利膈丸、麻仁丸等。

（6）止血定痛法：癌瘤晚期或因气虚不能摄血，或因阴虚血热妄行，终至破溃出血，以子宫癌、直肠癌、肺癌及消化道癌瘤晚期最为常见，常因大量出血造成严重贫血甚至死亡。故治疗当急救止血。可选用黄土汤、十灰散、犀角地黄汤等。癌瘤晚期患者中虚不宜寒凉者，可用人参、黄芪、三七、鹿茸等。癌瘤晚期患者最痛苦最难处理的问题即疼痛，疼痛多由气血瘀滞所致，高仲山强调，具体用药还要看何者为重，气滞重于血瘀者，以行气散瘀为主；血瘀多于气滞者，以活血化瘀为主；因火毒炽甚而痛者，则应清热疏里止痛；寒邪凝结致痛者，应温经通络止痛。常用的方剂有乳香止痛散、防风通圣散、人参养荣汤、黄连内疏汤、逐瘀汤等。待癌瘤破溃后，因虚作痛，则须用补益之剂，如内补黄芪汤；若仅气虚作痛，则用四君子汤；血虚作痛用四物汤；肾水不足而作痛用六味地黄汤；若已溃脉虚数，患处焮痛，营分有热，则宜滋阴，选用四物汤加地骨皮、金银花；如脓水清稀或新肉不生，或久不收口，属气血两亏而疼痛者，需用气血双补法，可选八珍汤及十全大补汤等。

（八）妇科疾病，浚源固本

高仲山善治经带胎产诸疾，对妇科疾病颇有研究。在妇科理论方面，上秉《黄帝内经》《金匮要略》，下承陈自明、张景岳、傅山等著名医家学术思想。

高仲山重视脾肾精血，其学术思想源于张景岳《妇人规》"调经之要，贵在补脾胃以滋血之源，养肾气以安血之室"的理论。高仲山深得其中奥妙，治疗产后恶露不绝或崩漏，以归脾汤甘温补脾益气、固摄止血为主方。常用熟地、肉苁蓉、巴戟天、菟丝子等治疗经漏、胎动不安、滑胎、腹痛等久病肾虚诸疾，固本培元，填精补血，温养安胎。

在治疗妇科疾病过程中，高仲山注重辨病和辨证相结合，以辨证灵活、异病同治见长。如用芎归胶艾汤治疗胎动不安、闪挫伤胎、习惯性流产、妊娠恶阻；温经汤加减治疗血寒腹痛、痛经、月经后期等。

（九）倡未病预防，已病防传

高仲山的防病思想不仅体现在养生保健方面，还体现在疾病治疗过程中。他完全领会了《金匮要略》中"治未病"思想精神实质，即已病防渐，久病防变，并将其灵活运用于临床诊断和遣方用药中。

治疗阴霍乱主张回阳以敛阴，以防发生脱证。高仲山认为，阴霍乱者，常因吐泻不止，致阴津暴失，阳随阴脱，危在顷刻。正所谓"吐下之余，定无完气"，医者应据"津以载气，气以摄津"之理，立刻采用回阳治法，若反补其阴，则雪上加霜，适得其反，终误人命。他说："殊不知回阳者所以敛阴，阴阳调和，是为正治。"

治疗燥疫白喉，主张急下存阴，以防发生津液枯绝之证。值患者火盛津亏之际，遵仲景先师采用急下存阴之法，重用大黄、元明粉以撤其火势。

治疗瘟黄，主张以阳明为变化之枢纽，采用急下存阴，阻遏病情发展。初诊重在抢救昏迷，清心泻热以治标，用牛黄承气汤（安宫牛黄丸调生大黄末），另加牛黄助其不及。热入营血，阴液受损，采用急下存阴急救法，阻止热邪继续伤阴，并配合白虎汤清气，黄连解毒汤泻火，犀角地黄汤及增液汤凉血育阴。

防治慢性咳喘病，创立温肺健脾补肾法。高仲山认为，慢性咳喘病的临床演变，往往经过由气虚到阳虚，由肺阳虚—脾阳虚—肾阳虚的病理过程。肺脾肾三脏的协调和盛衰是其病理转归之关键。从调理肺脾肾入手，不仅治其"已病"，亦可防其"未病"。肺脾二脏常相因为病，肺脾之病日久，病必及肾。至此阶段，治疗上处处被动，甚为棘手，故防止病情发展到肾虚意义很大。与其坐视变证叠现，莫不如防患于未然。将温散与温补有机结合起来，用温肺健脾补肾法一言而概之，即抓住了治疗慢性咳喘病之锁钥。高仲山主张慢性咳喘病应进行积极防治，在肺病阶段就开始注重温中健脾，一则防止痰饮再生，二则协助中焦运化，使肌腠充实，卫表致密，培土而生金。此外，还可补肾纳气，培补元阳，防止内饮坚牢不化，携肺脾共同维持气之吐纳和三焦水道畅通。

治疗水肿病，强调忌盐当视病程、病势而定，防止水肿加重。高仲山认为，一般水肿重病初起或初见好转时，应绝对禁盐，待病情稳定后，可逐步改为淡盐食，直至获愈方可与常人同。

治疗血热导致的出血证，主张寓散瘀于凉血止血之中，合养阴于清热之内，既防止血止留瘀，又防止阴虚生热。清凉饮乃高仲山祖传之有效方剂，药物组成为：犀角（水牛角代）10克，丹皮10克，黄芩10克，柴胡10克，生地40克，芍药20克，茅根20克，血见愁20克，藕节20克，白及10克，治疗血分有热而致的多种血证，尤对呕血、咳血、肌衄效果最佳。

治肝胆疾病，喜用柴胡、青皮，并佐以白芍，防柴胡、青皮二药久用有耗气耗血之虞。

三、验案赏析

案例1

陈某，女，30岁，初诊时间：1980年5月22日。

主症：腹痛，里急后重1年余。

病象诊察：下利黄白相杂，手足心热，午后尤甚，时发时止已1年余。舌质红，苔腻微黄，脉滑数。

中医诊断：休息痢。

辨证审机：湿热积滞于肠，大肠气血凝滞而为脓血。

治法：清热导滞，调气行血。

处方：当归导滞汤。

当归20克，白芍10克，枳壳10克，木香5克，槟榔10克，黄连10克，黄芩10克，肉桂10克，吴茱萸10克，山楂15克，厚朴10克，甘草10克，陈皮10克。3剂，水煎服。

二诊：5月27日，服药三剂后诸症已见好转，但因其过食硬冷难化之物致使腹痛、胀满加重。继服上方3剂，嘱其注意饮食。

三诊：6月3日，服药后腹痛等症明显好转，大便日一次，便时自觉肛门灼热疼痛，量少不爽。上方加重槟榔至20克，3剂，水煎服。

四诊：6月7日，腹痛轻微，便亦接近正常，嘱其再服上方3剂。

辨治思路与特色解析 高仲山行医五十余年，治痢经验丰富，其治大致可分三法，其一，解表法，用于初期，见有恶寒发热等表证时，治以银翘败毒汤。其二，导滞法，用于中期，即表证已无，唯见痢疾症状者，治以当归导滞汤。其三，收涩法，用于后期，症见下利稀薄，食少神疲，四肢不温，甚则滑脱不禁，治以真人养脏汤一类。此三法实乃宝贵之经验，只要临证用之得当则药到效到矣！此患虽已一年余，但无纯虚之证，其手足心热乃湿热之所作，高仲山据证而辨，四诊合参，知其一不见表症，二不见虚寒滑脱之象，唯见湿热积滞肠中的症状明显，故不取一、三两法而治以当归导滞汤而获效。

案例2

高某，男，36岁，1981年秋季来诊。

主症：近日酒后胃脘剧痛，恶心呕血频作。

病象诊察：患"胃及十二指肠球部溃疡"多年，在当地医院治疗不效，遂来哈投医。近日因饮酒而致胃脘剧痛难忍，并口吐鲜血数升。继而恶心呕血频作，血色鲜红挟有瘀块，大便黑如胶漆，神疲消瘦，蜷卧呻吟，颜面苍白，闻呼吸气臭秽，切四末湿冷，舌红苔薄黄，脉涩无力。最近经某医院胃镜检查，提示溃疡仍存。

西医诊断：胃及十二指肠球部溃疡。

中医诊断：胃脘痛。

辨证审机：胃中热盛，灼伤血络，迫血妄行，骤然亡血，气随血脱。

治法：益气固脱。

处方：人参 25 克（先煎），生地 15 克，麦冬 15 克，白芍 20 克，知母 10 克，阿胶 10 克（烊化），黄芪 25 克，甘草 10 克。水煎取汁，少量频服，日进 1 剂。

二诊：两日后复诊，病势已缓，仍频频呕血，量不多，色紫或红，嗳气，脉细，舌象如前。见其已有气血来复之象，遂立清热凉血止血法，投以祖传清凉饮。

处方：犀角（水牛角代）10 克，丹皮 10 克，黄芩 10 克，柴胡 10 克，生地 40 克，芍药 20 克，茅根 20 克，血见愁 20 克，藕节 20 克，白及 10 克。6 剂，服法如前。

三诊：呕血已止，无恶心，可啜少许粥汤。仍嗳气，脘闷，按之痛而硬，大便色黑。舌红苔黄厚，脉细稍弦。

处方：柴胡 15 克，黄芩 10 克，黄连 10 克，清半夏 10 克，瓜蒌仁 20 克，莱菔子 10 克，青皮 10 克，陈皮 10 克，槟片 10 克，香附 10 克，草豆蔻 10 克，丹皮 10 克，藕节 15 克，茅根 15 克，血见愁 15 克，白及 10 克。水煎服，糜粥调养，禁食辛辣之品。

连服上方药 12 剂，诸恙皆平，便潜血（-）。又予香砂六君子汤四剂以善其后，患者喜归故里。

辨治思路与特色解析　本例素有胃肠之损，积热内蕴，又逢饮酒，引动宿疾，两热相召，热邪传经，灼伤胃络，迫血妄行，上溢而为呕血。治当以止血为急务，但因骤然亡血，气随血脱，若急于止血，置气脱于不顾，势难收效，且气虚无力帅血，多致血瘀不行，反而血不归经。故宗益气固脱法，以圣愈汤加减。君药人参、黄芪益气以摄血，佐以芍药、甘草缓急而安胃，果然气血来复。继投以祖传清凉饮加减，仅服药六剂则血止，非一般止血剂可及也。血止后仍嗳气、脘闷，按之痛而硬，舌红，苔黄厚，脉弦，乃痰热互结之征。仿仲景之遗训，拟加味柴胡陷胸汤，使痰除热清，痞塞顿失，于清热化痰之中多用行气之品，一则调络和血，使瘀不再作；二则健脾和胃，使痰无化源，有一举两得之效。

⚕ 案例 3

赵某，女，40 岁，就诊于 1937 年秋。

主症：哮喘 3 年余，暴怒后复作。

病象诊察：哮喘 3 载有余，经年不愈，秋冬尤甚，胸中窒闷，不能平卧，屡屡延医，均无显效。本次因暴怒而哮喘大作，喉中痰鸣，气息艰难，汗出频频，口唇青紫，由二人搀扶登楼，自感体力难支，舌深红，苔黄腻，脉弦滑而数。

西医诊断：支气管哮喘。

中医诊断：哮喘。

辨证审机：肝火犯肺，灼津为痰，痰火久郁，损及肺阴。

治法：清肺化痰，平肝益阴。

处方：自拟清肺化痰饮加清热平肝之品。

前胡 15 克，苏子 10 克，桑白皮 15 克，杏仁 10 克，陈皮 10 克，玄参 15 克，连翘 10 克，瓜蒌仁 15 克，黄连 10 克，黄芩 10 克，丹皮 10 克，栀子 10 克，钩藤 10 克，生甘草 10 克。水煎服 3

次，日1剂。

二诊：前方药服3剂，觉气息通畅，哮喘几无发作，夜可平卧，胸闷减轻，观其口唇已无青紫，脉象滑数，知其肝火已减，遂于前方去钩藤、栀子、丹皮。加五加皮5克，继服。

三诊：前方药服6剂，患者只身就诊，精神清爽，气息如常人，唯脉数，此肺热留恋，阴津未复之故，乃处以养阴清肺汤。连服10剂，多年之疾尽除。

辨治思路与特色解析 经曰："怒则伤肝""五志劳烦，皆属于火""诸逆冲上皆属于火"。本例患者平素肝胆有热，又暴怒引动肝火上犯于肺，灼津成痰，闭塞气道，肺失肃降之职，故而哮喘痰鸣，气息艰难。痰火久郁，气机壅滞，血行不畅，故而胸闷如窒，口唇青紫，舌脉均显痰火壅盛之征。治疗采用标本同治之法，清热化痰与平肝益阴并举，少佐丹皮配合瓜蒌仁以行气活血，使痰火散，气道利，哮喘自止。

此病之治，高仲山选方清肺化痰饮，细斟酌之，实感其用药之精准与渊博。《医宗金鉴·痘疹心法》有云："疹已出胸满喘急，此毒气内攻，肺金受克，宜用清气化毒饮清之。"《景岳全书》亦有神秘汤治疗气喘而不得卧之述。清气化毒饮为治疗小儿麻疹毒热内攻之哮急，后者为治疗气喘之喘急不得卧。虽各有所用，但各有所偏重，高仲山取二方之长随证化裁，主治肺热喘嗽诸疾症见咳嗽或哮喘，痰黄黏稠，舌红苔黄腻，脉滑数者，二方之长共显，齐奏肃降肺气、清热化痰之效而疗效更著，相辅相成，获效实易。

四、医案今鉴

案例1

王某，女，年五十余，1971年3月来诊。

主症：剧烈腹痛。

病象诊察：查其脘腹饱满并可见跳动，以手触之，似一羊头向外顶撞，肠形可及，有如丘陵一般。半年来大便无规律，常见球状便，伴腹痛，午后低热。迄今已月余未正常排便。刻下剧烈腹痛，呻吟不止，气息急促，口唇干燥，舌苔干裂，脉象滑实。

中医诊断：腹痛。

辨证审机：阳明腑实。

治法：攻下实热，导滞散结。

处方：大承气汤合当归导滞汤化裁。

大黄30克（后下），元明粉20克（分两次冲服），枳实15克，黄连10克，厚朴15克，芍药10克，吴茱萸10克，肉桂5克，木香5克，榔片10克，当归10克，黄芩10克。水煎分2次服，嘱服药后若大便3次以上，则停药再诊。

二诊：隔日，患者昨日服药两次后，排出黑硬燥粪数十枚，腹痛立减，查其腹，跳动感不甚明显，但仍坎坷碍手，知尚有燥粪未能排除，虑其年老体弱，阴津大亏，故取增水行舟法，前方大黄、芒硝减半量。合增液汤继服。

三诊：患者精神清爽，腹痛消失，口唇及舌苔转润，六脉平和。切其腹，跳动感消失，腹满胀硬亦除。

案例2

周某某，男，62岁，某绝缘材料厂退休工人，1985年12月8日来诊。

主症：感而咳喘月余。

病象诊察：咳喘间作 30 年，且近 5 年来恶寒易感，夏日亦穿棉衣，终年不敢洗澡。于 1985 年 11 月住入某大医院，经抗炎、解痉、化痰、平喘等治疗 30 天，咳喘持续不解。经检查提示白色念珠菌感染。因该患对抗真菌药物过敏，其经主治医生介绍前来寻中药治疗。听诊双肺寂静，仅在邻近会厌附近可听到痰鸣音；现身体消瘦，喘息不能平卧，张口抬肩，面色晦暗，口唇紫绀，咳声嘎哑，痰如胶丝，难以咳出，每于凌晨喘甚，大便一日数次，完谷不化，舌质淡白，舌苔白厚，脉虚数。

中医诊断：喘证。

辨证审机：痰饮阻肺，脾肾阳衰。

治法：温肺化饮，健脾补肾。

处方：麻黄 10 克，桂枝 10 克，半夏 10 克，白芍 10 克，五味子 10 克，细辛 5 克，茯苓 20 克，地龙 10 克，白术 10 克，白芥子 10 克，淫羊藿 10 克，甘草 10 克。3 剂，水煎服，日 1 剂，分 2 次服。

二诊：气喘明显缓解，夜间可以平卧，咳嗽略多，痰液转为稀薄，易于咳出，大便呈溏便，一日二次。听诊双肺可闻散在痰鸣音。舌质淡，舌苔白滑，脉虚数。于上方去茯苓，加白前 20 克，以加强宣肺止咳功效，7 剂，煎服法同前。

三诊：行动自如，咳喘基本消失，早晚咳少许白色泡沫状痰。遂以上方加黄芪 20 克，7 剂。另予蛤蚧 5 对（去眼），共焙干碾为细末，每次 3 克，每日 2 次善后。

◈ 案例 3

齐某，男，57 岁，1980 年 5 月 22 日来诊。

主症：心悸不安，眩晕，胸闷气短。

病象诊察：患高血压、冠心病 5 年。1978 年曾出现心肌梗死，心力衰竭，长期服用地高辛。1980 年 5 月 12 日出现心房纤颤。因对奎尼丁有特异性反应，又难以耐受电除颤，遂请余诊治。测其血压为 160/90mmHg，心率 110～120 次/分，心电图提示：心房纤颤；ST-T 段改变；Ⅱ、Ⅲ、aVF 异常 Q 波。心悸不安，眩晕，胸闷气短，神疲乏力，面色暗滞少华，上腹部浮肿，纳少。舌质胖嫩有齿痕，苔白润，脉结代。

西医诊断：高血压、冠心病。

中医诊断：心悸。

辨证审机：心血不足，心阳不振。

治法：益气养血，温阳复脉。

处方：复脉饮。

炙甘草 50 克，红参 15 克，柏子仁 15 克，桂枝 10 克，麦冬 10 克，生地 20 克，鲜姜 10 克，大枣 10 克，阿胶 15 克（烊化）。

二诊：服上方药四剂后，症状明显改善，心悸偶尔发作，脉象沉弱偶有结代。效不更方，续进药 6 剂。

三诊：两周后，稍有胸闷乏力，神疲，上腹部仍见浮肿。复查心电图正常。原方加茯苓 10 克、泽泻 10 克。嘱服药三剂，以冀巩固。

◈ 案例 4

邹某，男，24 岁，1938 年 10 月来诊。

主症：喉内如梗，满喉发白，发病 10 余日。

病象诊察：发病十余日，自觉喉内如梗，满喉发白，硬而不痛，饮水则呛，初时以为感冒，几经医治，均无转机，继而热势转盛，大便燥结，神昏谵语，壮热躁扰，喉内白腐如白垩状，口出气臭。舌苔黑燥，舌面及口唇均干裂。

中医诊断：白喉。

辨证审机：火盛津枯。

治法：养阴清肺。

处方：生地 100 克，玄参 50 克，麦冬 50 克，贝母 25 克，薄荷 10 克，丹皮 25 克，白芍 25 克，大黄 25 克，元明粉 20 克（另冲服），甘草 10 克。嘱其水煎分三次服，每 3 小时 1 次，日进 3 剂。

次日凌晨，患者家属来告，昨夜服完一剂药后，排出燥屎甚多，神志渐清，但见胸背起斑疹如粟，色鲜红，询问是否再服前药。此乃药见功效，热毒外解之征，仍需继服前方药，只将大黄、元明粉减半服之。

二诊：二日后前往诊视，见患者神清热退，喉内白腐渐脱，饮食无碍，二便已趋正常，脉象无力。故于前方减去大黄及元明粉，其余药剂改为常量，令其日服 1 剂，直至病愈而止。服药期间慎起居，忌油腻，糜粥自养。

半月后，患者同家属前来致谢，其前后共服药 20 剂，已完全康复。

案例 5

战某，男，45 岁，1941 年秋季来诊。

主症：水肿病半月。

病象诊察：水肿病半月，初起尿少，腹胀身肿，逐渐气息难续，不能仰卧，现胸高气粗，腹大如鼓，肿势虽盛，但皮色光亮且润，大便秘结，小溲涩闭，渴欲饮水，水入则胀甚，舌胖大而深红，苔黄厚干燥，脉沉滑兼数，应指有力。

中医诊断：水肿。

辨证审机：水热内壅，气机阻滞，形气俱实。

治法：前后分消，峻下逐水。

处方：黑丑 10 克，大黄 25 克，甘遂 10 克，大戟 10 克，芫花 10 克，木香 4 克，青皮 10 克，橘皮 10 克，竹叶 10 克，车前 10 克，元明粉 15 克（分两次冲服）。水煎服 2 次，嘱其服药后若泻水量多，则元明粉暂缓；否则继服之。另嘱：服药当日起，禁盐一百日。

是夜，战家人叩门来报，如法服药一剂不久，即开始大溲大泻，下黄水近半洋油桶，立觉气息畅通，腹软，嘱啜小米粥后，继服前方药一剂。

二诊：三日后，患者面肿已消，腹水亦减大半，下肢仍肿胀光亮，按之凹陷，顷刻复起，脘腹闷胀，渴不欲饮，小溲短赤，苔腻微黄，脉沉滑稍数，此属湿热蕴结中焦，脾运失司，气机不畅，水道失调。立清热、行气、利水之法，大橘皮汤加味。

处方：茯苓 10 克，白术 10 克，泽泻 10 克，猪苓 10 克，官桂 10 克，滑石 20 克，甘草 10 克，木香 4 克，陈皮 20 克，槟片 10 克，防己 10 克，车前 10 克，竹叶 10 克，灯心草 4 克。水煎服 3 次。

三诊：连服药 6 剂，水肿病象尽消，二便正常。将息数日后，可从事劳动。60 天后，因犯禁盐百日之戒而肿势又起，守前法酌减药量，投数剂即愈，此后未再复发。

案例 6

周某，男，70 岁。1932 年夏末秋初来诊。

主症（家属代诉）：自昨日起吐泻无度，至天明已不省人事。

病象诊察：目眶塌陷，面色死灰，气息微弱，头面湿冷如油，四肢厥而不温，皮塌肉陷，脉象微弱，仅存一息，卧如僵尸。

中医诊断：阴霍乱。

辨证审机：瘟毒传染，吐利无度，阳气衰微。

治法：温中回阳。

处方：急救回阳汤。

熟附子 40 克，党参 50 克，干姜 20 克，白术 50 克，甘草 15 克，红花 25 克，桃仁 25 克。水煎服，嘱取大砂锅，三剂同煎，即刻灌服，不拘时间，以不吐为度。

至晚患者吐泻均止，手足渐暖，冷汗已止，面色苍白，可扶坐言谈片刻，舌质淡，苔白腻，脉沉中兼缓。其已有转机，阳气未复，予附子理中汤，每日 1 剂，旬日竟瘳。

第二节　马　　骥

一、医　家　传　略

马骥（1913～1991），字骏伯，满族，北京市人，黑龙江省"四大名医"之一，龙江医派之泰斗。

马骥出生于中医世家，自幼父母双亡，由祖父马承先养育成人，教授中医。马承先曾为清廷御医，后任职于吉林官医院，继迁哈尔滨行医。马骥于 1928 年随祖父来到哈尔滨，并毕生行医，生活于此。马承先教导马骥学医的方式方法具有独到的中医世家风格，讲求读书有法，主张从源到流。马骥学医之初，即从经典入手，背诵《伤寒论》《金匮要略》，然后选读《黄帝内经》《神农本草经》等医学典籍，反复诵读熟记，再由马承先详为讲解，待胸有定见之后，再选阅各家注解，取各家之长，并博览晋唐以后诸家医著，以撷其精英，兼收并蓄。马骥学习刻苦勤奋，跟随祖父临证的同时，常常手不释卷，日夜诵读，不仅学习医学经典，而且熟读《大学》《中庸》《论语》《孟子》等经书。1936 年，马骥求学于哈尔滨医学专门学校（哈尔滨医科大学前身），系统学习西医学理论。此外，马骥还阅读了大量日本汉方医学著作，尤其喜读清水藤太郎所著《汉方掌典》，为其业医奠定了坚实的基础。1941 年，取得中医师资格，从此走上悬壶济世之路。

1950 年，马骥率先响应政府号召，出资并联合金文华、张金衡、刘沛英、成佐卿等中医界人士，创办东北地区第一个联合医疗机构——哈尔滨市中医联合诊所。1955 年，马骥担任哈尔滨市卫生局副局长，主管中医工作。1963 年，马骥调入黑龙江中医学院，先后担任中药方剂教研室主任、中医内科教研室主任和附属医院副院长兼内科主任等职。1978 年，马骥晋升教授职称，为黑龙江首批三位中医教授之一。1986 年，马骥担任博士研究生导师，其领衔的黑龙江中医学院（现黑龙江中医药大学）中医内科学学科率先被国务院学位委员会批准为博士学位授权点。

在半个世纪的从医生涯中，马骥于医疗、教学、科研等工作上均取得了显著的成绩。其擅长内科，对支气管哮喘、肺脓肿、心血管疾病、糖尿病、急慢性肾炎、胃肠疾病均有深入研究，尤其对脑血管意外、硬皮病、尿毒症等疾病的诊治见解独到，疗效突出。马骥曾编写《中医内科学》《马骥临证经验辑萃》等 12 部著作，并发表《谈有关辨证论治的几个问题》《胃脘痛辨证施治体会》《中医对虚劳病的辨证及论治》《柴胡证应用体会》等 70 余篇论文，另有部分医案载入黑龙江省科技出版社出版的《老中医医案选》，现均收录于《龙江医派丛书·御医传人马骥学术经验集》。

二、学 术 思 想

（一）学医主张从源到流，旁读日本汉方医学著作

　　传统中医学习门径一般分为两种：一种是从流到源，先学《医学三字经》《濒湖脉学》《药性赋》《汤头歌诀》《医学心悟》《医宗金鉴》，具备一定中医基础后，再学习《内经》《难经》《伤寒论》《金匮要略》等，然后旁通百家之说，此多为跟师学习或家传常用的方式；另一种是从源到流，先从《内经》《难经》《伤寒论》《金匮要略》《神农本草经》学起，亦读《汤头歌诀》《脉诀》等书，而后学习《千金要方》《外台秘要》以及金元明清各家医书。马骥在祖父马承先教导下，学医之初即从经典入手，背诵《伤寒论》《金匮要略》，选读《内经》《神农本草经》等，而后顺流而下，渐读历代著名医学著作。马骥认为，从源到流地学习，首先要学好中医四大经典，然后旁通各家，方能高屋建瓴，左右逢源。

　　除熟读、理解中医历代医学典籍外，马骥亦广泛阅读日本汉方医学著作，学习诸家学术观点和临证经验，从吉益东洞所著《类聚方》、汤本求真所著《皇汉医学》、山田正珍所著《伤寒论集成》、尾台榕堂所著《类聚方广义》及和田启十郎所著《医界之铁椎》等汉方医学著作中受益颇多。其中马骥酷爱日本医家清水藤太郎所著《藥學ラテン語》一书，此书系统介绍了日本汉方医学的中药认识和研究成果，每有闲暇之时，即拿出此书细细品读，并作好笔记，临床用药每有心得，则认真总结，认为此书对于自身临证颇有裨益。此外马骥还喜读吉益南涯、六角重任、丹波元简、中川成章、浅田宗伯及矢数道明等人之著作。

（二）崇尚《神农本草经》，精研本草

　　马骥认为药物使用，不在品类之多，而在用法之精，临证用药以《神农本草经》所载药物为首选。其将书中药物按功效分门别类，归纳总结为补气养血安神药、疏风发汗解热药、清热泻火解毒药、温中祛寒回阳药、降气止咳定喘药、利气攻里泻实药、逐瘀除癥堕胎药、利水通淋除癃药、胎产经带种子药、痈疽疮疡鼠瘘药、驱虫及治虫毒药以及其他不能定其主证药等 12 个类别，每一类药又依《神农本草经》之法，分上、中、下三品，纲举目张，眉目清晰，如此临证之时，药用功效，胸中了然，再根据病情病势随证恰当选用，常收佳效。如芒硝功能泻热通结，软坚润燥，众所熟知。马骥根据《神农本草经》中"（芒硝）能化七十二种石"之论，兼虑其咸寒软坚之功，应用芒硝治疗泌尿系结石、胆结石，疗效满意。

　　马骥以《神农本草经》之药为经，以仲景之方为纬，将《伤寒论》《金匮要略》之法融贯于《神农本草经》的解读之中，以经方推衍《神农本草经》药物之功效主治，以《神农本草经》探悉经方用药之理法，确为研修本草、明晰医理的至捷之径。马骥亦深知，欲谙仲景辨证施治之精髓，必当先辨本草之理，此乃究其源而达其流。其将《伤寒论》《金匮要略》二书中所用药品，依《神农本草经》之文，旁参历代医药著述相关内容，撰成《新辑<经方药览>》一书，以便阅览，令仲景用药处方之旨更为彰显。

　　另外，由于时间、地域跨度的原因，历代中医典籍中药药名多有差异，给后学带来一定困难，有鉴于此，马骥参照《神农本草经》《本草经集注》《新修本草》《证类本草》《本草纲目》等诸多书籍，对常用中药二百味之异名进行了归纳总结，便于后学学习。

（三）善用柴胡剂

马骥临证善用柴胡剂，认为"脐以上，乳以下之脘胁部分，包括肝、胆、胃、脾、胰诸脏疾患，柴胡剂应用最为广泛。"如马骥应用小柴胡汤，外证多据往来寒热，里证多据胸满胁痛、心烦口苦、纳少作呕、溲黄苔白、脉弦细或弦数，而其腹证出现于乳下脐上之位者，多获奇效。其所撰论文《琐谈柴胡诸剂》将小柴胡汤所治诸证，依表证、里证与上、中、下三部详细分列，以见其应用之广泛，而此间一品之增减，所治均有差别。

其临证应用柴胡剂时，常与其他经方合方。如小儿痉咳，迁延不愈者，每以小柴胡汤合小陷胸汤或半夏厚朴汤，加川贝母、天花粉取效；瘟毒发颐，往来寒热，高热渴饮，目赤气粗，舌质嫩红，苔黄燥，脉弦数或滑数者，屡用大柴胡加石膏汤加速退热消肿；哮证发作，气息不续，喉中作鸣，面庞浮肿，口干唇焦，脉数疾者，用柴胡去半夏加瓜蒌根汤与麻杏石甘汤合方，或加白前根、炒苏子、川贝母、苦桔梗等亦佳。对于布氏杆菌病的治疗，马骥常以柴胡剂加紫花地丁、忍冬花、败酱草、连翘、蒲公英等清热解毒之品，疗效极佳。又如治疗经久不愈之痫证，证见神气抑郁，纳少体倦，日夜烦扰不安者，马骥每以柴胡加龙骨牡蛎汤收功，惟须于仲景原方中以丹参代人参，减去桂枝、铅丹，加入黄芩、炙甘草。又如治疗寒热久不愈之证，马骥常用柴胡白虎汤加常山，或于柴胡汤中加入鸭跖草，效果显著。

（四）治胃脘痛独重气郁

胃脘痛病机可分为气滞、血瘀、寒凝、火郁、食伤、停饮、中虚、津伤以及虫积等。马骥认为，胃脘痛病机虽有虚、实、寒、热之分，或虚实并见，或寒热错杂，但以气机阻滞为主，而气机阻滞之本，则须责之于肝。故治疗上常以理气和胃止痛为基本原则，但须审证求因，辨证施治。依据上述理论，马骥临证将胃脘痛划分为气滞胃痛、血瘀胃痛、寒凝胃痛、火郁胃痛、伤食胃痛、停饮胃痛、中虚胃痛、中虚气滞胃痛、津伤胃痛、津伤气滞胃痛等，并拟定相应临证经验方十余首。具体用药方面，马骥临证紧扣胃脘痛基本病机，常选用香附、枳壳、麦冬、陈皮、薄荷等既疏肝郁又调胃气之品；对于气郁犯胃兼胃虚者，如中虚气滞、津伤气滞等证，则适当在补剂中，选用麦芽、紫苏、香附之属，使之理气不伤正，补正不滞邪，效果较好。

（五）活用肾气丸法辨治肾病型肾炎

马骥临证发现，肾病型肾炎患者均以腰酸乏力、头晕耳鸣、尿少浮肿为主要症状。在浮肿减轻或消退后，有腰酸乏力者，仍占绝大多数，提示肾虚必然贯穿于本病全过程，并且邪去以后，虚象更为明显。另外，精微下注（如蛋白尿）亦是本病一大特点，乃属肾气不摄，脾气不升。故本病病机之本在肾。本病过程中出现的肢体浮肿、胸水、腹水、发热或发热恶寒、疮疡、丹毒、便秘溲赤、肌肤甲错、舌质紫暗，或有瘀斑点等症状，总由水、热、毒、瘀所致。上述水、热、毒、瘀皆是标实证，多在本虚基础上产生，即《灵枢·口问》所谓："邪之所在，皆为不足"之义。临证不可只泻其实，不顾其虚，以免犯虚虚之戒。

总之，肾病型肾炎病机关键在于本虚，而本虚之根本在于肾虚，故马骥主张用肾气丸法治疗本病。肾气丸既补又利，具备八法中之补、温、消法。在此基础上，马骥针对肾病水肿的病机特点制订肾气丸法，创制临床经验方离明肾气汤、复元固本汤、六五地黄汤，旨在恢复肾气，畅通三焦，祛除水、热、毒、瘀。肾病水肿多见脾肾阳虚、水湿泛滥者，宜离明肾气汤，以温补脾肾、利水消肿。离明肾气汤在肾气丸方基础上增益附子、肉桂用量，加巴戟天温肾以助扶阳之力，意在阴中求阳，阳生则肾气旺，水邪自化；同时配伍白术、黄芪健脾化湿，消肿效果更佳。浮肿减轻或消退后，多见脾肾气虚证，宜复元固本汤，以补肾固本、健脾益气。复元固本汤以干地黄为主药，辅以山萸肉、炒山药、枸杞子、五味子培阴精之本，佐以桂枝、附子、菟丝子温肾化气，更配伍炙黄芪、人参益气健脾，既固先天之本，又助后天生化之源，则水邪不治自消。六味地黄汤为肝肾阴虚证而设，用于本病发病日久，或失治误治，阳损及阴者，取六味地黄汤原方增以"五子"，即枸杞子、车前子、女贞子、桑椹子、地肤子，诸药相合，补而不留邪，利而不伤正，共成滋补肝肾、淡渗除湿之剂。上述三方秉承肾气丸法，具有恢复肾气，固摄精微，补脏腑之精气，泄体内之湿浊，补而不滞之功效，是治疗肾炎的良好方法。

（六）艺精皮黄诗墨，"功夫在诗外"

马骥认为，医艺相通，如欲成名医，不仅要专业功底扎实，还要具有广博的人文知识，举凡文、史、哲、天文、地理、人事等都应在涉猎之列。其常对学生讲："旧时老中医带徒有四句话：'一手好字，二会皮黄，三指按脉，四季衣裳。'"概括了一个有学养的中医应该具备的四个条件。其中"一手好字"被列为第一条，字是一张处方的门面，可以体现一个医生的文化底蕴及学识才华。马骥自幼刻苦练习书法，至老未曾辍笔，其早年书学赵孟頫，后摹米芾、王羲之，晚年又临文徵明，博采众长，自成一体，雄浑中见飘逸，刚毅中不失柔和。其为黑龙江中医药大学所题"图书馆"三个字，就是这种书法美学的集中体现。

作为资深京剧"票友"，马骥酷爱皮黄（即京剧），青年时期专攻须生。马骥言："京剧是一门综合性艺术，它集音乐、舞蹈、文字、美术于一体，研究它大有好处，既能陶冶情操，又能增长知识，还是学习中医的一个辅助课程。"中医与京剧有异曲同工之妙，可以相辅相成。如马骥将记忆药性和病情诊断要领等中医知识编成饶有情趣的京剧小段加以演唱，既可引发浓厚的学习兴趣，又便于深刻记忆。马骥自编的中医京剧唱段和后来出现的七个音符编唱的各种口诀、字母歌等极其相似。宋代著名诗人陆游有名句曰："汝果欲学诗，功夫在诗外"，学医亦是此理也。

（七）德术并重，彰大医精诚

马骥热衷于中医事业，对于个人名利向来淡泊无争。他在半个多世纪的学医、业医、授医历程中，为中医事业的发展与传承倾注满腔热忱和毕生心血，不辞辛苦，任劳任怨，奋斗一生。

马骥医术精湛，驰誉医界，但淡泊名利，从不计较个人得失。不向患者索取，还经常为一些经济困难的患者免费诊治，并垫付医药费。同时马骥对待患者一贯认真负责，热情周到，更不论患者身份高低，一视同仁。行医数十载，他曾治愈很多中央、省市领导，但治愈更多的是无数普普通通的老百姓。他认为生命对任何人来讲，都具有同等价值，医生对患者应一视同仁。马骥不仅悬壶济世如此，传道授业更是注重弟子门人的品德教育。马骥认为为医者仅有高深的学问不行，同时还要具备高尚的医德。其告诫弟子门人："为医者，仁也。"作为一名医生，给患者看病，要讲究仁义。千万不要向患者索取，利用自己手中的权力做违反医德的事。马骥还经常说的一句话："不该吃的饭，就是拉断胳膊也不要去吃；不该花的钱，就是拉断胳膊也不要花。"此言为马骥先祖父承先公所讲，在马骥家中流传已快八十年，其亦常常拿来教育其弟子门人。

马骥的行为无时无刻不在感染着他的弟子门人，立志做一名济世救人的苍生大医。现如今马氏弟子门人已遍布海内外，马老的思想深深影响着他们。其弟子门人以精湛的医术，高尚的医德，为中医学的发扬光大而努力工作着。

三、验案赏析

案例1

孙某，男，53岁，干部。1973年3月6日初诊。

主症：腹水4月余，日益增多。

病象诊察：患者1968年曾患肝炎。1972年冬季出现腹水，日益增多，气息短促，转侧不便。入本院治疗四个月，诊为肝硬化腹水期，疗效不显。现腹胀如鼓，抚按之如按水袋，胸腹青筋暴露，胁下坚硬拒按，颈项部可见血瘀五六处。面色苍黯无华，白睛昏黄，血缕纵横。舌质紫黯，苔厚黄燥，四肢瘦削，肌肤苍黄燥涩，下肢与足背浮肿，按之没指不起，手足心烦热甚，欲置冷处，溲短深赤，上浮浊沫。脉象沉弦而滑利。自谓口苦，心烦，善太息，矢气尤多。

西医诊断：肝硬化腹水期。

中医诊断：臌胀。

辨证审机：气滞血瘀，水湿交结。

治法：化瘀消癥，利水行气。

处方：醋柴胡20克，牡丹皮20克，炙鳖甲25克，泽兰叶25克，紫丹参20克，汉防己15克，川厚朴15克，炒枳壳15克，黄芩15克。加水800mL，煎取药汁400mL，1日分3次温服。

二诊：3月28日。服药至今，尿量增多，腹中松快，胁下痛显著减轻，但仍有呕恶，进食亦较少。舌质紫黯，较初诊时浅淡，苔已渐薄，但仍白燥，胁下按之已较前柔软，但无痛感，腹水减少，气息调匀。脉细弦有力。治应理气化瘀，健脾利水。

处方：醋柴胡20克，广陈皮20克，炒枳壳15克，川厚朴15克，炙鳖甲20克，紫丹参20克，牡丹皮20克，桃仁10克，炒麦芽15克，郁金15克，汉防己15克，黄芩10克。煎服法同前。

三诊：4月20日。呕恶不发，腹部不胀，但尚感精神倦怠，饮食乏味。面色转红活。舌质淡红，苔薄白。按其胁下，虽较常人稍硬，然已毫无痛感，腹水基本消失，腹皮松软，两下肢浮肿尽消失。脉象细弦。仍用健脾益气，化瘀利水之法理之。但因患者处于恢复阶段，不宜再投汤剂，故拟以丸方，嘱其配成常服。

处方：醋柴胡40克，广陈皮30克，炙鳖甲30克，炒麦芽50克，泽兰叶40克，丹参30克，苏土虫20克，当归30克，炒干漆20克，紫丹参40克，醋大黄40克，牡丹皮40克。以上诸药，研为极细末，炼蜜为丸，每丸10克重。每日3次，每次1丸。方中干漆须微火炒至烟尽，土虫以白酒泡后，焙干用。

服丸药两月未满，效果良好。随访7年未复发。

辨治思路与特色解析　单腹胀一证，论其病因，虽因七情所伤，或饮食劳逸失度，渐积而成，但病机不外肝实脾虚。因此出现气滞、血瘀、水停证候。盖肝主怒，怒则伤肝而气逆，失其条达之用，致使肝血凝泣，久壅成瘀；肝盛气实，则必乘脾，中焦失运，纳减而腹胀。故本病初皆胁下臌满，进则全腹皆胀；终至血败化水，积满腹中，四肢橘枯，肌肤尽消不治。其病久者，虽现形体羸脊之象，然以标本论之，乃属本实标虚，即所谓"大实有羸状"者。因此治宜疏肝理气，化瘀消癥，健脾利水。

案例2

孙某，男，38岁，干部，初诊时间：1977年4月3日。

主症：身黄、目黄、小便黄2周。

病象诊察：患者于三年前罹慢性肝炎，已治愈。二年前，忽白睛发黄，颜面及周身皮肤均为黄色，心烦呕恶，不进饮食，头晕目眩，胸闷气短。当时入传染病院，检查血胆红素 100μmol/L，诊为非传染性肝炎，令其退院，再入县医院，诊为慢性肝炎急性发作，或又诊为梗阻性黄疸。治疗二周，周身黄染加重，黯无光泽，直如烟熏，白睛昏黄，血缕纵横，两掌手心灼热时甚，欲置冷处，尿色深黄而黏，黏液不易洗掉，大便每日一次，其色灰白。舌质紫黯，苔黄厚而腻。脉沉弦滑，其来徐缓。再查血胆红素 116μmol/L。

中医诊断：黄疸（阴黄）。

辨证审机：湿热蕴蒸，久病入络，瘀血内阻，湿瘀化毒。

治法：清热利湿，化瘀解毒。

处方：茵陈蒿 30 克，栀子 20 克，白鲜皮 20 克，黄柏 20 克，南紫草 20 克，牡丹皮 20 克，忍冬花 50 克，郁金 20 克，板蓝根 30 克，连翘 25 克。加水 800mL，煎取药汁 400mL，1 日分 3 次温服。其中忍冬花、板蓝根后入煎，不超过 10 分钟。

二诊：4 月 12 日，服用前方 1 周后，头晕呕恶减轻，胸闷亦轻，可进少量饮食，但口苦依甚，尿尚深黄。舌质红紫，苔白尚厚腻，脉细弦滑。按前方稍事加减，嘱坚持服药，素餐静养。

三诊：4 月 21 日，胸部畅快，呕恶已不发作，心窝下无痛感，尿色黄澄清，皮肤黄染大见轻减，白睛色退尤为明显，赤脉尽消失，目光有神，惟每日进餐甚少。舌色淡红，苔薄白不腻，脉象细滑。血胆红素降为 48μmol/L。继予清热化湿，理脾和胃之法。

处方：茵陈蒿 30 克，栀子 15 克，白鲜皮 20 克，南紫草 20 克，广陈皮 20 克，连翘 20 克，炒麦芽 25 克，淡竹茹 15 克。加水 800mL，煎汁 400mL，1 日分 3 次温服。

四诊：5 月 4 日，食量增加，头晕心烦诸证尽消失，脉象和缓，面色红活，黄染退尽，黄疸指数复常，舌质、舌苔均如常人。停药观察，嘱注意饮食。

辨治思路与特色解析 发黄之证，古人别之为黄疸、谷疸、酒疸、女劳疸及黄汗之分。黄疸病因虽多端，然不外大醉饱、身热浴冷；或内热久菀，外被寒邪，汗不得泄，与里热搏结，或天行时疫，发为疸黄。更有火邪伤脏，血败而瘀，积于肝脾而成黄疸之象者，然日所习见之证治，由湿热蕴蒸于里，外不得汗，内不得利，湿热熏蒸于脾胃而发黄者为多。湿热蕴结之黄疸，邪有在表在里之不同，热盛湿盛亦异。更由人体阴阳偏胜偏衰，殊有差别。而施治当否，犹能左右病情之善恶。阳盛之人，感湿则易从热化，发为阳黄，身面之色，鲜若金橘，壮热烦渴，躁扰不宁，溲短深赤，脉洪滑实。若夫阴盛而着湿邪者，寒湿相搏，身黄如熏，色黯无华，甚则自利肢冷，脉沉缓或沉微。

至若黄疸之治法，其热盛脉滑洪数，而肤黄鲜明者，治宜清热为主，兼以燥湿。而湿郁于脏，日久化火，伤及血络成瘀，积于肝脾者，则又宜治以凉血化瘀、清热利湿之法。本例治则即本乎此，方以茵陈蒿汤清热利湿，加紫草、牡丹皮、忍冬花、郁金、板蓝根、连翘凉血化瘀，清热解毒；继以清热化湿、理脾和胃之法，素餐静养，防止湿热再起。

案例 3

张某，男，72 岁，退休工人，初诊时间：1975 年 4 月 10 日。

主症：头晕目眩、心悸乏力、肢体倦怠半年。

病象诊察：该患者病前无任何疾病，半年前出现头晕目眩，心悸乏力，腰肢酸困，步行困难，肌肤消瘦，自汗盗汗。经某医院诊为再生障碍性贫血，虽每两周输血一次，但病势仍旧日益转重，遂采取中西医结合治疗。患者虚衰已极，周身痿软无力，不能起坐。面容愁苦，目光惨淡，口唇及舌质均无血色，皮肤皱索，灰白无华，气息短促，动则不续，每餐进食很少，脉沉细弱。

西医诊断：再生障碍性贫血。

中医诊断：血枯。

辨证审机：肝肾亏虚，气营两衰，体失所养，百证丛生。

治法：滋补肝肾，益气养营。

处方：炙黄芪 40 克，红参 15 克，炒白术 15 克，何首乌 25 克，龙眼肉 30 克，生地黄 30 克，山萸肉 15 克，炒山药 25 克，枸杞子 20 克，阿胶珠 10 克（烊化），炙甘草 7.5 克，大枣肉 10 枚。上药加水 800mL，煎取药汁 400mL，1 日分 3 次温服。每日 1 剂。

二诊：5 月 3 日，检视血象较前良好，生血功能旺盛，颇有治愈之可能。检查面舌俱红，可以自由起卧。谓近来食欲增进，头晕心悸均轻微，仅月发二三次，脉象和缓有力。依前法，拟以下方。

处方：炙黄芪 40 克，红参 15 克，何首乌 25 克，当归身 20 克，山萸肉 15 克，生地黄 30 克，女贞子 20 克，炒山药 25 克，炙甘草 7.5 克。煎服法同前。

三诊：5 月 25 日，体力大有改进，可在室内外活动。经化验室检查，认为生血功能基本恢复正常，即停止输血。因病情大好，主动要求出院，但希望继续服用中药。此时口唇红润，语言有力，步履稳健，脉和缓有神。再按前方加减，嘱其服用三周。此后已完全恢复正常，停止用药。

嘱其加意调摄，增进饮食，保持体力，以防复发。

辨治思路与特色解析　血枯一症，属"虚劳"范畴。虚劳，亦称虚损、劳损，其人因由七情内伤，饮食劳逸失度，或先天禀赋亏虚，日久渐积而成。依其现证，可别阴虚、阳虚、血虚、气虚之不同。更有人之一二脏腑不足而偏虚者。古人对虚劳，有五劳、七伤、六极的种种说法。然其病因，不越乎《素问·经脉别论》所云："生病起于过用"之理。凡正虚者，邪必凑之，乃即因劳而虚，因虚而病之意。虚劳之源，实与人之脾肾二脏最为密切。因阴血之源在于脾，阳气之源在于肾，二脏乃先天后天赖以生长之根本。二脏安和，则诸脏得滋，百脉受益，形神健旺；失和则形瘁神惫。躯壳无气，病病竟起。故治虚之法，先以补脾肾二脏为先着，然后及于兼夹诸证，始为得法。

本例病者所患之证，乃属肝肾不足，发为血虚之候。且病者为"古稀之年"，更当治以补肾滋肝，药用生地、山萸肉、山药、当归、女贞子、何首乌、枸杞、阿胶等；加人参、黄芪、甘草、大枣、龙眼肉兼以益脾，集水谷之精微以助气。血赖气生，气赖血养，虽当残之年而得以全瘳。

四、医 案 今 鉴

案例 1

李叟者，山左人，年古稀。

主症：身热多汗、谵语妄言、昏不识人 2 日。

病象诊察：夏遭热病，其子来，延诊之。询病情于家人。子谓：父初病，尝发身热，遍体多汗，渐则谵语妄言，昏昏若狂状，自昨朝已不识人矣。媪称：十日来，三更医，证转甚，乞为挽救，语未竟，泣涕已下。入室，视叟偃蹇床笫，气粗面赤，口呢喃不辍，时而叫呼，四肢瘈疭，振掉不休。扪其腹，脐下坚实而拒按，身虽无大热，惟手掌足心灼人，胸腹多黏汗，其气腐息刺鼻。更询以二便之情，则云：大便四五日不行；溲短深赤，色染衣，难涤去之。察其舌质紫暗，有黑斑，苔褐燥，见龟裂。脉象沉滑弦实。

中医诊断：发热，瘈疭，震颤。

辨证审机：温邪化火，三焦尽焚；君令不行，神志蒙瞀；将失统帅，瘈疭振掉；脏被火伤，血泣不行。

治法：清热息风，攻下破瘀。

处方：仿桃核承气汤，益以羚、丹、栀、芩之辈。

服药一剂，大便下，乞再诊。脐腹未尽缓，瘛疭仍时发。依前方增减之，二剂而必腹软，瘛疭不再发，神清索食矣。惟沉疴乍愈，餮不可禁。三日后，果食腹，再发热，其子更来邀诊。见曳满腹膨脝，苔黄，溺赤，烦悗懊恼。热自内发，拟以枳实栀子豉汤，佐以大黄、麦芽、山楂肉。服药二剂，胀消热却，神情豁然。规以糜粥素食，平心静息。两月后，其子偕来致谢矣。

案例2

王姓，男，年三十余。

主症：两颐双睾肿痛，寒热互作多日。

病象诊察：1959年春，龙江地域颐毒流行，群居之所，罹者尤多，松江北岸染斯疫者，一工地竟达百十人。王姓者，山左人，体颇健，患斯疾势特重，收容入院救治之。其证寒热互作，热多寒少，渴索冷饮，耳目聋瞑，呕不纳食。两颐下红肿，其热灼手，痛掣肩背不可忍。双睾热肿，大可及拳，重坠痛甚。脉洪大滑数。舌赤唇焦，苔燥龟裂。询知大便已三日未下，溲赤而短甚。

西医诊断：腮腺炎继发睾丸炎。

中医诊断：疫病。

辨证审机：外感疫毒，走窜三焦。

治法：和解少阳，清火解毒。

处方：大柴胡加石膏汤方，益以连翘、大青叶、忍冬花、栀子数品，使一日煎服两剂。

二诊：服药尽，发战汗，热势顿挫。再诊，增减前方，再入桃仁、丹皮，服药五六剂，颐睾赤肿渐消。

三诊：减其制，续服之。经两周，诸症悉除，欣然离院。

案例3

陈某，年近四十。

主症：四肢厥冷，吐利急发。

病象诊察：素赋羸弱，偶来乞诊治。一年溽暑之夜，以室中热闷，启门纳凉，神疲而寐。寤后周身酸楚倦重，就医求治，服汤药不解。适同仁某来访，遗以安宫牛黄丸数圆，促陈服之，谓为："时疾良药。"当入夜突转肢端清冷，吐利并作，神困欲寐。举家惶惶，邀速往诊之。入室见陈蜷卧于榻，面唇青暗，精明无光，吟声低沉而乏力。抚其四体，冷近肘膝，脘腹瘠陷，绵软无痛。查其舌象，紫黑却无苔。持其脉，沉微欲绝。索视前医用方，盖辛凉疏表之法，虽不中医，亦不致证于骤变。再询原委，得悉误服丸药所致。

中医诊断：伤寒误治变证。

辨证审机：素体阳虚，外感风寒，误治亡阳。

治法：回阳救逆。

处方：拟以通脉四逆加参术汤，倍其量，着于邻近药肆撮二剂，分次缓缓煎服之。经半日，二剂竟，吐利瘥，肢冷渐复，糜粥少进。

二诊：入室见陈某状若常人，守原方，损其量。少增橘皮、麦芽。再三数剂，元气大旺，精明有神，扶杖行走，嘱其惜神节食，月尽始瘳。

案例 4

高某，年十九，某县老教师之女，初诊时间：1978 年 6 月 24 日。

主症：神志失常，言语错乱已久。

病象诊察：其父代诉病情，谓：其女素聪慧，因不堪继母之虐，忧思愤懑，神志失常，两目直视，妄言不休。或则神痴不语，哭泣歌唱，步履蹒跚，摇摆欲倒，甚则手足清冷，面白无血色，周身抖颤，唇齿震动。从膈间气闷，屡发太息，常恨恨，欲复仇。父忧之甚，拟携女来哈求诊。见其患者舌质淡，舌苔薄白，脉象沉弦。

中医诊断：癫狂。

辨证审机：情志所伤，肝失疏泄，气机失司，痰浊内郁，窍闭神乱。

治法：理气豁痰，开窍醒神。

处方：柴胡陷胸龙齿牡蛎汤，益以枳壳、郁金、菖蒲等着试服之，初服三五剂，妄言哭泣，步履食欲若常。

二诊：主诉已不需父代述。患者简叙其情，见其神志清晰，语次井然。舌质淡，苔薄白，脉沉弦。"效不更方"，余仍以前方处之。柴胡陷胸龙齿牡蛎汤减量续服之。余告其父，若病情无大改变，则不需来哈，在当地用前方，再服一周观察之。

一月后，其父来函告，谓斯方"其效如神"。余嘱以患者需宁神戒怒，勿过烦劳。

案例 5

李某，男，18 岁，学生，初诊时间：1982 年 3 月 2 日。

主症：痫疾 8 年，加重数月。

病象诊察：患者于 10 岁时，因受惊，入夜猝发痫疾，其后每隔 3～5 日一发。就医诊治，中西药、针灸诸治法皆用遍，但仅能取效一时。近数月来，其发作频繁，几乎每天发作一次，以致不得不辍学以专心于治疗。昨午一次发作较重，猝然跌仆，四肢搐搦，口眼抽掣震颤，牙关紧噤，口角涌出较多混血之涎沫，二便自遗，意识尽失。急延邻近针灸医师施治，约近 2 小时许，始精神复常，诸症消失。仅感周身酸疼，不能步行。嗣经友人介绍，求诊于我。面色冷白，神情淡漠，舌质淡滑润无苔，肢端不温，脉象细弱。询以所苦，则谓常感头晕目眩，心悸不宁，多梦健忘，神倦乏力，饮食乏味，自觉终日苦闷已极，无所聊赖。

西医诊断：癫痫。

中医诊断：痫病，心悸，眩晕。

辨证审机：痫疾久发，气血暗耗，心脾两亏。

治法：和中养营，安心益脾。

处方：甘麦大枣汤。

小麦 50 克，炙甘草 15 克，肥大枣 15 枚（擘），远志肉 10 克（去心、炙），淡茯神 20 克，紫丹参 20 克，柏仁霜 20 克，炒枣仁 20 克，炙百合 20 克。以上水煎，取汁 500mL，1 日分 3 次，食远温服。

服用一周。痫疾发作仅二三次，其症状轻微，少时即醒。坚持以原方增减，续服一月有余，痫疾不再发作，可以复学。其后终未复发。

第三节 张 琪

一、医 家 传 略

张琪（1922～2019），河北省乐亭县人，我国著名中医学家、中医临床家、中医教育家、首批国医大师，全国中医药杰出贡献奖、白求恩奖章获得者，黑龙江省中医药科学院创建人之一，全国肾病治疗中心奠基人，黑龙江省中医界"四大名医"之一，当代龙江医派之旗帜。

张琪出身中医世家，秉承祖父"不为良相，愿为良医"之教，自幼熟读中医经典。青年时期，张琪亲历国难，为解民众之病苦，不顾中医每况愈下之前景，毅然投身哈尔滨汉医讲习所，博采众长，学问日进。解放后，张琪亲自参与创建黑龙江省祖国医药研究所（现黑龙江省中医药科学院），该所现已成为国内闻名的肾病治疗中心。张琪从医七十余载，临床、教学、科研硕果累累，享誉全国，其为学、为医、为师、为人皆为后学楷模。

张琪为学，勤勉求真，首重经典，博极医源，探幽索微，不尚空谈，但求务实，医儒相汇，堪称一代儒医之典范，所著《脉学刍议》《张琪临证经验荟要》《张琪临床经验辑要》《中国百年百名中医临床家丛书·张琪》《跟名师学临床系列丛书·张琪》《国医大师临床经验实录·国医大师张琪》《国医大师临床研究·张琪临床医学丛书》等均已出版，皆源于临床有效实例，真实完整地反映了他的学术思想，呈现了其临床经验，现大多收载于《龙江医派丛书·国医大师张琪学术经验集》。

张琪为医，怀普治苍生之情，成造福桑梓之事，处世济贫苦，行医为人民，详审病机，用药切当，善用大方复法辨治疑难杂病，尤以治肾病经验宏富。他师古不泥，融汇新知，利用现代医学技术，结合多年中医临床经验，锐意科研，成绩斐然，并注重科研成果转化，制成宁神灵颗粒、泌炎康颗粒、肾炎止血丸、肾炎消白颗粒、参地补肾胶囊、苏黄泻浊丸等系列中成药，应用于临床，造福患者，广为称道。

张琪为师，承岐伯以《内经》教黄帝、长桑以秘药传扁鹊、公乘阳庆以禁方授仓公之遗风，传道授业，言传身教，尽心竭力，极重中医学术薪火相传，以期青蓝为继，无论著书立作，抑或临证讲授，所思所悟，皆悉心教诲后学。众多弟子多得其心法真传，并在各自领域建树颇多。

张琪为人，性情平和，如水随形，善利万物而不争；淡泊名利，清净高远，将省疾诊病奉为第一要务。其以"不求尽如人意，只愿无愧我心"为座右铭，在自心坦荡之余不忘众生，广施德泽，俯仰无愧，心无萦纡；生活中，遵养生之法，御守恒有节之术，得享鲐背之寿。

二、学 术 思 想

（一）首重经典，博采众家之长

张琪遍览《黄帝内经》《难经》《千金方》《局方》，悉心研究仲景著作，精通金元四大家、张景岳、李时珍及明清温病学派学说，另对王清任、张锡纯等名医学术思想研究颇具心得，主张中医治学应海纳百川，博学、慎思、明辨、笃行，采各家之长为我所用。

寻步张琪从医之路，揆度张琪笔耕之作，无不展现其首重经典、博采众长、守正创新的学术风范。如，东垣中满分消丸合辛热、苦寒、淡渗、上下分消于一方，有利脾胃升降复常，则胀满自消。张琪根据《内经》"中满者泻之于内"，以此方化裁治疗肾病综合征、肝硬化腹水辨证属脾胃湿热蕴结者，多有显效，因而悟出《内经》"诸湿肿满，皆属于脾"，并非完全指脾虚，诸如脾为湿热所困，运化受阻，出现胀满，亦属此类，由此举一反三，以中满分消汤治疗慢性肾炎、肾病综合征属脾阳虚运化无力、寒湿胀满者亦有卓效。

（二）持脉知内，以脉明理

张琪在临床实践中不断印证、检验历代医家脉诊专著之得失，尤其对于仲景脉学用力尤深。其指出："诸家脉学著作中，皆详于脉而略于证，和望、闻、问，三诊不相衔接，且大多是某脉主某证，对其原理谈得很少，使后人知其然而不知其所以然，以致阻碍了脉学的进一步发展。"因此，张琪于 1964 年出版《脉学刍议》一书，书中融汇《内经》及历代脉学名著精华，重点对仲景脉学进行详细解析，强调持脉知内，以脉明理，认为脉诊要以脏腑分候理论为依归，详究三部九候；以《伤寒》《金匮》条文为津梁，才能溯源仲景脉学。

如《灵枢·决气》言："壅遏营气，令无所避，是谓脉。"张琪指出"壅遏营气，令无所避"即心脏收缩，动脉内压力升高，血液被排行起伏，从而形成脉搏。《难经·一难》强调："独取寸口，以决五脏六腑死生吉凶之法。"因此，张琪认为："无论正常生理和反常病理，都可反映于脉，它不单纯是心脏和循环系统的事。"

又如，《伤寒论》条文中脉诊内容极为丰富，甚至有"阳明脉大""少阳脉强""少阴脉浮细"等条文，但张琪认为，此类条文论述简约，但仍强调脉证合参，必须有阳明、少阳、少阴经证候与之相应，否则不可遽定为此经证候；尤其条文中经常出现的证同脉不同，或脉同证不同的现象，更应以"脉证合参"之理详细分析。

（三）内伤杂病从五脏论治

金代张元素《脏腑标寒热虚实用本药式》、近人张山雷《脏腑药式补正》皆重视脏腑分类用药，张琪对此深为服膺，并重视研讨病变脏腑的治疗大法，主张内伤杂病从五脏论治，法括病机、药中肯綮，每获良效。

具体而言，张琪善于从肝论治慢性肝病、甲亢、桥本氏病、精神疾病、脑血管疾病等，倡用治肝十法：疏肝理气法、疏肝通络法、柔肝养血法、缓肝补中法、培土抑木法、泻肝和胃法、抑肝温脾法、平肝息风法、清肝泻热法、温肝祛寒法；从心论治心脑血管疾病、精神疾病等，倡用治心十法：益气活血法、益气通阳宣痹法、温补心阳法、益气养血宁心法、益气通阳滋阴法、健脾益心法、疏肝和胃宁心法、活血化瘀法、豁痰宁心法、温阳益气通络法；从脾论治各类胃肠病及高脂血症、糖尿病、重症肌无力、慢性肾病等，倡用温补脾胃法、辛热散寒法、健脾胃益气血法、辛开苦降法、补脾胃升阳除湿法、滋脾益胃阴法、温运化浊法、温运化饮法、培土疏木法；从肺论治呼吸系统疾病及尿崩症等，倡用宣肺解表法、宣肺利水法、补肺益气法、滋阴润肺法、温肺化痰法、清肺化痰法、通腑泻肺法；从肾论治急慢性肾病、前列腺疾病、脑病、心病、生殖系统疾病、肺病、肠道疾病、代谢疾病、血液病等，倡用滋阴补肾法、温补肾阳法及壮阳滋阴、填精益肾法等。

（四）疗肾病注意整体而以脾肾为要

张琪临证重视整体辨治肾病，尤以脾肾为要。其认为肾病之水肿、蛋白尿、慢性肾衰竭皆与脾肾相关，其病机关键为脾、肾功能失调，三焦气化失司，脾肾阴阳失调贯穿病程始终。蛋白属人体精微物质，由脾运化之水谷精微与肾封藏之精气化生。脾气虚弱，湿热内生，困阻脾气，清阳不升，浊阴不降，精微下注而成蛋白尿，即《灵枢·口问》所谓"中气不足，溲便为之变"；肾主封藏，受五脏六腑之精而藏之，若肾气亏虚，封藏失职，精关不固，精微外泄亦可形成蛋白尿。若脾虚失于运化，肾虚气化无力，水湿内停，溢于肌肤，则发为水肿。脾主四肢，脾虚四肢失养，则发倦怠乏力；腰为肾府，肾虚则见腰酸膝软。水液代谢障碍，日久湿邪害肾，势必耗伤肾气；精微遗泄日久，更耗肾之阴阳。

对此，张琪主张用"调补"之法，"调"即调理脾胃，"补"即补肾。调理脾胃一是健脾升阳，二是芳香醒脾开胃，重在促使脾气健运，但不可过用香燥之品，以免伤津耗液，影响气血生化，常用升阳益胃汤、中满分消丸等；补肾有滋补和温补之别，不可过用滋腻碍脾之物，以免造成脾气呆滞，常用参芪地黄汤、知柏地黄汤、金匮肾气丸、五子衍宗丸等。

（五）辨治疑难，以气血为纲

张琪认为，无论外感、内伤疾病，最终均会伤及气血，临床治病目的都在于使气血调达，生理功能恢复正常。正如《素问·至真要大论》曰："疏其血气，令其调达，而致和平，此之谓也。"因此，其辨治疑难杂病，常以气血立论，往往能力挽沉疴。具体而言，气病当补气、调气、疏气。其中补气多用补气升阳，如张琪善用升阳益胃汤治疗无名热慢性肠炎、重症肌无力、蛋白尿等属脾胃气虚、清阳不升者；调气即调气之升降，张琪善用升陷汤治疗大气下陷证，又常以清金化痰汤治疗肺热气逆咳喘；疏气包括行气、散气、破气等，张琪每用越鞠丸加减体现疏气法，尤其强调方中必重用醋炙香附。血病当补血、行血、止血。如张琪常用四物汤补血，《医林改错》逐瘀类方行血，平淡之中屡获佳效；止血尤须辨证论治，如脾虚失于统摄，血不循经所致皮肤紫癜者，属气不摄血，不可妄用清滋，治疗常用归脾汤补气摄血收效。

（六）倡导顾护脾胃观

《脾胃论》曰："脾胃内伤，百病由生。"张琪熟稔东垣学说，认为脾胃为后天之本、气血化生之源，疾病的发生、发展及预后皆与脾胃密切相关，因此临床倡导顾护脾胃观。如部分尿毒症患者胃肠道症状较为明显，常有脘腹胀满、食纳不佳等，若症状不重，张琪常于方中稍加健脾行气之品，如苍术、陈皮、紫苏、砂仁等，小剂轻投，以缓解脾胃不适症状；若症状较重，影响进食或服药，则先设专药专方，以顾护胃气为先，纠正脾胃功能，常用自拟苏黄泻浊饮、中满分消汤（丸）等。

方虽中病，然而服之不得其法，则非特无功，戕伐胃气，反而有害。因此，张琪根据患者体质及所用方药特点，对服用方法常有叮嘱。如在服药期间，禁食生冷、黏滑、油腻、辛辣、酒酪等物，旨在顾护胃气，防止食伤脾胃。再如，年迈久病体弱者，脾胃虚羸，纳运不及，不宜速服大剂药物，免伤胃气，此时不求速效，但求缓功，可酌量分服，使脾胃徐徐受药，惟求利于受纳、输布。

（七）复合病证宜用大方复法

张琪以善用大方复治法著称，其认为疑难杂症大多病机错综复杂，复因治不得法，日久不愈，疾病发展过程中常出现寒热错杂、虚实夹杂、兼夹证多等特点，因此要辨明虚实轻重，寒热甚微、湿瘀有无等。由于病机复杂，涉及多个病理环节，药味少则难以兼顾，而谨守病机，选用大方多味，复法分治，对病机多个环节各个击破，上下表里相及，寒热虚实兼顾，阴阳调济，疗效方佳。故张老处方常多法合用，药味数目超过常规，剂量也相应加重，每每药味多在15味以上，常达20~30味。张琪治疗复合病症虽药物繁多，却是针对性组方用药，故处方药味多而不滥，条理清晰，相辅相成，疗效颇佳。如慢性肾衰竭病机虚实夹杂，脾肾两虚常常夹有血瘀、湿浊、热毒，因而张琪主张在处方治疗中分层次用药，常补脾益肾、活血化瘀、祛湿泄浊、清热解毒等诸多药物合用，方中既用四君子汤益气健脾，又加菟丝子、熟地等补肾益精之品，同时又用连翘、大黄、黄连合草果仁、半夏以清热解毒化浊，以桃仁、红花、丹参、赤芍活血化瘀，药味达 20 多种，但却多而不乱、有法可循，多元化、多靶点治疗，补正不碍邪，祛邪不伤正，临床疗效甚佳。

（八）经方类方，择善而审机裁变

成无己言："制方之用，大、小、缓、急、奇、偶、复是也"，即"七方"。张琪强调，临证用方当根据疾病缓、急、上、下、内、外之不同，灵活择取"七方"方剂。如病症急重，邪气亢盛，非大力不能克之，故张琪处方往往药猛量重，顿挫病势，每挽救患者于危急之中，大方、急方之义尽在其中。纵览张琪多年临证实录，所用之峻剂以大承气汤、礞石滚痰丸、舟车丸、牡蛎泽泻散等为多。病情轻浅或疾病初愈调治，当予小方，药少量轻，中病即止，不伤正气。

张琪认为，古方不可能尽合今病，故中医治病最忌执一方而应万病，必须详辨病患之主、次、兼、变症，灵活化裁。其临床喜用经方类方，且工于化裁，观其验案所处之方，既有经方之骨，又有自出机杼之肉，临床疗效颇佳，常用柴胡汤、泻心汤、附子汤、陷胸汤、承气汤类方。又，张琪主张用古方既要不失古人原意，又不可为其所拘，做到法外有法，方外有方。"师其法而不泥其方"是张琪应用古方的特色，其常用益气养阴法、活血化瘀法、清热利湿解毒法、益气升阳法类方。

（九）药法与病证相合，活用平奇毒猛、对药群药

药法，即中医基础理论指导下运用中药愈病的法则，可以概括为辨证用药、辨病用药、对症用药三类。张琪精于辨证用药，认为"证"耦合了疾病现象和本质，是认识疾病、治疗疾病的主要依据，如其治疗气虚证多选用善于补气之黄芪为主药的复方灵活配伍。此外，张琪在辨证用药基础上亦善于辨病用药，从而显著提高疗效，如治疗尿路结石必用金钱草，治疗病毒性肝炎多用茵陈蒿等。

《神农本草经百种录》有言："凡药之用，或取其气，或取其味，或取其色，或取其形，或取其质，或取其性情，或取其所生之时，或取其所成之地，各以其所偏胜而即资之疗疾，故能补偏救弊，调和脏腑。深求其理，可自得之。"张琪深谙其旨临证除辨证用药外，多能灵活用药，出奇制胜，常用奇药如代赭石、龙骨、乌梅、土茯苓、萆薢等；对于顽疾重证，邪气猖獗者，亦用毒烈之药、峻猛之剂斩关夺将，直捣黄龙，常用猛毒之药如附子、川乌、半夏、牵牛子、水蛭、细辛、马钱子、大黄、石膏、麻黄、葶苈子等。

另外，张琪临床常用对药、群药互相配合以相须为用或相反相成。如其治疗慢性肾衰竭尿毒症期属湿热痰浊中阻证，自拟化浊饮，方用大黄、黄连、黄芩苦寒泻热药与砂仁、藿香、草果仁、苍术等辛香祛湿药共用，两类药寒温相济，既防苦寒伤胃之弊，又无辛燥耗阴之虞，使湿浊毒热得以顺利蠲除。又如，针对脾胃阴亏兼有湿邪者，张琪善用加味甘露饮治疗，方用二地、二冬、石斛滋养脾胃之阴，黄芩、茵陈清热存阴，配伍麦芽、佛手开胃醒脾，与滋阴、苦寒药合用，既防滋腻有碍脾胃，又防寒凉伤中。

（十）养生防病，贵在守恒有节

作为首届国医大师，张琪以生为德，修道敬业，临证七十余年，救死扶伤，驰誉全国。在多年对生命规律的探索中，其对养生之道感悟甚深，得享期颐之寿。

张琪提倡养生生活化，所谓养生生活化，就是要积极主动地把养生方法融入到日常生活的方方面面，作、息、坐、卧、衣、食、住、行必须符合人体生理特点及自然和社会规律，并以身践道，持之以恒，才能给工作、学习和健康带来更多益处。如，其主张养生应注重养心，提倡"养心神、

培正气"，注重自我修养的提高和思想境界的提升，保持良好的精神状态，才能减轻心灵的负荷、焕发生命的活力；平日锻炼喜欢散步，重视散步中的"三浴"，即光浴、气浴、风浴——每天清晨沐浴着阳光，呼吸着新鲜的空气，迎着扑面的微风，进行有节奏的全身锻炼。

人生天地间，难免有所喜好，但是，喜好应当适可而止，即所谓"多好则专迷不治"。张琪主张喜好应不损伤人体，做到愉悦身心，张弛有度，这才符合中庸之道，有利于养生防病。

三、验案赏析

案例1

张某，男，42岁，林场工人，初诊时间：2004年5月21日。

主症：反复水肿半年余，加重4个月。

病象诊察：糖尿病病史20余年，患者半年前开始反复水肿，近4个月病情加重，刻下见周身高度水肿，按之没指，身体困重，胸闷气短，难以平卧，腹部膨隆，食少纳呆，口渴尿少，便秘，舌质淡，舌体胖大，边有齿痕，苔白厚，脉沉细。体重85公斤（发病前体重55公斤），血压：155/100mmHg，胸水，腹水征（+），右侧肢体较左侧肿甚。尿蛋白2+，空腹血糖7.39mmol/L；生化：血浆白蛋白18.7g/L，总蛋白42.5g/L，血肌酐298.1μmol/L，血尿素氮14.85mmol/L。B超：左肾10.6cm×4.7cm×4.5cm，右肾10.5cm×5.1cm×4.3cm。心脏彩超：左心增大，心包积液，二、三尖瓣及主动脉瓣均存在反流。眼底检查：双眼糖尿病视网膜病变。给予降糖、降压、扩容、抗凝、利尿、改善微循环治疗半月余，尿量由750mL/24h增至1200mL/24h，水肿症状改善不明显，且药物减量则水肿再次加重。

西医诊断：糖尿病肾病，慢性肾衰竭（失代偿期）。

中医诊断：水肿。

辨证审机：脾肾虚损，湿热、瘀血壅结三焦。

治法：健脾温肾，清热化湿，散瘀利水。

处方：海藻40克，牡蛎30克，二丑各30克，槟榔20克，郁李仁30克，泽泻25克，猪苓20克，茯苓50克，车前子50克，王不留行30克，肉桂10克，枳实15克，川朴15克，木香10克。

二诊：2004年6月4日，患者浮肿减轻，胸闷缓解，大便通畅，尿量增多，增至2000mL/24h左右，病情缓解守方继服。

三诊：2004年6月18日，服药后，尿量增至（2000～3000）mL/24h，浮肿逐渐缓解，体重下降10公斤，自觉周身舒适，无胸闷，纳可，入夜可平卧入睡。继服前方加减治疗。

四诊：2004年6月30日，患者共服40剂，水肿基本消退，体重由85公斤降至56公斤，唯腹部胀气，双下肢轻度水肿。又在原方基础上加减，连服10余剂，水肿尽消。门诊随访病情稳定。

辨治思路与特色解析 糖尿病肾病在临床上是一种较为复杂的疾病，病程长，病机错综复杂，证候变化多端，且大多已经中西药治疗，常虚实并见、寒热错杂，属本虚标实之证。病位以肺、脾、肾、三焦为中心，多兼夹湿热、瘀血证。本病例辨证当属脾肾虚损，湿热、瘀血壅结三焦之证，故宜治以寒温并用、消补兼施之法，健脾温肾，清热化湿，散瘀利水。本方以决水汤加减化裁而成。决水汤出自清《辨证录》，由茯苓、车前子、王不留行、肉桂、赤小豆组成。其功散瘀利水，健脾温肾，以补脾利湿为主，纯属脾虚者有效。而本病例高度水肿乃虚实夹杂，必须攻补兼施，方能奏效。张琪在原方基础上加入海藻、牡蛎、二丑、槟榔、郁李仁、泽泻、猪苓、木香、枳实、川朴。方中海藻为治腹水之要药。海藻、牡蛎、二丑以软坚散结、攻逐水饮，以之治大腹水肿，其效甚佳；

槟榔、郁李仁破坚攻积，使水从大便排出；泽泻、猪苓、茯苓、车前子清热利水使水从小便而出。水与气同出一源，气滞则水停，气顺则水行，故用木香、枳实、川朴行气导滞利水；王不留行善于通利血脉，且有利尿作用，故有活血利尿消肿之功；茯苓、泽泻益气健脾利湿，脾气健则运化功能复常；肉桂温肾阳，肾阳充则开阖功能恢复，小便自利。诸药共奏寒温并用、消补兼施、上下分消之功，则水湿自无停蓄为患。患者高度水肿，服药后水肿全消，可见本方攻补兼施之效。

ⅲ 案例 2

曲某，女，9 岁，初诊时间：1994 年 10 月 10 日。

主症：肉眼血尿，周身浮肿 10 余天。

病象诊察：患儿 10 余天前感冒发热，在当地用抗生素治疗，体温下降，但出现肉眼血尿，周身浮肿，尿少，精神萎靡，遂转哈尔滨市某西医院儿科住院。经检查，诊断为"急进性肾小球肾炎，急性肾功能衰竭"，建议透析治疗。经人介绍转入我院肾内科住院治疗。患者已少尿 3 天，24 小时尿量 200～300mL，肾功：血肌酐 521.2μmol/L，尿素氮 23.07mmol/L，血压 83/44mmHg，按急性肾衰竭给予西药对症治疗后，小便量增多，浮肿大消，然恶心呕吐不止。刻下见肉眼血尿，周身浮肿，恶心呕吐，大便质稀，呈柏油状，体温 37.4℃，精神萎靡疲倦，目不欲睁，鼻衄少许，下肢肿较甚，舌质紫少津，脉滑数。

西医诊断：急进性肾小球肾炎，急性肾功能衰竭。

中医诊断：尿血，水肿。

辨证审机：热毒蕴于血分，损伤及肾。

治法：清热解毒，活血泻浊。

处方：大黄 10 克，桃仁 20 克，连翘 20 克，葛根 20 克，赤芍 20 克，生地 20 克，红花 15 克，当归 20 克，柴胡 15 克，丹参 20 克，牡丹皮 15 克，甘草 15 克，藕节 20 克，焦栀子 15 克，川连 10 克。

二诊：服药 2 剂后，患儿体温转为正常，恶心呕吐明显减轻，肉眼血尿消失，尿量增加，24 小时达 800～1000mL。继服 3 剂，患儿恶心呕吐已止，24 小时尿量增至 1500mL，已能进食，大便呈黄色，精神转好。继用上方调治 20 余天。

此病孩经在本院治疗 1 个月，服药 30 剂，恶心呕吐止，浮肿全消，小便增多。复查肾功：血肌酐 110.6μmL/L，尿素氮 6.8mmol/L，大便日二次，食欲正常，尿量由少尿转为多尿，尿量最高曾达 3000mL/24 小时，持续 2 天，后尿量转为正常，唯尿常规检测，尿蛋白（±）～（1+），红细胞 20～30 个/Hp，改用清热凉血止血之剂，治疗 2 个月，镜下血尿转阴，痊愈出院。远期随访 2 年，疗效巩固。

辨治思路与特色解析　本案经西医诊断为急进性肾小球肾炎、急性肾功衰竭，势甚危笃，以浮肿少尿、肉眼血尿、呕吐为主症。起初用西药对症治疗后，虽小便量增多，浮肿大消，但恶心呕吐不止，血尿不减。检查血肌酐、尿素氮俱高于正常值数倍，此属急性肾功能衰竭，结合脉象滑数，舌紫少津，辨证为热毒蕴于血分，损伤及肾，进一步发展则为尿毒症，可危及生命。故急以清热解毒、活血泄浊法加凉血止血之品，以截断其病势之发展。予以解毒活血汤加减治疗。

解毒活血汤乃王清任《医林改错》之方，由连翘、葛根、柴胡、当归、生地、赤芍、桃仁、红花、枳壳、甘草组成。原方主治"瘟毒烧炼，气血凝结，上吐下泻"，张琪认为书中所论与此证虽病因各异，但病机相同，故以此方加味治疗，大多有效。本方病机重点在于毒邪壅滞、气血凝结，辨证要点在于舌紫无苔或舌有瘀斑，舌质紫暗等。方中连翘、葛根、柴胡、甘草清热解毒；生地养阴清热凉血；当归、赤芍、桃仁、红花、丹参活血祛瘀；加牡丹皮、焦栀子以清血中之热；大黄解毒化浊；藕节收敛止血。全方共奏清热解毒、活血泄浊、凉血止血之功，疗效良好。

案例3

郭某，男，38岁，初诊时间：2006年9月13日。

主症：双下肢红色结节反复发作一年余。

病象诊察：2005年始病，发病时双下肢红色结节，伴发热，体温38℃，发热与结节相伴。2006年6月7日在黑龙江省医院行腿部皮肤组织活检：考虑白塞氏病，给予阿赛松每日6片，现已停用，服激素期间，结节消失，停用后病情复发。刻下见双下肢有多个3.0cm×3.0cm的结节，色红、质硬、界限不清，有压痛，后背有陈旧散发，满布红色斑疹，发热多在午后，舌紫，苔白厚，脉弦细数。

西医诊断：结节性血管炎，白塞氏病。

中医诊断：狐惑病。

辨证审机：温毒结于营血，外发肌肤，而见斑疹。

治法：清热解毒，软坚活血。

处方：金银花30克，白芷20克，天花粉20克，皂刺15克，甲珠15克，柴胡20克，生石膏50克，蒲公英50克，紫花地丁30克，连翘20克，青皮20克，牡丹皮15克，当归尾15克，大贝20克，桃仁15克，赤芍15克，知母15克，甘草15克。

二诊：服上药8剂，发热及红色结节消失，但其间反复两次，现结节减少，偶有肩部肌肉疼痛，发热，体温较以前低，36.8～37.6℃，舌质红，苔白厚（较以前薄），脉细数，仍以前法治疗为主。

处方：金银花50克，连翘20克，天花粉30克，皂刺15克，甲珠15克，柴胡20克，大贝20克，青皮20克，牡丹皮15克，生石膏70克，桃仁20克，赤芍20克，蒲公英30克，紫花地丁30克，野菊花30克，大青叶20克，白芷20克，焦栀子15克，黄芩15克，玄参20克，甘草15克。

服上方28剂，电话告知已无发热，斑疹隐现，身较前有力，精神状态良好，嘱其调摄精神、饮食、生活起居，患者未再来诊。

辨治思路与特色解析 白塞综合征为自身免疫性疾病，以血管炎为主要病理基础，病变累及多系统，主要是指复发性口腔溃疡、阴部溃疡和眼葡萄膜炎的三联征，本病尚无根治之法。业界大多认为此病属狐惑病范畴。张琪根据患者症候以皮肤红斑伴发热为主而辨为温毒发斑，本病乃由感染温毒，发散于肌肤，而现斑疹，故处方用金银花、连翘、生石膏、蒲公英、紫花地丁、野菊、大青叶、白芷、焦栀子、黄芩、玄参等大队清热解毒之品以解温毒，配伍天花粉、皂刺、甲珠、大贝、桃仁、赤芍等活血软坚之品以化温毒之瘀，使温毒从肌表而解；二诊斑疹明显消退，但时有发作，故加大清热解毒之品的剂量以蠲毒而出，金银花加量至50克，生石膏加至70克，清热解毒力度加大，随即患者斑疹则隐现，此为温毒渐散之象，继嘱其生活调理，待正胜邪却而愈。

四、医 案 今 鉴

案例1

滕某，女，9岁，学生，初诊时间：2004年9月12日。

主症：颜面、肢体搐动，持续时间不详。

病象诊察：素来身体健康，近年来出现睡眠中颜面搐动，手足亦搐动，言语多，滔滔不绝，不能自控，精神兴奋，学习不能专注，经哈尔滨市某医院精神神经科诊断为"多动症"，经治无效来中医门诊治疗。刻下见言语多，滔滔不绝，不能自控，精神兴奋，学习不能专注。

西医诊断：多动症。

中医诊断：小儿躁动。

辨证审机：肝风内扰，心神不安，筋脉抽动不能自主。

治法：镇肝息风，定心安神。

处方：柴胡 10 克，生龙骨 10 克，生牡蛎 10 克，珍珠母 15 克，代赭石 20 克，钩藤 15 克，菊花 10 克，全蝎 15 克，蜈蚣 1 条，天竺黄 10 克，生甘草 10 克。

二诊：服上方 14 剂，睡眠中不见颜面搐动，日间手足亦未见搐动，精神比服前稳定，言语亦好转，嘱继服上方。

三诊：诸症皆愈，已能继续入学学习。

▥ 案例 2

岳某，男，46 岁，某公司经理，初诊时间：2007 年 10 月 31 日。

主症：体检发现骨髓细胞增生综合征、血小板增多。

病象诊察：经哈尔滨医科大学附属第一医院确诊为骨髓细胞增生综合征，血小板增多，达 500×10^9/L 以上，经治不下，既往糖尿病、高脂血症，甘油三酯 4.50mmol/L。头昏沉，全身酸困乏力，舌质紫，脉滑。肝功谷丙转氨酶、谷草转氨酶均高于正常，肝大，肝区有压痛。

西医诊断：骨髓细胞增生综合征，血小板增多症，糖尿病，高脂血症。

中医诊断：胁痛。

辨证审机：肝失疏泄，气滞血瘀。

治法：疏肝行气，活血化瘀。

处方：柴胡 20 克，生白芍 20 克，生地黄 20 克，牡丹皮 15 克，桃仁 15 克，丹参 20 克，赤芍 20 克，红花 15 克，菊花 15 克，草决明 20 克，水蛭 10 克，川芎 15 克，葛根 20 克，生甘草 15 克。

二诊：服上方 30 剂，自感全身有力，头轻松，肝区痛消失，经检查血小板 260×10^9/L，肝脏已恢复正常大小，转氨酶亦恢复至正常值，舌质转红，脉滑有力，继以上方化裁。

处方：柴胡 20 克，生白芍 20 克，枳壳 20 克，当归 20 克，牡丹皮 15 克，桃仁 15 克，赤芍 20 克，葛根 20 克，红花 15 克，川芎 15 克，生地黄 20 克，水蛭 10 克，草决明 20 克，菊花 15 克，丹参 20 克，生甘草 15 克。

三诊：服上方 40 余剂，数次检查红、白细胞均正常，血小板 310×10^9/L，肝功、血脂均恢复正常，B 超示：肝不大。全身有力，精神大好，脉滑有力，舌质红，肝区压痛消失。继以前方化裁。

处方：柴胡 20 克，生白芍 20 克，枳壳 15 克，桃仁 15 克，丹参 20 克，赤芍 20 克，红花 15 克，葛根 15 克，川芎 15 克，草决明 20 克，水蛭 10 克，地龙 10 克，菊花 20 克，生地黄 20 克，牡丹皮 15 克，西洋参 15 克，生甘草 15 克。

服上方 15 剂，电话告知化验均正常，无明显不适，未再来诊。

▥ 案例 3

谷某，男，62 岁，退休干部，2003 年 10 月 18 日。

主症：精液带血 1 年余。

病象诊察：自述精液带血年余不愈，身体消瘦，腰酸痛，乏力，五心烦热，口渴咽干，夜寐欠安，心烦易怒，动则自汗，盗汗，尿色黄赤，舌质淡，脉象沉弱。

西医诊断：精液带血原因待查。

中医诊断：血精。

辨证审机：肾阴亏耗，相火妄动，迫血妄行。

治法：滋肾养阴，清热降火止血。

处方：熟地 25 克，山茱萸 20 克，山药 20 克，茯苓 15 克，丹皮 15 克，泽泻 15 克，知母 15 克，黄柏 15 克，女贞子 20 克，旱莲草 20 克，茜草 20 克，生甘草 15 克，贯众炭 15 克，阿胶 15 克，侧柏叶 15 克。

二诊：2003 年 11 月 4 日。服上方 14 剂，血精已无，腰酸痛、乏力均明显减轻，继以上方化裁。

处方：熟地 25 克，山茱萸 20 克，生山药 20 克，茯苓 15 克，牡丹皮 15 克，泽泻 15 克，知母 15 克，黄柏 15 克，阿胶 15 克，女贞子 20 克，旱莲草 20 克，海螵蛸 15 克，茜草 20 克，地榆炭 15 克，三七 10 克，贯众炭 20 克，生甘草 15 克。

三诊：服上方 28 剂，血精已无，腰痛大轻，脉沉有力，从而痊愈。

案例 4

王某，男，57 岁，初诊时间：2007 年 1 月 7 日。

主症：足趾痛，持续时间不详。

病象诊察：既往痛风病史，近日足趾痛加重。足趾痛，肩及膝关节亦痛，尿稍黄，舌苔白，脉滑。

西医诊断：痛风。

中医诊断：痹症。

辨证审机：湿浊血瘀。

治法：化湿，泄浊活血。

处方：黄柏 10 克，苍术 15 克，天南星 10 克，桂枝 15 克，防风 15 克，威灵仙 15 克，红花 15 克，羌活 15 克，川芎 15 克，神曲 15 克，土茯苓 30 克，薏苡仁 20 克，萆薢 20 克，炙川乌 15 克，金银花 30 克，地龙 15 克，穿山龙 30 克，生甘草 15 克。

二诊：自述服药 2 剂，足趾痛明显减轻，几乎不痛，膝关节痛亦减轻。现肩关节仍痛，食纳较差，脉象数，舌光红。

处方：羌活 10 克，秦艽 15 克，防风 10 克，川芎 15 克，白芷 10 克，黄芩 15 克，生地 20 克，石斛 20 克，麦冬 15 克，金银花 30 克，炙川乌 10 克，青风藤 30 克，穿山龙 30 克，地龙 15 克，红花 15 克，桃仁 15 克，生白芍 15 克，生甘草 15 克。

后此患连服数剂而愈。检查血尿酸由 527μmol/L 降至 416μmol/L。

案例 5

杨某某，男，65 岁，教授，初诊时间：2004 年 9 月 23 日。

主症：高热两个月。

病象诊察：两个月前高热，体温达 39.5℃，以咳嗽、喘息于该大学校医院住院，疑诊肺结核，经用抗结核药物治疗，仍高热不退。后经哈尔滨市结核医院会诊，排除结核诊断，后患者因咳喘加重，经哈尔滨某三甲医院住院确诊肺炎。患者一度出现呼吸衰竭症状，经抢救，行气管切开、呼吸机辅助呼吸，应用激素等药物治疗，高热退，方脱离危险。但复查胸部 X 片：两肺上野大片阴影，炎症不吸收，经用临床证实疗效极佳之抗生素治疗，毫无疗效。患者家属要求中医治疗。刻下见患者体质消瘦，极虚弱状态，稍活动则气喘，咳嗽，干咳无痰，食纳不佳，舌尖红无苔，脉象细数，双肺上野大片状阴影。

西医诊断：肺炎。

中医诊断：肺炎喘嗽。

辨证审机：热邪犯肺，气阴两伤，正虚邪恋。

治法：益气滋阴润肺。

处方：生脉饮合沙参麦冬汤加减。

西洋参 15 克，麦冬 20 克，五味子 15 克，沙参 20 克，百合 20 克，石斛 15 克，生地 20 克，玄参 15 克，川贝 15 克，桑白皮 15 克，桔梗 15 克，白芍 15 克，甘草 15 克。

二诊：2004 年 11 月 14 日～2005 年 1 月 10 日曾 7 次复诊。自述初服药 14 剂，体温恢复正常，咳喘明显减轻，体力亦见增强，纳食好转。始终以上方加减化裁。

三诊：2005 年 2 月～12 月 7 日连续多次复诊，自述体力增强，咳喘减，食纳佳，仍用上方加枸杞子 20 克，女贞子 20 克，熟地 20 克。

连续服 60 余剂，体力完全恢复正常，咳喘消除，食纳佳。经 CT 复查，肺部大片阴影全部消失。精神如前，观其舌红润，苔薄，脉滑有力，病告痊愈。

第四节　华　廷　芳

一、医　家　传　略

华廷芳（1911～1985），出生于辽宁省庄河县，后随父移居黑龙江省青冈县以及齐齐哈尔等地，乃龙江医派杰出代表。

1929 年，华廷芳考入北京朝阳大学，学习法学专业。1931 年"九一八"事变后，日军侵占东北三省，政局混乱，华廷芳辍学行医，师从齐齐哈尔名医林子宣先生，得其真传，从 1934 年起独立行医，在齐齐哈尔世一堂、万育堂为坐堂先生。1945 年抗日战争胜利后，华廷芳历任齐齐哈尔市中医联合诊所所长、第一医院中医科主任，业余为齐齐哈尔市中医讲授《伤寒论》，为西学中医班学员讲授《金匮要略》等课程。华廷芳对就诊患者不分贫富亲疏，一视同仁，悉心施治，先后荣获齐齐哈尔市卫生局、医务工会、科技协会等单位授予的先进工作者称号。1959 年，华廷芳被调到黑龙江中医学院（即今黑龙江中医药大学），任基础部伤寒教研室主任。在医疗和教学中，华廷芳谨遵古训，博采现代各家之长，对《黄帝内经》《伤寒论》《金匮要略》《医宗金鉴》等医学典籍深入钻研，从而应用于临床、教学实践。华廷芳治学严谨，认真负责，对血小板减少性紫癜、功能性子宫出血、系统性红斑狼疮的中医治疗研究深入，发表数十篇论文，引起医学界的重视。其一生致力于《伤寒论》的研究，对《伤寒论》方剂的运用，既不随意改动，又不泥古。其认为，温病、伤寒同是外感，温病学说可以补伤寒之不足，在临床应用中，当温者则用伤寒方，当清者则用温病方，时而两方合用，取得了很好的疗效。施治血小板减少性紫癜患者千余例，治愈率达 90%。对系统性红斑狼疮采用消毒解热、活血养阴的治疗方法，有效率达 80%。这些经验被载入《中国现代医学家丛书·著名中医学家的学术经验》一书中。

1980 年，华廷芳出版个人医案专著《华廷芳医案选》，1984 年再版发行。此书问世后，传至东南亚、欧美等。美国、法国、中国香港等地患者纷纷来信求医。

其治学严谨，常为准备好一堂课彻夜不眠，保存下来的教案有 34 册，达 200 万字，内容丰富，字迹工整；临床中有案必书，有验必录，现保存下来的病情记录有 90 册，病例上万。这些都为发展中医学和培养中医人才积累了宝贵资料。其学术思想与临床经验，大多收载于《龙江医派丛书·华廷芳学术经验集》。

二、学术思想

（一）尤尊崇经典，方药配伍灵活

华廷芳长期从事中医学经典理论的教学实践，并以之指导临床诊疗活动。对《黄帝内经》和《伤寒论》推崇有加，认为《内经》为"医学之宗，方书之源"，而《伤寒论》是临床实践的重要指导，其理、法、方、药均堪称辨证之圭臬。华廷芳毕生致力于研究和探讨《伤寒论》，不但广泛涉猎和参考诸多注家的意见，而且对《伤寒论》研究过程中的许多问题提出了自己的独特见解。华廷芳精研经方，以《伤寒论》条文为本，准确掌握其主治证候之病因病机、症状特点以及应用指征，如此在临床上可左右逢源。

华廷芳曾言："合乎经方之病，即以原方与之，若妄行加减，反减疗效；病与原方有出入者，以经方为基础，略行加减，亦可达到疗效。"可知华廷芳在实践中一直贯彻着方证相应之原则。其临证运用经方，无论外感内伤，只要药证相合者，即以原方投之，服之立效；脉症有变，需化裁应用时，加减亦谨慎，即使对一二味药或轻微药量变化也思考再三，尽可能不失主方原意。观华廷芳病案可知，其制方颇多奥妙，如药本寒凉，用之而能治寒，药本辛热，投之亦可治热，而且疗效往往出人意料。华廷芳自言初行医时，以为治寒堆集热药，治热堆积寒药，补不用硝黄，攻不用参芪，而于数十年临床中，用黄连汤、泻心汤、备急丹、乌梅丸、温脾汤、麻黄人参芍药汤等方，治疗外感内伤杂病屡获奇效，逐渐悟及寒热并用、攻补兼施之妙义。华廷芳重视经方，善用经方，然并不局限于此。认为唐宋以来众家之方（即所谓时方）在经方之上又增不少创见，可补仲景之未备。是以博采众长，临证之时，也经常应用众多时方，总以切合病机为度。面对临床病机错综复杂的疾病，华廷芳常常条分缕析，详辨主次，再将数个时方巧妙组合，突出重点，不舍兼证，方义良美。

华廷芳亦重视药物发挥之协同效应，大法既立，每以"对药"组方。常见如金银花、连翘以清热解毒，知母、花粉以清热生津，桑叶、枇杷叶以宣肺止咳，茯苓、杏仁以降逆祛痰，生地、玄参以滋阴养液，龟板、鳖甲以滋阴潜阳，柴胡、青皮以疏肝理气，海螵蛸、地榆炭以止血收涩，鹿角霜、甲珠以通经散瘀，乳香、没药、当归、白芍以活血止痛等。对于所谓"反药"如"十九畏"，华廷芳亦有独到见解。人言五灵脂即寒号鸟矢，吃人参苗，故相畏。但临床用人参以补虚，五灵脂以定痛，多数获效，未见有何不良反应。郁金行气活血，丁香散寒健胃，同用亦无妨。

（二）主张以病统证，着重脉证合参

通读华廷芳医案，知其治病每先定病之名，以病为纲，以证为目，病证既立，方药随出，层次井然，如此总结，使得疾病治验方法眉目清晰，便于学习应用。

中医的诊断须望、闻、问、切四诊合参。华廷芳一生精究医理，勤修医技，善内、外、妇、儿各科，其中辨析脉象尤为精细，同时主张脉症参合。脉诊历来为众多医家所重视，亦均强调脉症结合进行辨证。针对脉症合参，华廷芳的医案中存在以下四种情况：①同一疾病，症状相同，脉象不同。同一种疾病，即便在不同患者身上表现出相似或相同的症状，若脉象有差别，疾病本质还是有差别。因此在治疗用药上虽有大同，也有小异；②同一疾病，脉象相同，症状不同。由于临证患者个体差异，对疾病反应往往有别。同一种疾病，未必表现出相同的症状，此时脉诊更能反映疾病之本质。切脉一致，说明病本相同，可用同方，并依症加减。此以脉定证，又有变通，是重脉而不拘于脉也；③不同疾病，症状相同，脉象不同。不同的疾病，病机相同，亦可出现相同的症状。但凭症状相同，尚不足以定其证候相同，还需要结合脉象，综合判断，即仍以脉定证也。重视脉诊，加之四诊合参，考之所辨之病，若得疾病本质相同，治疗自可无异；反之脉症有别，是症状之下，因不同疾病，别有隐情也，当慎之；④不同疾病，脉象相同，症状不同。脉象相同，治疗不一定相同。因为相同脉象，见于不同患者，所反映疾病本质不一定相同，欲正确理解脉象，把握疾病本质，必须结合具体患者病情进行分析。

（三）内服外治兼备，多途径多剂型用药

华廷芳临证，辨证精准，治疗手段丰富，且对于多种疾病，内外同治，据病而施。在治疗方法上，其强调内治之法，除选方精当外，亦当慎选剂型；外治之法，手段灵活，且需辨位而施。总而言之，疾病之治疗当"因病而设，因证而别"，无论内服外用，均须据病施治，方可获良效。

1. 内服剂型多样，选择有法

华廷芳强调治病除选方精准外，剂型选择亦十分重要。

（1）汤者荡也，扫荡以尽：对于汤剂，华廷芳特别指出："汤者荡也，扫荡以尽，适宜于新病。"汤剂吸收快，起效迅速，尤适于新感疾病，荡涤病邪，可收速效。此所谓"卒病贼邪，须汤以涤荡"。此外，汤剂针对性强，且便于医者根据病情而加减变化，也决定了其可适用于多种疾病，成为临床最常用之剂型。

（2）散者散也，散其病邪，免得增加水分：华廷芳指出："散者散也，散其病邪，免得增加水分，适宜于泄利者。"散剂较之汤剂，服用时无需煎煮，服用时用水少，减少水液摄入，避免增加胃肠负担，且无丸剂用蜜滋腻之弊，对于以脾虚湿盛为主要病机之泄泻病尤为适宜。华廷芳在治疗癫痫这类急性发作性疾病时，亦常用散剂，取其起效迅速，服用方便，便于坚持，且无丸剂滋腻留邪之弊。再者，华廷芳在治疗由胸水所致之胁痛时，亦常选用散剂，方用十枣汤。其用十枣汤，是以枣汤送服甘遂、大戟、芫花之药末，此遵仲景古法也，如此除可减少水液摄入，减轻胸水患者胃肠负担外，更主要者是由于甘遂之有效成分难溶于水。

值得一提的是，华廷芳治疗外感病喜用"煮散"。是将药物粉碎成粗末，与水共煮，去渣取汁而成。选用煮散治疗外感表证，是因为药物饮片粉碎后，有效成分易于煎出，可缩短煎药时间，增强疗效，并可节省药材资源；且解表药多属辛散轻扬之品，多含挥发性成分，不宜久煎，而煮散则克服了汤剂在煎煮沸腾过程中，挥发性成分损耗较大的缺陷，可更好地保留其有效成分，提高疗效。另外，感冒患者，每每消化功能较差，煮散剂量小，用水少，患者胃肠负担轻，亦有助于患者康复。

（3）丸者缓也，舒缓而治之：对于丸剂，华廷芳认为："丸者，缓也，因有蜂蜜，能起到润下缓治作用，适宜于久病、痨病、积聚、癥瘕者。"丸剂吸收缓慢，药效持久，节省药材，便于服用，但不便于加减，因此对病程较长、辨证明确、病情较为稳定、不必经常调整处方的疾病较为适宜，如慢性虚损性疾病以及积聚、肿瘤等即宜用之。虽说丸剂缓图，但并非所有丸剂皆有"缓图"之功，真正具有"缓图"作用者主要是指蜜丸和糊丸，华廷芳亦主要采用这两种丸剂形式。而水丸崩解迅速，吸收较快，药效持续时间短，则不在"缓图"之列。

（4）汤剂建功，丸剂守成：临床上，对于一些慢性病但病情不稳定的患者，华廷芳常汤剂、丸剂联合应用，或先汤后丸，或汤丸并用。临床上许多疾病病势较急，但病程较长，如血证、泄泻等，使用汤剂可以迅速控制症状，但病情易于反复，疗效不易巩固。此类患者往往正气虚衰，不能主持于内，故而易于复发。对于此类患者，华廷芳往往先用汤剂以收速效，进而以丸剂缓图，正气来复，其病自愈。

2. 外治之法手段丰富，辨位而施

（1）病在于下，药物熏洗：华廷芳在治疗妇科下阴病，如带下、阴痒、阴挺、外阴白斑以及蛲虫症、阴囊水肿等下部病证时，在辨证施治予以汤剂的基础上，往往辅以中药熏洗。药物熏洗具有开泄腠理、通调气血、祛风除湿、清热解毒、消肿止痛、疏风止痒等功效，因其具有简便易行、疗效确切、毒副作用小等优势，广泛应用于临床，用其治疗下部病症，疗效颇佳。

（2）病在局部，直接外敷：华廷芳在治疗体表局限性病症时，内服同时往往采用中药直接外敷。如治疗小儿痄腮、乳腺病、外科病时，常用口服药物配合金黄散、芙蓉叶散、三白散、梅花点舌丹等药物直接外敷，双管齐下，内外同治。在治疗烧烫伤及冻疮时特附有烫伤药及冻疮药的具体方药及用法，临床应用收效甚速，屡试屡验。

（3）病在经络，以针建功：华廷芳应用针刺疗法，主要是针对肢体麻木、半身不遂、口眼㖞斜、痹症等以病在经络、气血不通为主要病理基础的疾病。给予口服药物的同时，往往施以针灸处方，针药并用，药助针力，针行药势，双管齐下，相辅相成，以疏通经络，调理气血，每获良效。

3. 危急重症，多法并用

华廷芳治疗某些急重症时，往往内服外用，数法兼施，以求迅速缓解症状，急治其标。如其曾治一女患者，30岁，鼻衄数日，身体素壮，头痛身热，口渴气喘，目眩鼻干，自汗鼻衄，脉象洪数。考虑患者病势较急，采用内外同治，内治以滋阴降火、凉血止血之中药汤剂；同时配合外治之法，多法并施：①以灯心草蘸豆油烧二手少商穴三次，左鼻衄烧右，右鼻衄烧左，双鼻衄则双烧之。②以头发捻绳，扎紧二手中指本节。③以头发烧灰研细，苇管吹鼻兼塞鼻孔中。④吴茱萸研末，醋调敷足心。服药后鼻衄止，头痛身热顿减，汗止不渴，气息平复，脉象不数，再予清燥救肺汤，补虚滋阴，二剂而愈。此案中，华廷芳以灯火灸、扎指法、吹鼻法、贴敷法四法同用，以收速效，颇具特色。

（四）精研本草，用药平中见奇

华廷芳用药范围很广，不少药物看似平淡，实则在其组方之中总能见奇效。读其医案医论，可知其对药物之理解每能入木三分，且常发他人之所未发。兹举数例如下。

1. 鹿茸

华廷芳认为凡长角者，督脉必盛。角之长者，无如鹿角，是鹿为兽中督脉最盛者也。督脉为周身骨节之主，肾主骨，故又能补肾；肾得补，则大气升举，恶血不漏，以督脉为阳气之总督也。久漏之人，形体消瘦，气短无力，自汗心悸，浮肿食减，腰腿酸痛者，用茸片多见奇效。然不宜入汤剂，必配丸散时，加之入方即可。凡冲督任带奇经八脉之病，用之往往得效。

2. 肉苁蓉、桑螵蛸、石韦

《本经》云："肉苁蓉气味甘温，主五劳七伤，补中，除茎中寒热痛，养五脏，强阴益精气，多子。"此诚滋补肾脏，强阴益精，除茎中寒热痛之要药也。是以华廷芳在临床中，凡尿道茎中割痛，重用肉苁蓉，往往获效。又云："桑螵蛸气味咸甘平，主治伤中疝瘕阴痿，益精生子，女子血闭腰痛，通五淋，利小便水道。""石韦气味苦平，主治劳伤邪气，五淋癃闭不通，利小便水道。"故华廷芳在临床中，治淋证小便不快、尿道割痛、日便数十次者，皆取石韦、桑螵蛸以通利小便，治淋涩不爽，且益精补肾，如此小便得利，尿量多次数少，即缩小便也。华廷芳用此三药以治疗血淋，发人深省。

3. 大黄

华廷芳不但将大黄用于便秘、胃脘痛等内科病，对于妊娠病者亦大胆运用。其言："无论胎前产后，凡遇大便燥结者，川军放胆用之，有益无害。"华廷芳临证数十年，应用此药未见不良反应，可知此认识确有见地。

4. 赤石脂

华廷芳在临床中，凡遇泄痢脓血、经漏便血、赤白带下以及五脏六腑、肌肉皮肤之生疡疮者，用之多效。

5. 蝉蜕、蛇蜕

华廷芳常以二者合用，以皮治皮，治疗猫眼疮、荨麻疹、牛皮癣、蜘蛛疮等属风邪侵犯肌表，肌肤瘙痒者，疗效明显。

（五）从热毒入手，分期论治红斑狼疮

系统性红斑狼疮属于难治性疾病。西医治疗本病主要采用非甾体抗炎药、糖皮质激素、免疫抑制剂等药物，取得一定的疗效，但毒副作用明显。华廷芳深研历代中医典籍，根据系统性红斑狼疮患者最常出现皮疹症状，且半数出现面部蝶形红斑，怕日光暴晒，认为本病属"阳疮"范畴，可从毒论治，创立清热解毒、凉血养阴之治疗大法，同时注意兼顾他脏，随证治之。

1. 红斑狼疮当从毒论治

华廷芳深入剖析毒之从来，其认为狼疮之热毒以毒自内发者多，其病因多为感受毒热之邪。此类患者素体阴虚或内热体质，加之阳光暴晒、汗出当风而致外感风热毒邪，或饮食不节、湿热内生、蕴而成毒，或久服激素及细胞毒药物等阳热性质药物，而致毒热之邪蕴于血分，燔灼营血发为皮肤红斑，灼伤血络，血溢肌肤则发为紫斑；气血凝滞，经络阻塞，则发为结节，并伴皮肤痒痛；热盛肉腐，则皮肤破溃流脓；毒邪炽盛，进一步侵犯脏腑，脏腑功能失调，则可累及心、肺、肾等，出现癫痫、心悸、胸痛、咳嗽、咳血、水肿等症。

2. 急性期以清热解毒、凉血养阴为主

华廷芳认为本病急性期辨证应以热毒为主，故当以清热解毒为主要治法。因毒之为病不同，故解毒之法，有以生克而解者，有以专能而解者。甘草性甘，草木之甘者，至甘草为极，以甘解百毒，行其中和也。犀角常居水中，其性寒凉，喜食毒辣，角生鼻上，得肺气最盛，是因寒气而解毒也。升麻纹如车辐，通行经络，其性上升，是以蛊毒入口皆吐出，以吐而解毒也。其他如金银花、连翘、大青叶、牛蒡子等皆有解毒作用，以其寒凉也。故药之解毒者，多具寒凉之性，而寒凉之药，非皆能解毒，视其功能之专长耳。本病为毒自内发者多，常用山慈菇、金银花、连翘、蚕沙、重楼、苦参、马齿苋、半枝莲、土茯苓、菊花、川贝等性寒之清热解毒药治疗本病。瘀则为毒，通则不痛，故清热解毒同时应辅以川芎、鸡血藤等行气活血散瘀之品。

初病之时虽多以热毒之证明显，然病虽见于皮肤，热毒却在血中。阳损及阴，热毒之邪伤及阴液，又见阴虚之证。故在清热解毒的同时，应辅以凉血养阴祛风之法。华廷芳常用当归、白芍、生地、丹皮、紫草活血凉血，玄参、麦冬等凉血养阴；血虚生风，故本病常见皮疹处瘙痒，是以又常配以蒺藜、防风、荆芥等除风止痒；本病病位在面部，故以菊花、白芷引药上行，达于病所。

若症见高热则用犀角（水牛角代）、羚羊、生石膏；五心烦热或低热，则用紫草、龟板、鳖甲、地骨皮、青蒿、生地、玄参、麦冬；痒者加防风、荆芥、蒺藜、僵蚕、蝉蜕、蛇床子；关节痛则用桑枝、藕节、乳香、没药、大艽、白花蛇舌草、全蝎、蜈蚣；湿盛者加防己、薏苡仁、茯苓、木瓜，或白术、苍术；失眠者加枣仁、柏子仁、合欢皮、夜交藤等。

3. 慢性期应扶正祛邪，随证治之

患病日久，虽热清毒解，狼疮减轻，但亦有少数体弱无力、食减消瘦者，久病正气日耗，而见

气阴两伤之象，正虚邪恋，余热难清，故应施以攻补兼施之法。华廷芳治疗本病，在清热解毒，活血养阴治疗大法的基础上，每随其正虚之不同见症而施以相应的扶正之法，如气虚甚则用人参、黄芪补之；若脾虚食欲不振则用白术、莲子、山药、鸡内金、扁豆、砂仁、紫蔻；若肺阴虚则用沙参、百合、川贝等。

（六）治外科疡毒以阴阳为纲，方药之用师古之髓而不刻板

华廷芳诊疗痈疡，以阴阳为总纲，着重但不局限于局部，宗全身之症要，以辨证立法。总结认为痈发六腑，属阳，症多红肿热痛，易消易溃易敛，治法遵《外科证治全生集》之"痈肿以消为贵，以托为畏"，将疾病划分为初起、成脓和溃后三个阶段，分立法度而治之。治疗痈之初起，症以红肿热痛为主者，多予仙方活命饮、犀黄丸、醒消丸之类。对于辨属阳证之疡病，常用清热解毒法、清热泻火法、清热凉血法、清虚热法等，常以五味消毒饮、黄连解毒汤、白虎汤、泻心汤、犀角地黄汤、清骨散作为基础方加减。对于实热之证，主张适时应用大黄等攻下，给病邪以出路。认为疽则发五脏，属阴，难消难溃难敛，治当以回阳为要，以温阳散寒、和阳解凝之法治之，多用桂附八味丸、阳和汤等。

在外科临床诊疗时，华廷芳始终坚持辨病与辨证相结合，标本兼顾而以本为主，治疗师于古法，不囿其中的同时多有发挥，善用成方，云："昔人制方之妙，非随意堆积几味药而随意立名，若能熟读深思，在临床中自能得心应手。"故治时多以原方为主，依证或症引申化裁，少予加减，而效者良多。亦多用验方，以简便易行、价格低廉、收效甚速为特点。

（七）妇科治疗以调理气血为宗

女子以血为本，以气为用。华廷芳认为妇科疾病就其根本而言，均为气血失调，此不仅是妇科诸病之因，亦为妇科诸病之果。故而治疗妇科病着眼于"调达"，"疏其气血，令其调达，而致和平"，则疾病自愈。

闭经者，因经闭而致病者，必须调经，因病而致经闭者，必先去病。瘀者活血化瘀，引血下行，常配以水蛭、土鳖虫等虫类药增加祛瘀之力；攻之不应，补法多效之虚损者以补为主；情志不遂者进而影响脏腑，则当视病在何经，而以不同的治法治之。经漏、月经过多及月经先期者，有虚、热、瘀、惊之不同，需辨清病性之寒、热、虚、实及病情的轻、重、缓、急，对症用药。华廷芳认为经漏者"虚者多，瘀者少"，故而不宜大行攻破，当寓攻于补，或攻补兼施，或攻后即补，或九攻一补为妥。华廷芳言，凡经来腹痛，在经后痛，则为气血虚弱，经前痛则为气血凝滞，选方用药当以气血通调为原则。

妊娠之病，华廷芳认为应在辨证论治的基础上，既要养血以治病，又要顺气以安胎，使气血充足，如此则气旺而能载胎，血足即能养胎。妊娠胎漏之治当据因辨证论治，用药善以胶艾汤加减。

新产之妇"多虚多瘀"，华廷芳认为虽有"产后惟宜大补，虽有他病，以末治之"之说，仍应注意辨证施治，不可执一成见，宜在审证求因、审因论治的基础上，既要养血扶正，又要祛瘀生新。例如产后之大便燥坚，须审机辨证，若热结胃肠者则用大承气汤或阳旦汤等；若因血虚者，则满月之后，血液充足，便燥自解，或施以滋阴养血之药。产后腹痛者，多以生化汤、当归生姜羊肉汤、炮姜四物汤主之；非大实大热者，不可投之寒凉。产后恶露不下有瘀者，必用破瘀之药以散瘀止痛；产后恶露不绝为虚者，则宜圣愈汤类佐以寒热之品调其阴阳，使之和平，而腹痛自愈。

华廷芳认为带下病以湿邪为主，与带脉不固相关，故需审因辨证。湿从寒化，则温燥利湿，湿从热化，则苦寒清利，脉症俱实，水湿壅盛则攻逐利水，脉症俱虚，形气不足则扶正培元。华廷芳

治疗时尤注意顾护脾气，同时兼调他脏。

妇女之经、孕、产、乳等生理活动与气血之盛衰、盈亏、通闭息息相关。故华廷芳在治疗妇科诸病时以气血立论，辨证调理，颇堪师法。

（八）肿瘤之治，中西互参，乃扶正与祛邪之间的平衡

肿瘤大多属于疑难病症，华廷芳治疗本病从中医辨证施治出发，结合西医诊断，联系临床实际，抓住主要病机进行分析，分期论治，多种疗法有机结合，充分体现中医治疗肿瘤的特点。

分期论治：肿瘤早期，邪毒结聚未甚，正气尚未大伤，治疗应以攻邪为主，辨证选用解毒活血、化痰软坚之品；肿瘤中期，癌毒结聚，侵入较深，正气耗伤较为突出，治疗则攻补兼施，使机体维持相对良好的内环境和相对高水平的身体状态；肿瘤晚期，癌毒扩散，邪盛正衰，治疗则以减轻患者痛苦、提高其生存质量为目标，力救阴阳，延长生命，强调扶正补虚为主，但补益之中，亦不乏活血解毒之品。

综合病证：华廷芳辨治肿瘤运用整体辨证与局部辨病结合的方式，体现专科、专病辨证特点。临床脉与证的互参和取舍与疾病的特点亦相关，华廷芳将包块之性质、病情之轻重、日期之远近、身体之强弱等因素作为取舍的评判因素，取舍有章，治之有效。

治法灵活多样，善用药对：华廷芳在辨治肿瘤时的常用治法有疏利气机、活血化瘀、化痰软坚散结和清热解毒之法。针对于不同肿瘤之症结，立法施治，用药亦斟酌考究，善用药对处方治之，如雄黄与白矾，外可加强解毒收湿止痒之功，内则增解毒化痰之效；甲珠与鹿角霜相合，加强清虚热、退伏邪之功。

扶正以脾胃为要，祛邪尤重化痰祛瘀解毒：华廷芳治疗肿瘤，注重扶正固本之法，扶正以健运脾胃为先，脾胃健旺，则水谷精气能滋养周身，机体的抗癌能力则加强。肿瘤之病机多由于气火内郁，痰浊内结，日久化热，气血凝滞而成，故而治疗上强调清热解毒，化痰散结，活血化瘀之法，在内服方的基础上，多配合犀黄丸，甚但以犀黄丸应之。

三、验 案 赏 析

⚡ 案例 1

徐某，男，32 岁。

主症：身黄、目黄、小便黄近 3 月。

病象诊察：患者于 1982 年 3 月 1 日出现皮肤黄染症状，于某军工院检查，血胆红素 20μmol/L，转氨酶 158U/L（35U/L 为正常值），麝香草酚浊度 12U，碘反应（＋），诊为"急性黄疸性肝炎"，于 3 月 16 日住院月余出院。经人介绍于 1982 年 5 月 27 日来诊，现肝区痛，无力，失眠，恶心，厌油腻，头眩，小便黄，渴喜饮，日饮 3 暖瓶水，大便干，舌苔厚腻，脉沉弦数，88 次/分，转氨酶 98U/L，硫酸锌浊度 18U。

西医诊断：急性黄疸性肝炎。

中医诊断：黄疸。

辨证审机：湿邪与热邪胶结，少阳枢机不利。

治法：清热利湿。

处方：知母 25 克，花粉 25 克，当归 15 克，白芍 15 克，大黄 5 克，柴胡 15 克，黄芩 15 克，龙胆草 20 克，半夏 5 克，甘草 5 克，生姜 15 克，大枣四枚，茯苓 15 克。水煎服。

二诊：6月10日。服药7剂，肝区已不痛，不恶心，睡眠良好，头眩、小便黄、大便干已除，渴饮已轻，惟腹微痛，无力，脉已不弦数，化验正常。

处方：党参15克，白术15克，茯苓25克，甘草10克，花粉20克，山萸肉20克，莲子15克，泽泻20克，车前子20克，黄芪15克。水煎服。4剂后已愈，恢复工作。

辨治思路与特色解析 肝炎乃近代医学名词，华廷芳根据《伤寒论》少阳为风木之脏，气化水火，络行于胸胁，位居于肝胆，游行于三焦，性喜条达，舒畅脾土，且能主枢，故以小柴胡汤加减治疗肝炎，多有速效，头眩者加菊花、蔓荆子、川芎、苍耳子；口苦者加龙胆草；胸痛者加瓜蒌、桔梗；肝区痛者加乳香、木香、郁金；腹胀者加厚朴、枳壳、青皮；泄者加白术、山药、莲子；便秘者加川军；肝脾大者加牡蛎、龟板、鳖甲、三棱、莪术、瓦楞子；小便不利者加茯苓、泽泻；失眠者加枣仁、夜交藤、合欢皮等，而行气活血之药，尤重加入。更以大柴胡汤、柴胡桂枝汤、柴胡桂枝干姜汤、柴胡合桂枝去芍药加蜀漆牡蛎龙骨救逆汤，分型治疗肝炎，每有疗效。故治疗肝炎当注意辨证施治，因人而异，非一方一药而统治所有之肝炎也。本案患者因湿热形成黄疸性肝炎，黄疸虽去，但有渴喜多饮，小便黄，脉数，是湿热仍在也。火热上扰攻头则眩，犯心与神经则失眠，侵胃则厌油恶心，犯肝则肝经作痛，故投小柴胡汤加知母、天花粉止渴生津，龙胆草以解热，当归、白芍以活血行瘀，以茯苓、大黄泄利之，使湿热从小便出，故7剂之后化验转氨酶等指标皆正常，乃以益脾利湿补虚之方而愈。所谓见肝之病，当先实脾也。

案例2

徐某，女，21岁。

主症：饮食后即吐10日。

病象诊察：患者饮食入即吐，于某医院诊为"神经性呕吐"，中西医诊治十日不效，于1977年1月15日来诊，仍然饮食入即吐，腹部早起有时作痛，日渐消瘦，体倦无力，舌苔白厚；脉细数，100次/分。

西医诊断：神经性呕吐。

中医诊断：呕吐。

辨证审机：少阳木郁，相火妄动，胃气上逆。

治法：舒达肝木，清热通下，降逆止吐。

处方：柴胡15克，党参15克，半夏20克，甘草10克，黄芩15克，生姜15克，大枣四枚，生赭石50克，枳实15克，白芍15克，大黄5克。水煎服。少量频服，正吐时勿服，吐后服。

二诊：1月24日。服药4剂，呕吐渐轻，大便日2次，脉90次/分。

处方：柴胡15克，党参20克，半夏20克，甘草10克，黄芩15克，生姜15克，大枣四枚，生赭石50克，枳实15克，白芍15克，竹茹15克，陈皮15克，茯苓15克，大黄2.5克。煎服如上法。

三诊：1月31日。服药5剂，饭后有时吐有时不吐，不似昔食后即吐，脉已不数，84次/分。上方去茯苓、陈皮、竹茹，加芦根三钱，水煎服如上法。

四诊：2月7日。服药5剂，病情大见好转，只吐1次，脉80次/分。嘱照上方服之。

五诊：2月21日。服药5剂，饮食入已不吐，食欲增加，体力日增，面色红润，惟心中郁郁不畅时，食入则吐，脉象同前。

处方：柴胡15克，党参15克，半夏15克，甘草10克，生姜15克，大枣四枚，生赭石50克，竹茹15克，黄芩15克，陈皮15克，茯苓25克，枳壳15克，神曲15克。水煎服。

六诊：3月7日。服药5剂，大见好转，10余日仅吐1次，脉象同前。

处方：清半夏20克，人参20克，蜂蜜100克。甘澜水煎服。

后数月来信，已停止服药，呕吐一直未曾发作。此患前后共计诊治5次，服药20余剂，由食入即吐，减为数日一吐，10余日一吐，以至完全不吐而愈。

辨治思路与特色解析 呕吐一证，属于胃病证候群之一，原因不同，治法亦异。以上医案属于肝郁化火，胃气上逆者。胃气以下行为顺，上行为逆，今气逆于胃，不得肺气之降，脾气之运，肝气之舒，肾气之纳，故饮食入胃，不待消化吸收，随即吐出，久吐则津液匮乏，不能荣养周身，故而消瘦无力。《素问·六元正纪大论》云："木郁达之，火郁发之。"故以大柴胡汤疏肝之郁，使之条达，而火自熄，与纯苦寒之泻心汤、三黄石膏汤、凉膈散、当归龙荟丸之泻火有别。

本方中用柴胡升清降浊，舒达肝木，为少阳之药。《本经》云："主肠胃中结气，饮食积聚，寒热邪气，推陈出新。"加生姜辛散，遂其条达之性；半夏止呕除痰，降逆散结，胃气及冲任之上逆者宜之；佐以赭石之重镇，助半夏降逆之力；久吐伤津，胃气已虚，故以人参、大枣、甘草之甘，大补脾胃，而复正气；黄芩、大黄苦寒降下，以治肝胆三焦之游火；白芍敛阴止腹痛，且制柴、姜之升，使不外而之内，不上而之下；枳实宽胀下气，以治肝之郁；合大黄以治肠胃之滞，虽治肝而实治胃，因肝郁化火呕吐者，服之多效。

陈修园诗云："胃反首推半夏汤，厥名曰大迈寻常，阳明能纳冲能降，不在寒温论短长。"久病吐逆，已成习惯，故以大半夏汤人参之补、半夏之降、白蜜之润治之，用甘澜水者，欲其缓留胃中，不使速下，且去其水性也。方具补之、降之、润之之效能，故服药后渐轻而愈。

华廷芳对半夏一药有详细阐述：今以白矾制半夏，以去其毒，便于刀切。半夏降逆，而白矾涌吐，半夏散结而白矾收涩，已失半夏之力。夫毒药治病，五谷养人，40年前自行医使用半夏时，因半夏有小毒麻口，余以开水浸泡3日，每日换水1次，晒干装于药斗中，每用时捣碎，其力甚速，每钱三倍于药肆中之半夏。

案例3

吕某，女，35岁。

主症：间断异常出血7年余。

病象诊察：患者于1971年1月出现产后大流血，予冰镇子宫治疗，当时血小板 $60×10^9/L$，后治愈，于1978年4月14日出现鼻衄，齿龈出血，于4月20日前阴流血，4月25日经某院确诊为血小板减少性紫癜症，血小板 $25×10^9/L$，血红蛋白60g/L，乃于4月26日来诊，目前身有出血点及瘀血斑，双下肢尤甚，小者如帽钉，大者如豆，舌有紫疱数个，心悸，气短，失眠，五心烦热，渴喜冷饮，食欲不振，面色苍白，脉沉数，97次/分，贫血外观，曾自服人参等无效。

西医诊断：血小板减少性紫癜。

中医诊断：血证（紫斑）。

辨证审机：血热破血妄行，血离脉道成瘀，离经之血溢于肌肤而成斑。

治法：清热止血，化瘀消斑。

处方：犀角（水牛角代）5克，生地25克，白芍15克，丹皮15克，生柏叶15克，地榆炭25克，花粉25克，龙骨25克，牡蛎25克，当归15克，川芎15克，炒枣仁15克，柏子仁15克。水煎服。

二诊：4月28日。服药2剂后，大见功效，鼻衄止，齿龈、前阴流血少量，躯体血点消失，渴饮已轻，失眠、心悸、气短已瘥，惟头眩，恶心，腹胀，脉沉数，85次/分。

处方：犀角（水牛角代）5克，生地25克，白芍15克，丹皮15克，生柏叶15克，地榆炭15克，生龙骨15克，生牡蛎15克，柏子仁15克，炒枣仁15克，竹茹15克，大黄5克，党参15克，当归15克。水煎服。

三诊：5月3日。服药3剂后，齿龈出血，前阴流血已止，血点消失，且无新生，已不渴饮，睡眠良好，惟有腰痛，恶心，头眩而胀，气短，心慌。

处方：当归20克，白芍15克，川芎15克，熟地15克，党参15克，黄芪15克，川断15克，寄生15克，菟丝子15克，菊花10克，川膝15克，半夏5克，生姜15克，竹茹15克。水煎服。

又服5剂，诸症皆愈，血小板最近化验已100×10^9/L以上，乃休养而停药。

辨治思路与特色解析 在中医书籍中，无血小板减少性紫癜这一名词。华廷芳根据会诊，结合中医书籍所载紫斑症、葡萄疫以及多种出血证，加减变通，灵活治疗，治疗效果尚称满意。其认为原发性者施以活血行瘀，清热止血后，则大补肝肾，或加补阴药，或加补阳药，因人而异，因证而定。需要长期治疗，非短时所能奏效。续发性者，施以清热解毒，活血行瘀，止血收敛，短时即能取得效果，临床症状痊愈，血小板上升。本案乃属于继发性者，以临床症状认之，虽然来势凶猛，但服药之后，立竿见影，故诊治3次，服药10剂，历时半月，临床症状基本痊愈，而血小板迅速上升，达到100×10^9/L以上。

四、医案今鉴

案例1

唐某，男，58岁。

主症：齿龈出血4日，鼻腔出血2日。

病象诊察：患者因为齿龈出血于1957年7月22日入院，经西医确诊血小板减少性紫癜，于7月26日就诊，齿龈出血不止，鼻衄已2日，双下肢有大小不同密集紫斑，头部颈部两上肢较轻，舌黑紫疱数个，两下肢近足背部亦有数个黑紫斑，失眠，口渴，不欲饮食，大便黑，有出血现象，骨节痛，脉数，束臂试验强阳性，白细胞5.1×10^9/L，红细胞4.25×10^{12}/L，血红蛋白90g/L，血小板76×10^9/L，出血时间15分以上，凝血时间5分，凝血酶原时间6分，淋巴细胞20%，嗜酸性粒细胞3%，中性分叶核粒细胞77%。

西医诊断：血小板减少性紫癜。

中医诊断：血证（衄血）。

辨证审机：火热炎上，迫血妄行，离经成瘀。

治法：清热凉血，行瘀通下。

处方：犀角（水牛角代）25克，生地25克，生白芍25克，丹皮20克，红花15克，桃仁15克，竹茹15克，生柏叶15克，生荷叶15克，茅根15克，藕节15克，甘草15克，大黄15克，川膝20克。2剂，水煎服。

二诊：7月29日。服药后舌黑紫疱已消，全身及双下肢黑紫斑减少，且无新生，大便溏，食欲增进，齿龈鼻衄已止，能睡不渴，同上方去大黄，2剂水煎服。

三诊：7月31日。诸症已消，惟周身骨节痛，大便二日未下，同7月26日方加薏苡仁15g，2剂水煎服。

后服杞菊地黄丸、人参归脾丸，每日3次，服50余丸，以善其后。9月12日血象检查，白细胞7.2×10^9/L，红细胞4.82×10^{12}/L，血小板220×10^9/L，出血时间3分，凝血时间2分，束臂试验阴性，于9月17日病症痊愈出院，共住院57天，汤药22剂，丸药55丸。

∭ 案例2

关某，男，59岁。

主症：咳吐鲜血10余日。

病象诊察：患者咳吐鲜血10余日不缓解，于1954年5月7日就诊，咳嗽吐血，胸疼热，气短心烦，腰腹痛，自汗，头眩痛，咳嗽吐白沫，脉弦紧。

中医诊断：血证（咳血）。

辨证审机：肺肾阴亏，虚火上炎，灼伤肺络。

治法：养阴润肺，化痰止咳。

处方：百合15克，生地、熟地各30克，玄参15克，川贝5克，桔梗10克，甘草5克，麦冬10克，生白芍15克，当归15克，杏仁15克，竹茹15克，生荷叶15克，生柏叶15克，藕节15克，茅根10克。水煎服。

服药后吐血止，乃以紫菀、款冬花、陈皮、半夏、茯苓、桑叶、枇杷叶、细辛、五味子、干姜、莱菔子、芦根、炙麻黄、桂枝、葶苈子、竹叶、生石膏、栀子、黄芩、海浮石、柴胡、党参、乳香、没药、青皮、生牡蛎、大枣、马兜铃、远志、白术、炙芪、生龙骨、瓜蒌仁、川连等加减服之，守服9剂而愈。

∭ 案例3

丁某，男，55岁。

主症：发现颈部包块1年余。

病象诊察：患者去年4月发现在颈部有一包块，当年12月5日手术，诊为何杰金氏病。于1980年6月13日来诊，近20日以来，每午后2～6时发热，体温多在37～38℃，口干不欲饮，脉沉弦数，白细胞、血小板及血红蛋白皆偏低。

西医诊断：何杰金氏病。

中医诊断：虚劳。

辨证审机：邪热内伏，阴虚火旺。

治法：养阴透热。

处方：生地30克，木通15克，甘草10克，竹叶10克，柴胡15克，鳖甲20克，青蒿30克，地骨皮30克，知母20克，玄参20克，胡黄连10克，当归30克，白芍30克。水煎服。

二诊：6月18日。服上药3剂，饮食增加，仍低热。舌红少苔，脉沉弦数。血常规：白细胞$4.05×10^9$/L，红细胞$3.6×10^{12}$/L，血小板$85×10^9$/L。

处方：生石膏50克，生地30克，玄参20克，麦冬25克，当归20克，白芍25克，青蒿30克，柴胡15克，青皮15克，玉竹15克，黄精15克，党参15克，黄芪25克。水煎服。

三诊：6月20日。发热时间缩短2小时，无力减。脉沉弦数。继服上方3剂。

四诊：6月25日。饮食增加，低热消失，小便黄，口干。昨日化验：血小板$100×10^9$/L，红细胞$3.2×10^{12}$/L，白细胞$4.3×10^9$/L，血红蛋白10g/L。上方党参、黄芪各加5克，继服之。

五诊：6月27日。诸症已消，惟红白细胞仍偏低。继服上方3剂。

六诊：7月2日。自觉乏力。血常规：血小板$88×10^9$/L，红细胞$3.52×10^{12}$/L，白细胞$5.6×10^9$/L。

处方：人参归脾丸10丸，六味地黄丸1瓶。

七诊：7月7日。7月4日以后又开始发热，继服上方3剂。

八诊：7月16日。仍发热，高时达38.4℃，盗汗，小便黄。舌红而裂，脉弦数，100次/分。

处方：柴胡15克，大黄15克，生地30克，鳖甲30克，青蒿30克，地骨皮30克，知母20克，甘草10克，竹叶15克，木通15克，石膏50克。水煎服。

九诊：1980年7月18日。服上药后，症状减轻，继服上方3剂。

案例4

孟某，女，17岁。

主症：经闭2月。

病象诊察：月经2月未至，于1953年6月22日就诊，腹胀如箕，跳痛，得之生气饮水即眠，脉沉涩。

中医诊断：闭经。

辨证审机：气滞血瘀，精髓阻隔，脉道不通。

治法：活血化瘀，通经行气。

处方：桃仁15克，丹皮15克，赤芍15克，乌药15克，延胡索10克，甘草10克，当归15克，川芎5克，五灵脂15克，红花15克，枳壳15克，香附15克，川膝15克，三棱7.5克，莪术7.5克。水煎服。

服药后效果不显，乃加入水蛭、土鳖虫、赤木、生地、木香、榔片、柴胡、大黄、厚朴等服之，服4剂后，未见功效，病仍如前；乃改用枳实、党参、白术、茯苓、甘草、麦芽、清半夏、神曲、厚朴、干姜、川连、榔片、木香、木通水煎服；守服15剂后，腹部已不跳痛，胀满已消且平坦柔软，一如平人，惟经血半年未见，小腹有时刺痛，乃以当归、生地、桃仁、红花、甘草、枳壳、赤芍、柴胡、川芎、桔梗、川膝、延胡索、五灵脂守服数剂，治疗3月，后来云已按月行经，诸症痊愈。

案例5

张某，女，43岁。

主症：发现鼻颊两侧有对称红斑1年余。

病象诊察：患者于1年前发现鼻颊两侧有红斑，其对称10处，在医院已经确诊为系统性红斑狼疮，于1973年2月26日就诊，鼻颊两侧有对称红斑，黑如烟煤，痒极，五心烦热，经血来少，食少无力，时有呕心，小便数少，关节痛麻，腰痛，痰盛，脉细数。昔有结核症。

西医诊断：系统性红斑狼疮。

中医诊断：猫眼疮。

辨证审机：火热之毒，灼伤津液，久则气阴两虚，风邪趁机作祟。

治法：清热解毒，凉血活血，祛风止痒。

处方：川贝15克，金银花25克，连翘25克，丹皮25克，蚤休15克，僵蚕15克，蝉蜕10克，青蒿25克，蒺藜15克，当归25克，白芍25克，生地25克。水煎服。

服药10余剂后，症状减轻，乃以犀角（水牛角代）、红花、赤石脂、蛇床子、荆芥、败酱草、夏枯草、白蔹、赤芍、陈皮、桃仁、菊花、白术、紫草、白芷、蚕沙、羚羊角、蛇蜕、川断、茅根、玄参、麦冬、木通、竹叶、藕节、黄芩、川芎、竹茹、芦根、花粉等药加减服之。经治疗二年，守服300余剂而病愈。

第五节 吴 惟 康

一、医 家 传 略

吴惟康（1917～1988），字逸民，黑龙江省阿城县人，著名中医学家，龙江医派杰出医家。

吴惟康生于书香之家，自幼受父辈影响，研读四书五经、古文诗赋，积攒了深厚的文学和古汉语知识。20世纪30年代，吴惟康曾先后任黑龙江省阿城县小学教师、校长，教书育人。时值日本帝国主义侵略中国东北，硝烟四起，生灵涂炭，国无宁日，民不聊生，吴惟康深感难以继续把中华民族的优秀传统文化传授给青少年，遂毅然决然弃文从医。从此，吴惟康开始苦读《黄帝内经》《伤寒论》《金匮要略》等医学典籍，并潜心研读各家学说，同时学习内科、妇科、儿科、医学史等学科，并结合实践，摸索治病救人之道。

1940年，吴惟康正式在阿城县悬壶济世，后迁至哈尔滨市坐堂行医，40年代末任黑龙江省卫生协会中医诊所所长。吴惟康白天要进行日常管理工作，夜晚便留在诊所内学习其他坐堂老中医的处方，从中体悟用药规律，博众家之所长，补己之不足。勤奋刻苦的学习让吴惟康对中医理论的理解与实践运用更上一层楼。50年代末，吴惟康进入北京中医学院教学研究班深造3年。虽已年近不惑，然其深感发展中医药事业的使命之重大，便更加如饥似渴地投入到中医学的研究中。在此期间，在北京多位名老中医指导下，吴惟康医技大进，医理更明，治学思想渐成体系。

1959年黑龙江中医学院成立，正式拉开了黑龙江省中医药高等教育的序幕。当时，在以高仲山为代表的带头人领导下，黑龙江中医学院在全省各地广纳贤士、招揽人才，逐渐汇聚了来自全省各地的中医界精英。吴惟康当时被聘为黑龙江中医学院教师，讲授《医史各家学说》《金匮要略》和《中医内科学》等中医主干课程，历任黑龙江中医学院医史各家学说、温病、内科和金匮教研室主任，1982年受聘为黑龙江中医学院金匮专业硕士研究生导师。

吴惟康中医功底深厚，在中医临床、教学、科研及文献学研究方面均有重要建树，临床尤为擅长治疗急症，如治疗血崩、暴盲、小儿高热、喘证等，亦善于治疗紫癜、风湿性心脏病、充血性心力衰竭、三叉神经痛、输卵管积水、术后粘连等疑难杂病。主要代表作有《中国医学史简介》《中医各家学说及医案分析》《针灸各家学说》《医学史料笔记》等。其主要学术思想与临床经验，已收载于《龙江医派丛书·吴惟康学术经验集》。

二、学 术 思 想

（一）勤求博采，师而不泥

中华医道，传承于秦汉轩岐仲景之师，详发于宋元明清诸家之学。祖国医学博大精深，《内经》是中医理论体系之核心，是临床各科的理论基础。纵观古今中医大家，无不精通经典。吴惟康自弃文从医开始，便潜心于《内经》《难经》《中藏经》《伤寒论》《金匮要略》等经典之中，悉心研究历代医家的著作和理论，以《内经》为重，《伤寒》《金匮》相参，又对金元四大家、温补学派、温病学派和以张锡纯为代表的中西汇通学派的学术思想研究颇具心得。吴惟康虽醉心于中医理论的研究，但其对西医理论亦不排斥。1951年，吴惟康响应政府号召，参加西医进修班，通过对西医理论的系统学习，认识到中医与西医之间各有长短。他认为当今医者应当摒弃门户之见，正确对待中西医之别，临证之时不论中医西医，灵活运用，只要能治好病、造福众生就是好的。同时，在对西医系统理论知识理解的基础之上，吴惟康对中医学理论的理解更加深入，并且逐步系统化、完善化，为日后大胆创新理论奠定了坚实的理论基础。

吴惟康治学严谨，深谙经典，涉猎广泛，善于博采众长，融汇创新，在多年的临床实践中，将所学之精旨与临床实际紧密结合，在前人的基础上提出了许多自己的见解，故其临证之时遣方用药，权衡规矩，制方严谨，游刃有余，形成了自己独具特点的学术思想体系。

（二）内伤虚损，重扶阳气

《素问·生气通天论》曰："阳气者，若天与日，失其所则折寿而不彰，故天运当以日光明。"指出自然万物之化生、变化、运动，皆有赖于太阳有规律的运动和温煦照耀。吴惟康精研《内经》，认识到人之生命存在、生命活动与健康之维系，都离不开阳气的温煦和推动，否则会导致"折寿而不彰"。黑龙江地处北疆寒地，人体易受寒邪侵袭，多见阳气被伏或阳气受损之证。所以，在治疗疾病时，吴惟康十分重视调治人体阳气。吴惟康根据《内经》重阳的思想以及"虚则补之""劳者温之"的原则，紧密结合临床实践，提出温阳、通阳两大扶阳法则。温阳法适用于感受寒邪，或失治误治导致阳气损伤的阳虚之证；通阳法适用于寒邪、痰饮、水湿、瘀血等邪气阻遏阳气导致的阳郁不畅之证。

温阳法，即温补或补益人体阳气的治疗方法，主要是针对阳虚病证而设。《素问·至真要大论》有"劳者温之……寒者热之""热之而寒者取之阳""虚则补之"之语。阳气既虚，虚当补之；阳虚则寒，寒当温之。补者，补其不足，养其正，培其本也；温者，温养、温通、温化之义也。吴惟康认为五脏皆有阳气，而以心、脾、肾为主。故常温补心阳以益阳气之运，温补脾阳以助阳气之化，温补肾阳以培阳气之根。

通阳法，旨在通过疏通郁遏的阳气，恢复其正常的升降出入运动，主要针对阳气郁滞者而设。阳气通过升降出入运动发挥其温煦、气化、防御、固摄等生理功能，一旦运行受阻，即"阳气郁遏"。吴惟康认为通阳的目的亦是扶阳，意在振奋阳气，使之流行畅通，发挥正常的生理功能。吴惟康在临床上擅长运用"宣痹通阳法""温经祛瘀通阳法"等治疗各种杂病，疗效颇著。

（三）化瘀利水，痰瘀同治

血水津液均来源于水谷精微，津停则聚为水，水聚则炼为痰；血行停滞，聚而为瘀，血溢脉外，留而为瘀。《灵枢·百病始生》曰："血溢于肠外，肠外有寒，汁沫与血相抟，则并合凝聚不得散而积成矣……凝血蕴里而不散，津液涩渗，著而不去，而积皆成矣"，即言明痰水瘀血相结而为病之机理。针对水血结的病机，《金匮要略》立桂枝茯苓丸、当归芍药散开创化瘀利水法之先河。吴惟康认为，作为活血化瘀法的分支，化瘀利水法针对的病机为瘀血内停兼水津不行。瘀血内停之证在临床十分常见，然有时单纯活血化瘀并不能收效，此时若考虑血不利则为水之变化，佐以利水药，可促进瘀血的消散与排出，收效明显。吴惟康指出化瘀利水法有止痛消肿、散结消癥、强心固脱等作用。水瘀互阻可致气血不畅，故见肿胀疼痛，久可见癥瘕结聚，运用化瘀利水法，瘀开水行，肿胀自消，疼痛自止，结聚自散。至于强心作用，盖因血瘀内阻得以解决，心自受益，从而达到强心固脱之效。吴惟康在《金匮要略》理论指导下，运用化瘀利水法治疗肝硬化腹水、风心病心衰、冠心病心衰等疾病，疗效佳。

除此之外，吴惟康在"化瘀利水法"的基础上进一步发挥，立"痰瘀同治"之法，并将其作为临床疑难杂症常用治法。他认为痰与瘀同源而异质，生理上相互联系，病理上相互影响，故治疗上当痰瘀同治。业医数十载，吴惟康将痰瘀同治法广泛应用于临床，尤以治疗慢性迁延性、顽固性、老年性疾病等，获效颇著。在具体应用痰瘀同治法时，吴惟康提出应注重辨别痰与瘀之先后、轻重、标本以及病变部位、病性虚实等差异而用之。如痰瘀互结有痰瘀主次之异，以痰为主，祛痰为先，辅以活血；以瘀为主，化瘀为要，佐以化痰；痰瘀并重则化痰祛瘀并重，分消痰瘀。痰瘀互结，致病广泛，随病位不同其临床表现各异、错综复杂。因此，在运用痰瘀同治法治疗疾病时应根据痰瘀所在部位之不同而选用相宜的方药方能巧善其功、药到病除。此外，痰瘀相杂而致病者，多为本虚标实之证，正气亏虚为本，痰瘀邪实为标，尤其是老年病、慢性病以及消耗性疾病，其病性更是交结杂糅、虚实难辨。若一味攻伐，则易犯虚虚之戒；若专事补益，又恐痰瘀之邪留着不去而病不除，故治疗当扶正与祛邪兼顾，补虚与攻伐并施。

（四）辨治妇科疾病，调理气血为先

《素问·调经论》曰："人之所有者，血与气耳。"气血同源而异流，是构成人体和维持人体生命活动的基本物质。二者运行于经络，布散于周身，濡养脏腑组织官窍，维持人体正常生理功能活动，同时也是女子经、孕、产、乳的物质基础。由于妇人特殊的生理和病理均以气血为基础，临床上常见妇人因气血失调而导致疾病。且气血二者，在生理上互根互用，气旺则血盛，气虚则血衰，一荣俱荣，一损俱损；在病理上又相互影响，气病则血行不畅，由气及血；血病则气不能独化，由血及气。正所谓"气病则血不能独行，血病则气不能独化"。

吴惟康在临床辨治妇科疾病时重视气血理论，他主张"女子以血为本、以气为用"，认为气血失调是妇科疾病发生的重要机制之一。又"气血为病，当顺其气而调其血，培其本而资其源"。通过调理气血务使气血充盈，运行和畅，则经、带、胎、产诸病乃可愈。

吴惟康认为用"调理气血"之法辨治妇科疾病，首先要根据临床表现分辨病位在气还是在血，病性是虚是实，然后根据病位之不同而确立相应的治疗原则。吴惟康指出："大凡治疗妇科疾病需调理气血者，总不外乎：病在气分者，以治气为主，治血为辅；病在血分者，以治血为主，佐以治气；气血同病者，气血兼顾。""调理气血"亦要注重协调各脏腑功能，如气血不足者，要注意健脾气、养肝阴、滋肾水的协同；气血不行者，重疏肝理气以行血等。

（五）选方用药，重五味化合

方剂是中医临床用药的主要形式，是辨证施治的主要环节。每一个方剂都是由一群药物有机地按照某种配伍关系组合而成，不是药物的随意拼凑。作为方剂配伍的方式之一，五味化合在中药配伍中具有重要指导作用。

五味，即酸、苦、甘、辛、咸，《素问·脏气法时论》云："辛散、酸收、甘缓、苦坚、咸软"，明确提出五味之主要功能，后世张元素、吴仪洛等对五味功效又进行了发明补充。吴惟康在前人论述的基础上，结合临床经验，对五味功能进行系统概括，即辛能散、能行，甘能补、能和、能缓，酸能收、能涩，咸能下、能软，苦能泄、能燥、能坚。《素问·至真要大论》云："辛甘发散为阳，酸苦涌泄为阴，咸味涌泄为阴，淡味渗泄为阳。"将药物的五味属性及功能分为阴阳两类，即言味辛、甘、淡及具有发散作用的药物属阳，味酸、苦、咸及具有涌泻作用的药物属阴，这是后世研究中药性味理论及方剂配伍的重要依据。

五味化合，即根据药味的不同功能特点，将两种或两种以上药味不同的药物配合使用，化生出新作用的配伍。五味化合理论源于《内经》，是临床遣方用药的基础理论，仲景将其应用于临床实践，经过历代医家不断丰富、研究和发展，逐渐形成较完备的方剂配伍理论体系。吴惟康教授精研五味化合配伍之道，在总结前人经验的基础上，对五味理论提出深刻见解，并将其理论广泛应用于

临床，获效颇甚。其常用化合配伍有：①辛甘化阳法，辛、甘性质均属阳，同气相求，具有温阳发散的功效。②酸甘化阴法，多用于阴液不足之证，亦可用于敛阴气之脱。③甘淡渗利法，多用于水湿壅盛所致的水肿、呕吐、泄泻、癃闭、淋证、尿浊等疾病。④辛开苦降法，主要用于治疗胃脘痞闷不适，气机不畅，饮食难消之症。⑤辛散酸收法，辛能散，酸能收；味辛属阳，味酸属阴，辛酸配伍，一散一收，散收相合，既能透邪外出，又无耗津伤液、损伤正气之虞。⑥甘补苦泻法，味甘能补、能缓、能和，味苦主泻。甘苦相配，一则苦寒泻下之药每多味厚气雄，与甘味之药相配，可缓和其药势之峻烈；二则苦寒泻下药中有部分为峻烈有毒之品，与甘味之药配伍，可调和其峻烈毒性；三则苦寒之品属阴，每多损伤人体阳气，与甘味之药配伍，可祛邪而不伤正，扶正以助祛邪。

三、验 案 赏 析

案例 1

杨某某，女，20 岁。未婚。初诊时间：1956 年 6 月 15 日。

主症：阴道间断流血 6 个月，突发大量流血半天。

病象诊察：该患于 1955 年 12 月 5 日月经骤然量多，继则淋漓不断，时多时少，曾用中药治疗，均无显效。昨晚突然流血增多不止，凌晨家属来请往诊。现症见：出血量多，色鲜红，质清，精神疲惫，头晕，面色苍白，肌肤干涩甲错，腹肌微急，无痛感，无硬块，无压痛。舌淡红无苔，脉细数。体温 37.1℃，脉搏 140 次/分。

中医诊断：崩漏。

辨证审机：阴虚血亏，气无所倚，崩中下血。

治法：益阴补血，固脱止崩。

处方：自拟酸甘化阴止崩汤。

当归 20 克，山药 25 克，龙眼肉 50 克，五味子 30 克，炒酸枣仁 15 克。水煎，饭后服，日 2 次。

二诊：6 月 16 日。服药一剂，出血减少，头晕减轻，精神略疲，舌淡红无苔，脉细数，脉搏 110 次/分。继投原方 1 剂。

三诊：6 月 17 日。服药后，血已止。唯于今晨头痛剧烈，心烦躁扰，早八时家属邀往。体温 36.8℃，舌淡红无苔，脉弦数。此为血出虽止，但阴血大亏，筋脉失养，阴竭于下，风动于上，急投镇肝熄风汤加减。

处方：怀牛膝 7.5 克，赭石 15 克，生龙骨 5 克，生杭芍 15 克，生龟板 10 克，玄参 15 克，天冬 10 克，全蝎 5 克，菊花 5 克，甘草 5 克。水煎服。

四诊：6 月 19 日。服上方 2 剂后，除体倦外，余症皆除，脉细数，脉搏 100 次/分。复投酸甘化阴止崩汤，连服 12 剂，以巩固疗效。

辨治思路与特色解析 崩漏是月经周期、经期、经量发生严重失常的病证，其发病急骤，暴下如注，大量出血者为"崩"；病势缓，出血量少，淋漓不绝者为"漏"。崩漏常见的病因病机有血分有热、迫血妄行，有气虚不摄、冲任不固，还有瘀血内停、血不归经等。《素问·阴阳别论》云："阴虚阳搏谓之崩。"认为阴虚阳盛，迫血妄行是崩漏的主要病机。明代医家方约之在《丹溪心法附余》中提出了崩漏治疗的三法：一是塞流，崩漏以出血为主，故止血为治疗的第一要务；二是澄源，即正本清源，血势稍缓，则根据不同证情，虚者补之，实者泻之；三是复旧，即固本善后，以复月事之旧。

本例患者月经淋漓不断已久，骤发崩血，病势迅猛。出血量多，血色鲜红，属阴虚血亏、气无所倚、崩中下血之证，急则治其标，以固脱止崩，益阴补血为法治之，选用自拟酸甘化阴止崩汤，方中当归、山药甘守；五味子、酸枣仁、龙眼肉酸涩；合之既能化阴生津，又能摄气止血，此乃标本兼顾之法，故于阴虚血热之崩漏用之多效。本案治疗过程中，患者尚有阴血不足、风阳上扰之象，吴惟康当机立断，应用镇肝熄风汤，收效后再改回酸甘化阴止崩汤，守中有变，变中有守，体现其在临床中圆机活法、知常达变、动态与客观并重的学术特点。

案例 2

段某某，女，48 岁，新青林业局工人。初诊时间：1983 年 12 月 23 日。

主症：子宫摘除术后腰腹不适 1 年余。

病象诊察：1982 年端午节前，因患子宫肌瘤行子宫摘除术，术后腰腹痛楚不适缠绵至今。刻下症见腰腹痛楚，少腹拘挛，不能伸展，下坠窘迫，小便似去不去，似来不来，淋漓涩痛，小腹、腰及臀部畏寒喜暖，脉沉缓，舌淡红无苔。

西医诊断：子宫摘除术后粘连。

中医诊断：妇人腹痛。

辨证审机：手术累及冲任，气血阴阳不畅，致水瘀互阻。

治法：温经活血，化瘀利水。

处方：当归 15 克，川芎 10 克，赤芍 15 克，炙甘草 5 克，牛膝 15 克，桂枝 10 克，吴茱萸 10 克，丹皮 15 克，木香 7.5 克，麦冬 15 克，三七粉 3 克（冲服），茯苓 15 克，通草 15 克，延胡索 10 克。水煎服，10 剂。

二诊：1984 年 1 月 10 日。腹痛腰痛减轻，小便频数淋漓已愈，无里急后重，下坠窘迫感，小腹、腰及臀部已不畏寒。

处方：当归 15 克，丹参 20 克，乳香 10 克，没药 10 克，桂枝 10 克，茯苓 15 克，桃仁 10 克，丹皮 10 克，赤白芍各 15 克。水煎服，30 剂。

三诊：1984 年 3 月 23 日。疼痛基本停止，腰能伸展，运动自如，能下地做饭。

处方：桂枝 10 克，丹皮 10 克，桃仁 10 克，茯苓 20 克，赤白芍各 15 克，丹参 20 克，当归 15 克，乳香 10 克，没药 10 克，红花 10 克，郁金 10 克。水煎服，20 剂。临床治愈。

辨治思路与特色解析　妇女盆腔手术术后粘连属中医"妇人腹痛"范畴，病机为盆腔手术，致冲任失调，气血不畅，不通则痛。《素问·举痛论》云："寒气客于肠胃之间，膜原之下，血不得散，小络急引故痛。"腹部为脏腑膜原所居之所，寒气入客，血阻膜原，气机不通，故腹痛。盆腔位居下腹，手术后，一则血络受伤，血溢脉外留而为瘀；二则冲任受损，邪气乘虚而入，寒客腹中，正气不行，津液停滞。故寒凝而水阻，气滞而血瘀，而寒凝、津停、血瘀又可互为因果，致肌肉与脏腑纹理相互扭结，荣卫不畅，气血不行，三焦元真不能通会，而三焦外通腠理内连脏腑，故见腹痛迁延，并可外引腰背，下引少腹而作痛。

本例患者除粘连之腹痛外，尚有小便不利之症，当属水瘀互阻之病机，故治当以化瘀利水为法。方用桂枝茯苓丸加减。用当归、桃仁、三七、赤芍、牛膝等活血祛瘀；用辛温之桂枝、吴茱萸等以温阳通脉而消瘀；用芍药、乳香、没药、延胡索等理气活血缓急以治腹部拘挛疼痛，以茯苓、通草等利水气而通小便，并导药下行而促瘀血之消散与排出，诸药合用，共奏温经活血、化瘀利水之效。

案例 3

姓名：曹某，女，34 岁。初诊时间：1973 年 11 月 2 日。

主症：浮肿。

病象诊察：患者夙患慢性肾炎多年，刻下浮肿又重，双下肢三度水肿，按之凹陷，腰疼，左侧腮肿颇甚。舌质红无苔，脉沉弱无力，左脉尤沉细无力。

西医诊断：慢性肾小球肾炎。

中医诊断：水肿。

辨证审机：肾阳不足，水湿泛溢。

治法：温阳益肾，利水消肿。

处方：附子10克，车前子10克，肉桂10克，牛膝10克，茯苓20克，牡丹皮10克，泽泻15克，山茱萸15克，熟地40克，仙茅15克，山药15克，补骨脂10克。3剂，水煎服。

二诊：1973年11月11日。服前方后，肿消大半，现轻度浮肿。舌质淡红，根部有薄白苔，脉沉弱。

处方：附子5克，车前子10克，肉桂10克，牛膝10克，茯苓15克，牡丹皮10克，泽泻15克，山茱萸15克，熟地20克，补骨脂5克，山药15克。7剂，水煎服。

三诊：1973年11月18日。服前方后，浮肿退至一度，切脉时尚有压迹，食欲尚好。脉沉细无力。

处方：党参15克，附子5克，黄芪15克，肉桂5克，白术10克，茯苓15克，熟地30克，车前子10克，山药15克，牛膝10克，牡丹皮10克，山茱萸10克，泽泻15克。7剂，水煎服。

四诊：1973年11月25日。服前方后，浮肿大消，近日来感冒纳谷减少，呃逆，泛恶欲呕，腹胀便燥，脉沉细无力，舌质淡红无苔。

处方：党参15克，甘草10克，附子10克，清半夏10克，干姜5克，仙茅15克，当归15克，仙灵脾15克，芒硝5克，车前15克，大黄5克，牛膝10克。3剂，水煎服。

辨治思路与特色解析 水肿之证，在《内经》中早有论述，《素问·汤液醪醴论》云："其有不从毫毛而生，五脏阳以竭也。"认为五脏阳气不足或阻遏，不能布散水液，水溢肌肤，是水肿病发生的基本病机。《素问·水热穴论》则指出水肿病"其本在肾，其末在肺，皆积水也"，《素问·经脉别论》又云："饮入于胃，游溢精气，上输于脾。脾气散精，上归于肺，通调水道，下输膀胱。水精四布，五经并行"，认为水肿病之关键在于肺肾与脾胃，其中以肾为本，以肺为标，脾胃为水之枢。

在治疗上《素问·汤液醪醴论》指出："平治于权衡，去宛陈莝……开鬼门，洁净府。"水肿病当平调阴阳，以发汗利小便之法利水以消肿。仲景在此基础之上，指出："诸有水者，腰以下肿，当利小便；腰以上肿，当发汗乃愈。"腰以上肿者，当以发汗法开宣肺气以行水气；腰以下肿者，当以温阳利小便之法以祛水之积。本案患者为肾阳不足，气化不行，水液停聚，泛溢肌肤所致之水肿，治宜温阳益肾，利水消肿，方用资生肾气丸加减。方中桂附八味丸滋真阴而能行水，补命火因以强脾，加车前子利小便而不走气，加牛膝益肝肾借以下行，故使水道通而肿胀已，又无损于真元。患者久病，肾阳不足，故加补骨脂、仙茅等益肾温阳，培真阳以制水。

四、医案今鉴

案例1

袁某，男，42岁。初诊时间：1986年1月28日。

主症：腰部不适。

病象诊察：腰痛，腿凉，易汗出。舌质淡红，无苔，脉沉弦。

中医诊断：腰痛。

辨证审机：肾阳不足而不荣，寒气内侵而不通。

治法：温阳益肾，散寒止痛。

处方：菟丝子 15 克，川牛膝 10 克，熟地 20 克，补骨脂 17 克，桑寄生 15 克，芦巴子 10 克，川断 15 克，桂心 5 克，小茴香 10 克，杜仲 10 克。7 剂，水煎服。

二诊：1986 年 2 月 16 日。腰腿痛。舌淡无苔，脉沉缓。

处方：薏苡仁 15 克，杜仲 10 克，熟地 20 克，木瓜 10 克，防己 15 克，威灵仙 10 克，补骨脂 10 克，牛膝 15 克，川羌 10 克，升麻 4 克，防风 10 克，五加皮 15 克，川断 15 克。7 剂，水煎服。

三诊：1986 年 2 月 25 日。腰腿痛。舌淡红无苔，脉沉缓。

处方：桂枝 15 克，白术 20 克，白芍 15 克，知母 15 克，甘草 10 克，防风 15 克，麻黄 10 克，附子 5 克，生姜 5 片。7 剂，水煎服。

四诊：1986 年 3 月 5 日。腰疼恶寒，脉沉缓。

处方：茯苓 20 克，知母 10 克，吴茱萸 3 克，干姜 7 克，附子 5 克，生姜 5 克（切），白术 10 克，当归 15 克，甘草 10 克，木通 5 克，白芍 15 克，细辛 3 克。7 剂，水煎服。

五诊：1986 年 3 月 20 日。下肢冷痛，阴囊潮凉。舌淡红无苔，脉沉缓。

处方：附子 5 克，茯苓 20 克，天花粉 15 克，干姜 5 克，萆薢 15 克，覆盆子 10 克，吴茱萸 5 克，芦巴子 10 克，通草 10 克，生姜 5 片 玄参 15 克，当归 15 克，大枣 3 枚（掰），鸡内金 10 克。7 剂，水煎服。

六诊：1986 年 3 月 29 日。服上药症减，两腿较温暖。

处方：附子 7 克，鸡内金 10 克，当归 15 克，干姜 5 克，茯苓 20 克，天花粉 15 克，吴茱萸 5 克，萆薢 15 克，覆盆子 10 克，玄参 15 克，通草 10 克，生姜 5 克，大枣 3 枚。7 剂，水煎服。

七诊：1986 年 4 月 13 日。服上药症减，腿及腰部畏寒，自觉牵引睾丸作痛，睾丸凉，阴囊潮。舌淡红，薄白苔，脉沉缓。

处方：萆薢 15 克，天花粉 15 克，蛇床子 10 克，茯苓 15 克，磁石 10 克，玄参 15 克，鸡内金 10 克，熟地 20 克，黄连 5 克，覆盆子 10 克，党参 15 克，石斛 15 克。7 剂，水煎服。

案例 2

刘某，女，48 岁。初诊时间：1987 年 3 月 22 日。

主症：双下肢静脉曲张。

病象诊察：双下肢静脉曲张，右侧膝部延及小腿静脉曲张明显，部分呈黑色，左侧较右侧轻，有时疼痛。脉弦细而滑。

西医诊断：静脉曲张。

中医诊断：筋瘤。

辨证审机：气血不畅，痰瘀互阻，致筋结成瘤。

治法：行气活血，化瘀导痰。

处方：当归 15 克，泽泻 20 克，牛膝 10 克，赤芍 15 克，白术 10 克，通草 7 克，桂枝 7 克，桃仁 10 克，琥珀粉 2 克（冲服），茯苓 20 克，川芎 7 克，薏苡仁 15 克。4 剂，水煎服。

二诊：1987 年 3 月 28 日。前方服用两剂后觉两腿轻松，第 3 剂后觉腿发沉，但曲张度松动，皮肤黑色部分减少，肤色红活。舌质淡红无苔，脉弦滑。

处方：当归 12 克，白术 10 克，通草 5 克，赤芍 15 克，桃仁 7 克，琥珀粉 2 克（冲服），桂枝 7 克，红花 10 克，薏苡仁 15 克，茯苓 20 克，川芎 7 克，泽泻 20 克，地龙 12 克。7 剂，水煎服。

三诊：1987 年 4 月 4 日。服上方 8 剂，两腿轻松，但停药后又觉腿沉重，静脉曲张颜色由黑变浅。舌淡红无苔，脉弦滑。

处方：当归 15 克，白术 10 克，通草 10 克，赤芍 15 克，桃仁 10 克，丹参 15 克，桂枝 7 克，红花 10 克，琥珀粉 2 克（冲服），茯苓 20 克，川芎 7 克，薏苡仁 15 克，泽泻 20 克，地龙 15 克。7 剂，水煎服。

四诊：1987 年 4 月 11 日。服上方 7 剂，曲张处疼痛麻木消除，曲张的静脉经一夜休息已不明显暴露，呈平坦状，活动复突起，但是曲张程度亦颇松动柔和，右腘外侧如鸡卵大的曲张亦略见收敛。舌淡红无苔，脉沉弦。

处方：桂枝 10 克，白术 10 克，地龙 15 克，茯苓 20 克，赤芍 15 克，通草 10 克，桃仁 10 克，丹参 20 克，琥珀粉 2.5 克（冲服），红花 12 克，当归 15 克，薏苡仁 15 克，泽泻 20 克，乳香 5 克 7 剂，水煎服。

案例 3

任某，男，8 岁。初诊时间：1987 年 3 月 25 日。

主症：皮肤散在出血点。

病象诊察：既往诊断为过敏性紫癜，经治疗，紫癜时退时起。现皮肤有暗褐色瘀斑，表面粗糙，瘙痒疼痛，颜面浮肿，肢体肥胖。舌淡红无苔，脉滑数。

西医诊断：过敏性紫癜。

中医诊断：紫癜风。

辨证审机：热入血分，络脉受损，致血溢脉外。

治法：清热凉血，止血活血。

处方：生地 15 克，藕节 10 克，大枣 10 枚（掰），生芍 10 克，阿胶 5 克，丹皮 5 克，生柏叶 7 克，白茅根 10 克，当归 7 克。4 剂，水煎服。

二诊：1987 年 3 月 30 日。服上方后，下肢皮肤暗红，有褐色瘀斑，可见少量新发出血点，因用激素治疗，异常肥胖。舌质红无苔，脉滑数。

处方：生地 15 克，阿胶 5 克，大枣 10 枚（掰），丹皮 5 克，茜草 7 克，赤芍 10 克，生柏叶 10 克，白茅根 10 克，生荷叶 7 克，藕节 10 克，当归 10 克。4 剂，水煎服。

三诊：1987 年 4 月 5 日。服上方后，肌衄减轻，尚有少量出血点，周身胖肿。脉沉滑。

处方：生地 12 克，白茅根 10 克，大枣 10 枚（掰），赤芍 10 克，生柏叶 7 克，丹皮 5 克，荷叶 5 克，当归 7 克，藕节 10 克，玄参 7 克，阿胶 5 克，鳖甲 5 克，茜草 5 克。6 剂，水煎服。

四诊：1987 年 4 月 11 日。服上方过程中有三四日未见新发出血点，但在食用猪肉、奶粉后又出现出血点。舌淡红无苔，脉滑数。尿蛋白（＋）。

处方：白芍 10 克，白茅根 10 克，大枣 10 枚（掰），牡丹皮 5 克，藕节 10 克，生地 15 克，阿胶 5 克，地骨皮 5 克，玄参 5 克，鳖甲 5 克，升麻 3 克，茜草 5 克，生柏叶 7 克。6 剂，水煎服。

案例 4

周某，男，13 岁。初诊时间：1984 年 5 月 22 日。

主症：右舌下肿大如鸡卵黄 1 月余。

病象诊察：今年春节后经常舌痛，4 月 10 日发现舌右侧下面肿胀如鸡卵黄大，即来哈尔滨市诊治。医院决定入院手术治疗，患者不同意手术，转中医治疗。现症见右舌下肿大如鸡卵黄，头晕，目痛，有时恶心，舌质红。

中医诊断：重舌（舌肿）。

辨证审机：痰瘀互结。

治法：化痰散结，活血消肿。

处方：陈皮 10 克，昆布 10 克，赤芍 10 克，清半夏 10 克，浙贝 10 克，丹参 10 克，茯苓 20 克，海藻 10 克，甘草 5 克，瓜蒌 15 克，夏枯草 10 克，白花蛇舌草 15 克。14 剂，水煎服。

二诊：1984 年 6 月 7 日。服药 14 剂，肿缩小，如葡萄粒大，服至 12 剂时，肿物收敛成尖，溃破出黄脓少许。

处方：黄芪 15 克，菊花 15 克，甘草 10 克，花粉 10 克，金银花 20 克，大贝 10 克。14 剂，水煎服。

三诊：1984 年 6 月 22 日。服第二方 14 剂，肿消至山葡萄粒大，现在右舌下仍有肿胀，早晨头晕，目痛，有时恶心，夜间自觉身热，睡时盗汗，舌淡红无苔，脉弦缓。

处方：野菊花 15 克，丹参 15 克，金银花 20 克，生地 10 克，赤芍 10 克，天葵子 10 克，麦冬 10 克，瓜蒌 15 克，玄参 10 克，陈皮 10 克，大贝 10 克，茯苓 15 克。14 剂，水煎服。

四诊：1984 年 7 月 18 日。头昏目胀，恶心，舌右下方肿物大如豆粒。舌淡红无苔，脉沉缓。

处方：陈皮 10 克，天麻 10 克，生黄芪 10 克，清半夏 10 克，泽泻 10 克，茯苓 10 克，炮姜 5 克，甘草 10 克，黄柏 5 克，胆南星 10 克，党参 10 克。2 剂，水煎服。

五诊：1984 年 7 月 31 日。服前方 2 剂，右舌下仍有芥蒂，早晨头晕。

处方：桂枝 5 克，泽泻 10 克，茯苓 10 克，当归 10 克，桃仁 10 克，川芎 5 克，牡丹皮 5 克，枳壳 10 克，生石膏 15 克，赤芍 10 克，瓜蒌 10 克。10 剂，水煎服。

六诊：1984 年 8 月 20 日。服 7 月 31 日方 10 剂，眩晕大减。

处方：桂枝 5 克，泽泻 10 克，茯苓 10 克，当归 10 克，桃仁 5 克，川芎 5 克，牡丹皮 5 克，枳壳 5 克，赤芍 10 克，瓜蒌 10 克，夏枯草 10 克，大贝 10 克。7 剂，水煎服。

七诊：1984 年 8 月 31 日。服前方 7 剂间，肿物曾一度肿大如葡萄粒大，经一宿乃消退，现右舌下有一条肿硬。

处方：夏枯草 10 克，大贝 10 克，僵蚕 5 克，当归 10 克，枳实 10 克，银柴胡 10 克，木香 5 克，焦槟榔片 10 克，茯苓 10 克，大活 10 克，香附 10 克，桔梗 5 克，清半夏 10 克，荆芥穗 5 克。7 剂，水煎服。

八诊：1984 年 9 月 10 日。右侧舌下微有肿胀，触之稍硬，颜色如常，证现轻度头眩，泛恶欲呕，纳呆，鼻塞。舌质无苔，脉弦细。

处方：连翘 10 克，黄连 5 克，灯心草 3 克，枳壳 5 克，荆芥穗 5 克，野菊花 10 克，甘草 5 克，花粉 10 克，牛蒡子 10 克，薄荷 5 克，柴胡 5 克，黑栀子 10 克。7 剂，水煎服。

✏ 案例 5

刘某，女，27 岁。初诊时间：1980 年 4 月 22 日。

主症：产后阴道流血 2 月。

病象诊察：生产已经两月而恶露未断，前来求诊。刻下阴道流血淋漓不止，血色有时深紫，左下肢浮肿，肤色深褐，按之凹陷。舌质暗红，无苔，脉沉弦而涩。

中医诊断：产后恶露不尽。

辨证审机：产伤气血，瘀血内停，血不归经。

处方：当归 15 克，桃仁 10 克，通草 15 克，川芎 10 克，红花 10 克，琥珀粉 2 克（冲服），丹参 20 克，炮姜 5 克，益母草 15 克。7 剂，水煎服。

二诊：1982 年 5 月 1 日。服上方后，恶露已断，浮肿渐消，头晕，腿沉，轻度疼痛。脉沉缓。

处方：当归 15 克，炮姜 5 克，益母草 20 克，川芎 10 克，琥珀粉 2.5 克（冲服），薏苡仁 10 克，丹参 15 克，通草 15 克，五加皮 15 克，桃仁 10 克，牛膝 10 克，防己 10 克，红花 15 克。14 剂，水煎服。

三诊：1982 年 5 月 16 日。服上方后，左腿浮肿几乎完全消退，有拘急感。舌暗无苔，脉沉涩。

处方：当归 15 克，炮姜 3.5 克，琥珀粉 2.5 克（冲服），川芎 10 克，地龙 15 克，牛膝 10 克，丹参 15 克，五加皮 15 克，薏苡仁 15 克，桃仁 10 克，防己 15 克，红花 15 克，通草 10 克。14 剂，水煎服。

四诊：1982 年 5 月 30 日。诸症好转。

处方：当归 15 克，黄柏 15 克，秦艽 10 克，茵陈 15 克，牛膝 10 克，茯苓 15 克，苍术 15 克，泽泻 15 克，羌活 10 克，苦参 15 克，防己 15 克，知母 10 克，生黄芪 15 克。5 剂，水煎服。

五诊：1982 年 6 月 5 日。服前方后腹泻，左下肢浮肿略减，腿胀。舌质淡无苔，脉沉缓。

处方：木香 5 克，泽泻 15 克，防己 10 克，木瓜 10 克，桑白皮 10 克，大腹皮 15 克，广砂仁 10 克，猪苓 15 克，苏梗 10 克，泽泻 15 克，陈皮 15 克，白术 10 克，枳壳 10 克。5 剂，水煎服。

第六节 陈 景 河

一、医 家 传 略

陈景河（1917～2015），男，生于黑龙江省齐齐哈尔市。黑龙江省名老中医，龙江医派杰出医家。被国家中医药管理局授予"国医楷模"光荣称号。

陈景河幼年时入私塾学习，熟诵四书五经，在求学期间，兼观儒道，旁览杂学，积累了丰厚的古文基础，具有深厚的中华传统文化底蕴。15 岁时，因家境困苦辍学，做过商店学徒，后经其祖父之挚友凌某指点，陈景河立志从医。于是拜师于当地名医贺绍武，此亦其岳丈。陈景河在贺绍武的严格调教下，遍览医书，尽心钻研，熟背经典，奠定了扎实的中医理论基础，并在跟师过程中，积累了丰富的临证经验。经过五年的学徒生涯后，陈景河开始独立行医，与此同时，结识了沈阳名医王文友，并拜其为师，复学三年。1941 年，陈景河进入黑龙江省中医药讲习所学习，不但巩固了中医知识，而且系统地学习西医知识，并以第三名的成绩毕业。随后，顺利获得汉医许可证。

1948 年、1954 年、1955 年，陈景河分别承担了齐齐哈尔市举办的全体中医业余学习班和西医半脱产中医学习班的授课工作。1952 年，陈景河组建齐齐哈尔市第一中医联合诊所，将私人药房无偿奉献给集体。1953 年，陈景河又组建齐齐哈尔市联合中医院，并担任院长。1956 年，齐齐哈尔市联合中医院并入市中医院，陈景河先后担任门诊部主任、病房主任、技术院长和院长等职务。1958 年，陈景河被卫生部举办的"中医教学研究班"录取，进入北京中医学院学习一年，又在北京中医学院内经教研室进修。1964 年，陈景河担任齐齐哈尔市中医学会副理事长，后又担任会长直至退休。1991 年被定为全国老中医药专家学术经验继承工作指导老师。

在 80 年的行医生涯中，陈景河积累了大量的临证经验，获得了广泛认可。擅长治疗内科疾病，对高血压及其并发症、肺系疾患、顽固性口腔溃疡，多种原因导致的眩晕、消化系统疾病、失眠、水肿、神经性耳聋、多汗症等均有深入研究，特别是对脱髓鞘病、发作性睡病、白血病等疾病的诊治见解独到，疗效突出。另外，对于色素性紫癜性苔藓样皮炎、血栓闭塞性脉管炎、黄褐斑、乳腺小叶增生等病亦有研究。陈景河编写《医疗心得集》《中国百年百名中医临床家丛书·陈景河》《陈景河临床验方验案集萃》等著作，并发表《脱髓鞘病案》《汗法的临床应用与体会》《医易研究应当"忘象求意"》等五十余篇论文，其中部分论文被收录到中国人事出版社出版的《中华医学专家论文集·陈景河专辑》。其主要学术思想与临床经验，已收载于《龙江医派丛书·国医楷模陈景河学术经验集》。

二、学术思想

（一）衷中参西，诊病辨证相结合

衷中参西，即在医学理论研究和临床诊治中立足于中医学术思想，参照西医学说，是中西汇通派的一种学术主张。陈景河认为衷中参西是中医的发展方向，要以中医思想为本，学习西医知识，从疾病着手，寻找相同与不同之处，从疾病的诊断看是否有相容之处，再从治疗上探讨是否也有相通之处。

对于脏腑学说，陈景河认为："中医的心脏、肾脏学说，并不是单纯的解剖学而是一种系统的机能学"。了解脏腑机能就能抓住病机概要，从而更好地辨证施治。如用萆薢汤加减配合西药毒毛旋花素治疗肾气遏抑心阳引起的水气凌心证，萆薢汤疏风除湿、养血通络，水气祛则肾气复；毒毛旋花素有强心作用，中西药结合共奏强心利水之功，这在中西医相结合的早期迈出可贵的一步。

对于辨证方法，陈景河主张可以把中医的"证"和西医的"病"结合起来，以患者的临床表现为依据，从不同角度去认识疾病，以治疗疾病为根本目的，即"诊断以识病，辨证以疗病"。中医辨证重整体观，西医辨病针对性强，应互相结合，这样可对疾病的认识更系统化、微观化。

在治法上，陈景河崇古而不泥古，既重视经典方药的运用，又参考现代药理研究知识，与时俱进。陈景河结合中西医学与临证实践阐发医理，创制众多有效方药。如中风辨证论治时多倾向张锡纯"脑充血"和"脑贫血"理论，在治疗"脑充血"时用平肝、息风、降冲、引血下行之法以治之，研制中药健脑1、2号；治"脑贫血"时用益气养血、活血通络、补肾填精之法以治之，研制中风防治片。又如治疗乳核肿痛（现代医学的乳腺增生）时，自创消瘀散结汤，方用鹿角20克、浙贝母15克、瓜蒌20克、乳香20克、没药20克、香橼20克、白芍30克和甘草10克，功可疏肝脾气结、活血化瘀，使气散血行；治疗感冒咳嗽、肺炎、慢性支气管炎继发感染时，创制清肃止咳汤，方用鱼腥草20~50克，桔梗10~20克，黄芩10~30克，白花蛇舌草20~50克，天门冬10~20克，紫菀10~20克，枇杷叶10~20克，款冬花15~30克，白薇10~20克，霜桑叶20~30克，杏仁5~10克，橘红20~40克。在痰热蕴肺伤阴，肺失宣降的情况下用之必效，非肺热咳嗽则慎用。这些方药疗效显著，沿用至今。

（二）寒地多瘀，治宜活血

黑龙江位于祖国边陲，有独特的地理、气候、文化特点，形成了外因寒燥，内伤痰热，气血不畅的病因病机特征。陈景河结合北方地区气候特点及人们生活规律，发现在东北地区常见病中，常伴有瘀血，遂在治法方药上注重气与血的调理，主张灵活运用"活血化瘀法"，结合不同情况随证治之。

陈景河遵习经典，主张"气血同源，相互为用"是治疗瘀血所致相关疾病的理论基础，黑龙江省冬季漫长寒冷，人们在寒冷的环境下易感受寒邪的侵袭，寒为阴邪，易伤阳气，血得寒则凝，故寒邪致病，瘀血内生，进而多病丛生。

临证时陈景河注重三因制宜，充分考虑病患的体质、气候及居住环境等因素，针对黑龙江地区患者，抓住血脉瘀滞这一病机，以活血化瘀为主治疗疾病。在辨证中，四诊合参，望舌下脉络对血瘀证的诊断尤为重要，通过观察其颜色、形态、长短、粗细、有无怒张，判断疾病的证候类型，并根据舌下脉络的表现，判断疾病预后情况。论治时，认为瘀血为病初期多以外邪侵入为主，治以祛邪；中、晚期多损耗气血津液，治以扶正兼祛瘀。常以川芎、当归、丹参、赤芍、红花等活血化瘀药组方，灵活运用活血化瘀十五法（即补血活血法、益气活血法、养阴活血法、温阳活血法、理血活血法、破血活血法、通络活血法、活血通乳法、消积活血法、敛血活血法、利水活血法、清热活血法、行气活血法、温经活血法和化湿活血法），随证加减，颇有良效。

（三）治疗奇症，立法于症，着眼于本

奇症的临床症状千奇百怪，病因病机复杂，涉及病变脏腑繁多，且历代医籍记载较少，故论治奇症时，陈景河于"症"字着眼，了解疾病发生之机理，审查疾病之神明变化，在分析症、证之机理的基础上，以仲景"观其脉证，知犯何逆，随证治之"思想为核心，则能洞见病源，审察毫末，所投之效，如桴鼓之应。

如治一啼泣症，因生气进食而发腹部胀满，某日睡醒后出现哭泣状。陈景河分析其病与肝、肺密切相关，故从肝郁论治，盖因肝木火炽，反来刑金，肺之志为悲，悲不能胜怒，故抽噎啼泣不已。此啼泣既为症状，亦为解除肝郁之内在机制，因而患者啼泣后可一时舒缓，但肝郁较重之啼泣则需药物调治，以《金匮要略》枳实芍药散改为汤剂，方中枳实、芍药各50克，以疏肝郁、理逆气、平五志之火。

奇症之发病机理，陈景河认为总不离脏腑功能紊乱与气血失和，气虚、气滞、痰湿、血热、寒凝等多种因素，使经脉气血运行受阻，皆可停聚成瘀。病久不愈，邪气入络入脏时，常见复杂、奇怪证候，故认为奇病多瘀，陈景河善用活血化瘀法治疗各种疑难杂病，如治疗一女患脱眉症，日久不愈，其左眉脱落将尽，闭经。陈景河认为，眉与肝、肾相关，若肾精亏虚、肝血不足，兼肝气郁滞，则精血亏虚而血行乏源，气机郁滞更无力运血，终致气血亏虚、瘀血阻滞之证，应用补益气血、活血化瘀之法治之，黄芪25克，党参20克，当归25克，三棱15克，莪术15克和乳香5克，共服药二月余，落眉复生如初。

陈景河治疗奇症，胆大心细，处方量大力专。如以丁香柿蒂散治疗寒呃时，每剂应用柿蒂高达100克，丁香高达20克，佐药之白芍、党参亦多至50克，超过常用量的三至六倍，取"一鼓作气"之意，如此施药，不但效果满意，且无不良反应，实乃药证相合，紧扣病机之理。

（四）"年老道滞"，常用通法

陈景河指出，人体以"通"为要，以"通"为常。若人体脏腑、经络、气血、津液、诸窍等"不通"，即为"道滞"，道滞易变生疾病。老年人脏腑功能衰退，气血亏虚，阴阳俱衰。阳衰则不能温煦脾土推动水谷精微运行而营养全身，阴衰则精血耗损不能濡养窍道、筋脉。或因虚致精气津液不足，或因虚致实而出现痰浊、水饮、瘀血等病理变化，最终使谷道、水道、气道、血道滞涩不通。

针对"年老道滞"的体质特点，陈景河常以"通法"治疗。老年人因阴阳、气血、脏腑虚耗，

致使谷道、水道、气道、血道滞涩不通之病症,通利大便以通谷道,利水行气以通水道,调理气机以通气道,气血并治以通血道。具体有温通、通脉、通下、润通、宣通、通腑、通窍、通闭、通阳、通乳和通利等法,诸种通法或单用,或合用,总以水谷通调,气血通利为要。

针对谷道、水道、气道、血道滞涩不通临证治疗以通法为主,同时注重辨证。谷道不利,以便结为主,便结有寒热虚实之不同,其治有寒温、通补之异;水道不利,最常见的是水肿、小便不利诸症,其病机之要在肺、脾、肾、膀胱,治疗时宜上开宣肺气,中健运脾气,下温肾以利膀胱;气道不利以肝、肺为要,肺气不通以降气化痰为主,肝气不舒以行气解郁为先;血道不通往往以寒凝、气滞、痰浊为先,故通血脉有温散、行气、化痰诸法。

(五)肝为百病之贼,治宜疏调

肝为五脏之一,主疏泄和藏血,喜条达而恶抑郁,故有"刚脏"之称;体阴而用阳,以血为体,以气为用,与五脏六腑之间有着密切的联系。按照中医学"气一元论"的观点,人体脏腑经络、四肢百骸无不是由气所组成,脏腑经络的功能活动,实质是气的各种不同运动形式的体现。一旦肝的疏泄功能异常,势必会出现脏腑组织、经络气血等的功能障碍。清代医家黄元御《四圣心源》认为肝属"厥阴风木",提出:"风木者,五脏之贼,百病之长。凡病之起,无不因于木气之郁。"魏之绣《续名医类案》云:"肝为万病之贼,殆以生杀之柄不可操之人耳。"中医之肝,生理复杂,通贯阴阳,总统气血,斡旋气机升降,故谓五脏以肝为枢;病理纷繁,肝脏病变,自伤本脏,累及心、脾、肺、肾,故称肝为百病之贼。

陈景河提倡调摄情志,变"贼"为"养"的治未病思维。认为体内气机调畅是保持机体健康的关键,而气机调畅的首要因素是肝的疏泄功能正常。在六淫、七情等病因中,影响肝疏泄功能主要是异常的精神情志因素。其认为情志因素与介于健康和疾病相互转化的"第三状态"有关,它往往是人体器质性疾病的前奏。其原因就在于情志因素易伤肝脏,肝脏一病,五脏皆病。所以,在日常生活中,在疾病发生之前,要注意调摄精神情志,其目的不仅在于保持良好的心境去工作和学习,而更在于保持舒畅的心情,能使肝机能正常,此种状态下的肝脏便为五脏之养,而非五脏之贼。

陈景河临证亦是如此,在病及他脏时,根据病情的不同佐以疏肝理气,既可使肝的疏泄功能趋于正常,同时可阻止或减轻肝失疏泄对他脏的损害,使肝病及他脏的病变得到遏制或趋于好转,促进疾病快速痊愈。

(六)审机择药

审机择药,是指医者在临证过程中以探究病机为核心,通过得出的病机确定治则治法,再遣方用药,其治法方药随病机的变化而相应改变。陈景河临证经验丰富,在治疗疾病过程中,往往一击必中,直达病机所在,精准辨证,结合自己数十年临证经验,灵活遣方用药。

其在临床中最得心应手的方剂为清肃止咳汤、桂枝芍药知母汤加味、小柴胡汤加味、瓜蒌薤白半夏汤加味和胃脘痛通用方。最擅长应用的药物为鸡血藤、瓜蒌、川芎、防风和全蝎。

清肃止咳汤,主治肺炎、上呼吸道感染、慢性支气管炎继发感染。由鱼腥草 20~50 克、桔梗 10~20 克、黄芩 10~30 克、白花蛇舌草 20~50 克、天门冬 10~20 克、紫菀 10~20 克、枇杷叶 10~20 克、款冬花 15~30 克、白薇 10~20 克、霜桑叶 20~30 克、杏仁 5~10 克和橘红 20~40 克组成。

桂枝芍药知母汤加味,主治风湿性关节炎(历节风)、红斑肢痛、风寒感冒而身痛者(恶寒不发热)。由桂枝 10~20 克、白芍 20~60 克、知母 10~30 克、白术 20~60 克、防风 20~40 克、附子 10～30 克、麻黄 6～15 克、甘草 10～20 克和生姜 10～20 克组成。

小柴胡汤加味，主治外感后高烧日久不退、胆汁反流性胃炎、胃肠感冒、眩晕、口舌溃疡。由柴胡 20～50 克、黄芩 10～50 克、党参 10～35 克、半夏 10～20 克、甘草 10～15 克、生姜 5～10 克、大枣 11～12 枚和白术 10～30 克组成。

瓜蒌薤白半夏汤加味，主治冠状动脉粥样硬化性心脏病、肋间神经痛。由瓜蒌 20～50 克、薤白 10～15 克、半夏 10～15 克、川芎 20～50 克、白芍 20～50 克、郁金 10～20 克、降香 10～15 克和延胡索 10～20 克组成。

胃脘痛通用方，主治胃脘痛。由党参 10 克、黄芪 10 克、香附 10 克、高良姜 10 克、郁金 10 克、木香 7 克、川楝子 7 克、檀香 7 克、砂仁 10 克、五灵脂 5 克、蒲黄 5 克和延胡索 10 克组成。

鸡血藤，温不伤阴，补不壅滞，善通络活血。主治风湿性关节炎、风湿性心脏病、闭经、痛经等疾病。

瓜蒌，主治热邪伤津，痰热黏稠之胸闷。主治冠状动脉粥样硬化性心脏病、乳腺增生、脂肪肝等疾病。若治寒痰，须配白芥子，且白芥子的用量倍于瓜蒌才可取效。

川芎，具有通达气血之功，治疗血瘀头痛，量至 50 克效著。治疗妇女经期头痛或性交后头痛不已，宜四物汤或八珍汤中重用川芎可收全功。治疗冠状动脉粥样硬化性心脏病，心前区疼痛绵绵不休者，宜瓜蒌薤白半夏汤加川芎 30～60 克，如痛不减者，加水蛭 5 克可立见效。久病多虚之人，用川芎开郁散结，须配参芪补之，防其升散太过。

防风，主治感冒头痛、风湿性关节炎、自汗、肠风腹泻。若外感风寒头痛或风寒湿痹阻经脉所致关节疼痛者必用，但血虚不能养筋者及阴虚火旺者不宜用。

全蝎，有毒，善入肝经，镇痉止搐、通络止痛。能通里达外，上下走行，无经不入，无络不通，故治病甚广，尤对神经性疾患效著。主治面神经麻痹、癫痫、神经性头痛、末梢神经炎；或伴口眼㖞斜；或阵发性抽搐，口吐白沫，握拳大指在内之症。但血虚生风者禁用。

三、验 案 赏 析

案例 1

温君，男，49 岁，初诊时间：1977 年 11 月 27 日。

主症：黄疸近 4 月。

病象诊察：1977 年 7 月 26 日，由于胃口不佳，眼珠发黄，遂于传染病医院住院治疗。肝肿大五公分。曾用强的松、葡萄糖、多种维生素以及一些中药疗法，经大约 100 天的治疗后，未见明显好转，黄疸不退，转院至其工作单位医院传染科住院，并认为有转为"重症"的可能。11 月 7 日用中药瓜蒂散嗅鼻，1 小时后由鼻腔流出约 100mL 黄液，次日黄疸稍稍缓解，又投以"茵陈蒿汤"加减方，仍未见显效，遂来求诊，刻诊见巩膜以及全身均有黄染，脉象弦数有力，舌苔白浊中心微黄，舌下青筋怒张。

西医诊断：急性黄疸性肝炎。

中医诊断：黄疸。

辨证审机：外感病毒，脾胃湿热，反侮于肝。肝失调达，疏散受阻。气滞血瘀。

治法：清热解毒利湿，活血化瘀。

处方：山豆根 35 克，茵陈 50 克，黄柏 25 克，板蓝根 50 克，大黄 2.5 克，郁金 10 克，红花 10 克，败酱草 25 克，神曲 25 克。水煎服。

二诊：11 月 30 日，饮食不佳，厌食油腻，恶心，腹胀好转，黄疸大减，肝大 2.5 公分，质中，有压痛，继续服药。

三诊：12 月 11 日，饮食转佳，二便正常，肝大 1.5 公分，压痛减，继续服药。

四诊：12 月 13 日，根据前述诸证变化，改用下方。

处方：板蓝根 50 克，紫草 50 克，郁金 15 克，神曲 25 克，山豆根 25 克，茵陈 35 克，红花 5 克，甘草 20 克，败酱草 35 克。水煎服。

五诊：12 月 26 日，症状大部分消失，黄疸尽退，转回"普通病房"观察，继服前方到 1978 年 1 月 21 日，症状全部消失，肝大 1.5 公分，肝功示：血胆红素 3μmol/L，谷丙转氨酶 100U/L，判定为"显著好转"，出院后，追访至 2 月末，判定为"治愈"。

辨治思路与特色解析　陈景河认为，本案病症较重，但仍未达到"重型"（即肝萎缩）。中医认为黄疸退黄当以 18 日为期，与内科学记载的肝炎黄疸期后的退黄时间为 2～3 周基本一致，然本患之黄疸期显然过长，其原因主要是湿热过盛，气血瘀阻使胆经瘀热过盛。在治疗时，于清热解毒法之中佐以祛瘀之品，使用郁金祛瘀，红花活血，其效甚佳。

案例 2

杨某，女，61 岁。初诊时间：1976 年 4 月 30 日。

主症：心悸，眩晕，半身麻木不仁数年。

病象诊察：15 年前初次发作头晕头痛，当时还伴有失眠和耳鸣，右侧半身麻木，活动受限。当时并未做系统检查，10 年前又因为发作头痛、眩晕、心悸、右半身麻木，查体血压 220～200/120～150mmHg，诊为脑血栓，高血压病，动脉硬化，经过治疗后缓解，后服用多年胍乙啶、利血平、降压灵等药物。刻诊：体温正常，血压 220/120mmHg，体格较胖，颜面轻度浮肿，头眼耳鼻口咽均正常。心尖区有三级收缩期杂音，主动脉瓣第二心音亢进，心律整齐，心左界扩大到锁骨中线外 1.0 公分。两肺呼吸音正常，腹部平坦柔软，肝脾未触及。四肢关节正常，神经系统示：生理反射正常，病理反射未引出。心电示：窦性心律，电轴左偏，ST 段下移，T 波倒置。胸透示：主动脉弓突出，左心室扩大，靴形心脏，肺野除纹理增强外，余无所见。实验室检查示：血胆固醇 2.8mmol/L。脉象弦长有力，舌苔白浊。

西医诊断：高血压病。

中医诊断：心悸，眩晕。

辨证审机：肝肾阴虚，阴不系阳，肝阳上亢；又肾水亏乏，阴精不能上济于心，心阳亢盛，则发心悸，气滞血瘀则发麻木。

治法：柔肝潜阳，降火清心。

处方：草决明 25 克，黄芩 25 克，珍珠母 20 克，钩藤 20 克，地龙 25 克，牛膝 20 克，桑寄生 15 克，夏枯草 20 克，菊花 20 克。水煎服。

二诊：5 月 15 日，眩晕减轻，睡眠转佳，食欲仍不振，仍感胸闷及右半身麻木，血压 180/100mmHg。

处方：上方去菊花加丹参 15 克，神曲 25 克。

三诊：6 月 3 日，眩晕大减，已知饥，仍麻木，血压 150/90mmHg。脉象沉弦有力，舌苔薄白。此时证为久病阴虚，肝阳上亢，一时难以平复，按前法佐滋肾阴。

处方：桑椹 50 克，山药 15 克，白芍 35 克，钩藤 35 克，地龙 25 克，桑寄生 20 克，牛膝 15 克，神曲 25 克，菊花 25 克。水煎服。

四诊：6 月 25 日已不眩晕，浮肿减退，血压 140/90mmHg，麻木依旧。

处方：草决明 25 克，珍珠母 25 克，黄芩 25 克，钩藤 25 克，夏枯草 20 克，牛膝 15 克，桑寄生 15 克，代赭石 15 克。水煎服。

上方又进 9 剂，血压 130/80mmHg，眩晕不再出现，仍麻木。心电示：ST-T 改变消失。胸透结果同前，实验室检查示：血胆固醇 1.8mmol/L，综合判定"显著好转"。

辨治思路与特色解析 陈景河注重治疗心、肝两经，善用柔肝、潜阳、降火、清心、补肾之法。方中草决明、珍珠母、白芍、钩藤以柔肝潜阳；夏枯草、黄芩、地龙以清热安神通络；牛膝引热下行；菊花清眩，增强肺之气化功能以制肝气之妄动。三诊又用桑椹子滋补肾阴，山药强肺脾肾，起到相辅相成之用，使肝肾调和，血压得平，心悸得宁，唯麻木后遗症一时还不能解决，嘱其以理气药治之。

案例 3

徐某，女，64 岁，街道主任，初诊时间：1970 年 12 月 24 日。

主症：腹部隆起的圆柱形包块，伴心下痞、腹胀、俯腰不得 9 月余。

病象诊察：起病缘于 1969 年 9 月，因腿部受伤后经常腿痛，1970 年 3 月发现腿部出现一个圆柱形包块，此包块从腿向腹部发展，沿腹正中线从耻骨至脐又进一步向上至心窝部，初有虫爬感，似痒非痒，似麻非麻，刻诊腹内如有一条木柱上下支撑，俯腰不得，活动受限，伴大便干燥，粪如羊屎（三五日一次，每次三五便球），自感胃脘至腹部堵塞不通，非常不适，舌苔薄白，脉沉弦。既往曾患慢性肾炎和肝炎。体温正常，发育中等，血压不高，营养不良，消瘦，颜面黄白，眼睑淡红，稍有贫血外貌。心肺正常，腹部从剑突下到耻骨联合上可触到一条长约 3cm、直径约 3cm 的圆柱形较硬包块，移动度不大，视诊不明显，肝大约 5cm，脾大约 3cm。四肢关节、神经系统均无异常。

西医诊断：腹直肌痉挛性疾病，肝脾肿大。

中医诊断：疟积，肝积。

辨证审机：肝气郁积，与水谷之精气相搏，兼夹外寒。

治法：平肝理气，温经消坚。

处方：白芍 50 克，桂枝 10 克，生姜 25 克，甘草 10 克，大黄 10 克，芒硝 5 克，大枣 10 枚。3 剂，水煎服。

二诊：1970 年 12 月 26 日，服药后大便通利，下燥屎多枚，腹觉宽舒，精神好转，圆柱样肿物仍在。舌苔薄白；脉象微弦。

处方：白芍 50 克，桂枝 6 克，甘草 6 克，桃仁 10 克，三棱 15 克，姜黄 10 克，大黄 5 克。3 剂，水煎服。

三诊：1970 年 12 月 29 日，症状好转，尚觉胃堵，排气不舒。按前方加香附 15 克，神曲 15 克。3 剂，水煎服。

四诊：1970 年 12 月 31 日，病情明显好转，腹胀大减，腹部变软，圆柱物仍在。

处方：上方加莱菔子 5 克，凌霄花 5 克。7 剂，水煎服。

五诊：1971 年 1 月 9 日，包块变软，进食大增，大便正常。舌苔白浊，脉弦缓。

处方：白芍 30 克，桂枝 6 克，甘草 6 克，桃仁 10 克，神曲 15 克，莪术 10 克，姜黄 10 克，香附 12 克。7 剂，水煎服。

六诊：1971 年 1 月 15 日，包块减小，可以弯腰，自觉有气上冲。舌苔薄白，脉缓弦。

处方：白芍 30 克，法半夏 10 克，莱菔子 15 克，神曲 15 克，香附 12 克，枳壳 15 克，大黄 6 克，芒硝 6 克。3 剂，水煎服。

七诊：1971 年 1 月 18 日，气冲之感消失。上方加木香 5 克。3 剂，水煎服。

八诊：1971 年 1 月 21 日，包块近乎消失，仅些许腹胀。上方去大黄，加桂枝 10 克。3 剂，水煎服。

九诊：1971 年 1 月 24 日，包块消失，腹胀消失，弯腰不再受限，精神愉快，进食二便正常。

治疗结果：痃积临床治愈。肝积尚未根除。追访七年，痃积再未复发，肝积仍为原来状态，该患曾多次来信表示感谢。

辨治思路与特色解析　患者腹部隆起圆柱形包块，已影响弯腰活动，饮食二便，非常痛苦。关于圆柱形包块实质，齐齐哈尔市中医院组织外科医师与解剖学教师会诊，认为本病之包块影响进食和排便，且随着包块消失，进食和排便均得以改善，同时触诊所得包块位于皮下，用手推之不移，因此推测病居肌层，属于腹直肌改变，同时又因患者素有肝病，包块和肝病共同影响肠管生理功能。

陈景河认为本病为"痃积"。《太平圣惠方·治痃癖诸方》曰："痃者，在腹内近脐左右，各有一条筋脉急痛，大者如臂，次者如指，因气而成，如弦之状，名曰痃气也。"《杂病源流犀烛·积聚癥瘕痃癖痞源流》总结曰："痃者，悬也，悬于腹内，近脐左右各有一条筋脉杠起，大者如臂如筒，小者如指如笔管如弦。"多由阴阳之气不和，常多郁闷忿怒，动气偏胜，怒中饮食，食气相搏而痰附之，或因寒而成，治疗常用麝香丸、积聚丸、三棱散之类。本患是属肝郁与食气相搏夹外寒所致，以平肝理气、温经消坚之法治之。投桂枝加大黄汤加减，重用白芍 50 克缓急，桂枝、大黄、芒硝推陈软坚，三棱、莪术攻坚破积，姜黄、莱菔子活血行气，生姜、甘草、大枣调和脾胃，先后加减出入。患者服 32 剂，肿物消失，别无不适。

四、医 案 今 鉴

ᵂ 案例 1

张某，女，73 岁。

主症：大便秘结 20 余年，近两年便秘尤甚。

病象诊察：十几日排便一次，痛苦之极，经常有便意而解不出，早些年服缓泻药维持，近两年服之无效，经友人介绍前来就诊。患者体瘦弱，不能食。舌干无苔，脉沉细而迟、无力。查体见肠型，触到包块粪石多处。

中医诊断：阴结。

辨证审机：正气虚衰，阴阳两虚，阴凝日甚，阳气势微，又曾服苦寒通便药，阳气更伤，肠腑滞湿，而成阴结。

治法：救阳通下。

处方：人参 30 克，附子 20 克，肉桂 10 克，干姜 10 克，当归 30 克，桃仁 10 克，火麻仁 10 克，酒大黄 10 克，枳实 10 克。水煎服。日 2 次，早晚服。并送服半硫丸 1 剂（15 粒）。

二诊：翌日复诊，便未通。遂按原方将附子增至 30 克。

三诊：仍未通便，思之再三，仍守前方，将附子增至 50 克，加芒硝 5 克，并嘱以腹部按摩，助肠管蠕动，次日便下粪石 10 多枚和很多燥便，便后沉睡 1 日，醒来觉腹部宽松，亦思食。

四诊：继服 3 剂后，嘱服右归丸和润肠丸。

半年后来告知，便已通利如常而停药。

ᵂ 案例 2

王某，女，28 岁，初诊时间：1993 年 4 月 15 日。

主症：产后发热 39℃。

病象诊察：自述产后 3 天开始发热，体温达 39℃，伴周身不适，厌食微呕，头晕乏力，经静脉滴注消炎药 7 日，热不退，诸症不减，伴有口苦、便结。舌苔薄黄，舌质红，脉象弦数无力。

中医诊断：产后发热。

辨证审机：产后气血亏虚，热入血室。

治法：和解祛邪。

处方：加味小柴胡汤，重用黄芩、柴胡。

柴胡 50 克，黄芩 50 克，板蓝根 15 克，党参 15 克，白术 20 克，法半夏 10 克，甘草 10 克，大枣 7 枚。3 剂，水煎服。

二诊：3 日后热退大半，体温 37.5℃，诸证减轻。上药加减，再服 3 剂，药后热退身凉，病告痊愈。

▦ 案例 3

李某某，女，52 岁，初诊时间：1976 年 12 月 6 日。

主症：胃痛 7 年，加重 1 年。

病象诊察：自述胃痛 7 年，近 1 年加重。病初起源于进食黏冷食物后，胃内嘈杂不适，胃脘隐痛，饥不欲食，日渐痛进，不敢进食，食则胃痛难忍，曾自服治胃痛药物，病情时轻时重，近 1 年胃痛加重显著，不敢多食，伴身倦乏力，不反酸，无腹满，口不渴，二便如常。多次胃镜检查示：慢性浅表性胃炎兼胃腺体增生。身体瘦弱，面色萎黄，舌苔白浊而厚，脉象弦缓微滑，腹部柔软，胃脘部有压痛。

中医诊断：胃脘痛。

辨证审机：久病多虚，加之进食黏冷食物，伤及胃阳，兼有宿食留滞年久，损及胃阴，虚中夹滞。

治法：健脾化积，消食止痛。

处方：黄芪 30 克，党参 30 克，沙参 30 克，玉竹 40 克，白芍 40 克，甘草 20 克，白术 20 克，高良姜 15 克，香附 20 克，麦芽 30 克，焦山楂 30 克，神曲 20 克，柴胡 20 克，陈皮 15 克，砂仁 7 克，延胡索 20 克。

服用 10 剂后疼痛明显减轻，精神状态良好，但觉身困乏力，舌苔薄白，脉弦缓。依前方减香附加黄精 50 克、焦栀子 10 克，连续服用 20 剂，自述痊愈，无不适。恐日后反复，嘱其继服香砂养胃丸，以善其后，病告痊愈。

▦ 案例 4

李某某，女，13 岁，学生，初诊时间：1995 年 5 月 12 日。

主症：不自主运动 2 月余，近日伴注意力不集中。

病象诊察：家长诉最近发现孩子好动不宁，出现一些怪异动作，走路不正常，腿脚有时出现不自主运动，一侧足部先发作，后发展至两足，走路较之前笨拙。近日出现挤眉弄眼，说话时还有吐舌努嘴等动作，学习成绩下降，注意力不集中。患者身体瘦弱，面白，舌淡胖，苔白稍厚腻，脉细缓。

西医诊断：小儿舞蹈病。

中医诊断：颤证。

辨证审机：肝风内动，气血不畅；脾运不及，水聚成湿，经络阻滞。

治法：疏风活血，除湿通络。

处方：自拟活络散风汤。

防风 10 克，羌活 15 克，威灵仙 20 克，独活 15 克，川芎 10 克，天竺黄 10 克，钩藤 15 克，薄荷 5 克，全蝎 5 克。3 剂，水煎服，服第一剂药时，定要令其周身发汗，汗透即可，不可过汗。

二诊：诸症减轻，再按前方继续服用 10 剂，病情基本痊愈，再服用补中益气汤加减 7 剂，以善其后。

案例 5

苏某某，男，44 岁，工人。初诊：1979 年 8 月 13 日。

主症：发作性嗜睡 10 年。

病象诊察：1969 年被汽车撞倒后，头部被震，发生昏迷，经西医住院治疗后，发生嗜睡，曾诊断为脑震荡后遗症。初起尚能坚持工作，其后症状越发严重，每周均有发作，每次约 10～20 分钟，骑自行车亦可入睡，经离职休养，亦无缓解。体瘦，营养欠佳，神识清楚，表情平静，脉象沉缓，舌苔微黄，舌质青紫。

西医诊断：脑震荡后遗症。

中医诊断：嗜睡。

辨证审机：外伤碰撞，瘀阻脑络。

治法：活血化瘀。

处方：当归 30 克，红花 10 克，乳香 10 克，没药 10 克，川芎 30 克，白芷 10 克，竹茹 20 克，柴胡 15 克，白芍 20 克。

服药 3 剂，大为好转，尚觉乏力，在原方基础上加党参 30 克，黄芪 30 克，升麻 10 克，再服三剂后复诊，自述不再嗜睡，已恢复工作。

第七节　王　德　光

一、医　家　传　略

王德光（1924～2015），天津市宁河县丰台镇人，首批全国老中医专家学术经验继承工作指导老师，牡丹江市中医医院创始人，龙江医派杰出医家。

王德光幼即聪慧，敏敏好学，在其祖父熏陶下，以四书五经开蒙，勤学不辍，积淀了深厚的国学功底，为日后成为一代大医奠定了基础。其家学渊源，外祖父及两位舅父皆以医术名噪当地。长期的耳濡目染下，幼时的王德光即萌生了济世之心。1941 年，王德光旅居牡丹江市，正式从舅父孙玉坡习医。舅父要求甚严，特别强调有关歌诀的背诵需熟练至脱口而出。其初学从《医宗金鉴》开始，主修内科、妇科、儿科；针灸以《针灸大成》为范本，并得授祖传秘旨；脉学则以《三指禅》为范本，强调诊脉以"缓"为基准，然后再推论其他。之后又精读《内经》《伤寒论》等经典。舅父严格的教诲，使其具备了扎实的中医功底；常年临证侍诊，又使其积累了丰富的临床经验。经过四年的寒暑苦修，王德光终于学有所成，1945 年抗战胜利后，自立门户悬壶于牡丹江市。自此，一代名医正式踏上了终生不渝的济世之路。

1952 年，王德光奉召与当时牡丹江名医吴文华、陈孝思、张永财、陈济平等筹建牡丹江市中医医院，并带领全院职工努力奋斗，弘扬"大医精诚"的医道精神，使中医院由小到大，由弱到强，名声大振，成为黑龙江省著名中医医院之一。然其并不满足于已取得的成绩，为了中医学术造诣的进一步提高，于 1958～1960 年赴北京中医学院师资班学习深造，得袁鸿寿、时逸人、陈慎吾、任应秋诸位先生亲传，使中医理论水平更上一层楼，并收获了很多宝贵的临床经验。

在京学习期间，王德光有感于院校教育的优势，认为若将传统的师承模式与现代的院校教育模式结合起来，更符合时代特点，有利于培养中医后继人才，故萌生了另辟一种中医教育模式的想法。于是在 1960 年结业后，王德光怀着对亲手创建的牡丹江中医医院的深厚感情毅然归来，除了进行日常工作外，又计划筹办了"牡丹江中医本科班"。

王德光业医 70 余载，以其精湛的医术泽被一方，惠民济世。因其高尚的医德，深受患者的拥戴和群众的信任。虽一生忙于诊务，但传承之思未曾懈怠，在诊余仍辛勤笔耕，写下了万余枚读书卡片，总结了许多临证心得和临床经验，以育未来英才。其主要学术思想与临床经验，已收载于《龙江医派丛书·王德光学术经验集》。

二、学 术 思 想

（一）尊岐黄为源，圆通机变

王德光认为，《黄帝内经》乃中医理学之基，只有通过认真研习《内经》，才能明晰中医理论之渊薮，进而明阴阳之变、晓五行生克、辨顺逆奇正、窥生死寿夭，探寻中医大道。其曾言："《内经》是中医学之根本，此根扎的牢靠，在发展中才能枝繁叶茂；《内经》是中医学之源头，认清源之所在，在发展中才不致误入歧途。"

王德光在深研《素问·异法方宜论》后，对于中医治则中重要的"因地制宜"有了较为深刻的理解。根据篇中论述可知，东、西、南、北、中五方地域不同，水土刚柔、气候寒暖、生活习惯有异，造成病之由来以及治法亦有不同。因此，王德光在临证探究一些常见病及多发病的病因病机之时，结合黑龙江"风寒冰冽""天地闭藏之域"的特点，总结出支气管哮喘、脘腹痛、风湿病、痛经等这些北方常见病、多发病特点：多以寒为主或兼夹寒邪，故常以温法治之而收效。此即所谓："故圣人杂合以治，各得其所宜，故治所以异而病皆愈者，得病之情，知治之大体也。"

（二）宗仲景辨法，活用经方

师良师，法正法，王德光以岐黄之论为师，同时尊崇仲景，效法经方之用。其对仲景方剂之运用，既强调辨证精细，制方严谨，更注重探究其遣方用药之法度，师其制方之意，随证加减，将经方应用的主治范围加以扩展。如宗仲景法，探究黄芪建中汤组方用药特点，针对"里急"，当需着眼缓急止痛，故重用白芍加饴糖，将黄芪建中汤广泛应用于由"虚劳里急"而致的胃脘痛、腹痛及胁痛等诸痛症。同时以"观其脉症，知犯何逆，随证治之"为指导，将之扩展应用于气滞、血瘀、阴虚等里急痛症，多获良效。

王德光曾接诊一患，发作性腹部拘挛疼痛，西医检查未见异常，多方求诊而不愈已 10 余年。王德光认为此腹痛乃因腹肌痉挛拘急所致，故以葛根汤化裁尽愈其疾。葛根汤本为仲景治疗"太阳病，项背强几几"或"欲做刚痉"而设，然王德光认为此症与太阳病经腧不利，经筋失养而致痉同理，部位虽异但病机相同，故王德光师仲景制方之意，持法而不囿，随机应变，扩展了经方的临床适用范围。

（三）汇诸家之流，知常达变

医道传承至今，学派林立，百家争鸣，但内涵皆宗于岐黄，并无根本矛盾。虽学术观点不同，实为相辅相成之态势。故王德光在治学上主张博古通今，旁征百家，各取其长，不偏执一家之见。采其长为我所用，以充实、提高中医理论水平。所谓知其常而通达变化，方能更好的指导中医临床实践。

如刘河间对"火热论"的发挥，大大丰富了《内经》火、热的病机内容。王德光在精研其意后，结合自身体悟有得：人身为有机统一整体，表里之热只是相对而言，并无绝对之表（经）热而里（腑）不热者。因此在治疗外感热病时，可采用表里双解之法"调顺阴阳，洗涤脏腑"。验之于临床，凡遇白虎汤证以及邪居气分不具备攻下之证者，只要无里寒证，则以双解散治疗，其效果实较一般清阳明经证及清气分证方剂为佳。

又如，其汲取李东垣重视调理脾胃之高论，宗《灵枢·决气》"中焦受气取汁，变化而赤是谓血"之论，认为培补脾土以健气血生化之源，可作为治疗血液病的常用方法。因而在血液系统疾病的临床辨治上常采撷东垣之法，重用黄芪，以补中益气类方治愈多例再生障碍性贫血及血小板减少性疾病。又，王德光深谙五行之理，"培土以生金""扶土以制水"，存乎一心，灵活运用，将东垣补中益气汤广泛应用于临床，治疗因中气不足所致的肾小球肾炎、尿路感染、眩晕症、汗证等杂病，每多获效。

丹溪论治杂病甚详，后世向来有"杂病用丹溪"之说。故王德光吸取丹溪之气、血、痰、火、郁为纲论治杂病的丰富经验，在临床中广为应用以规范内科杂病的论治过程，纲举而目张，切实提升了诊疗效果。并受朱丹溪"阳有余阴不足"之论影响，感叹"人之阴精难成而易亏"，认为稚幼之年阴精未充，垂暮之年阴精已亏，因此在儿科及老年病的临床治疗中，尤其重视对肾精的补益及养护。

（四）研百家医著，私淑求菁

王德光擅于搜集整理诸家医著而精研之，每有启发之处，则做好札记并应用于临证，积累了丰富的实用经验。在精研《医学衷中参西录》后，受"取西学之所长为己所用，以提高临床疗效为目的"这一治学精神影响，即私淑张锡纯，发扬传统，大胆创新。私淑所得中，王德光对活血化瘀法体会尤深，临证时运用"活络效灵丹"治愈不少沉疴痼疾。

王德光反对故步自封、墨守成规，除研读历代医家著作外，也注重汲取当代各家之所长。得益于博采众长的治学思想，王德光广泛阅览了古今中外的医学书籍，从中汲取医学养分，再结合多年临证经验，创立许多简便效廉的临证自拟方，如鱼白桑止咳汤、益气化痰汤、通经汤、补肾固冲汤、补肾养血安胎汤、温肾祛瘀汤、加减秦艽鳖甲汤等。

（五）撷西学之长，为我所用

王德光认为，若求学识之增长、学术之发展，当以破除故步自封为首务，切忌抱残守缺，要胸怀宽广，兼容并蓄。对于中医学传入日本和朝鲜后而形成的汉方医学和东医医学，王德光评二者为中医继承之学、发展之学，若能取其所长为我所用，未尝不是一件美事。因此，王德光积极学习日本汉方医学的腹诊技术，以充实中医胸腹部切诊。

任何一个学科的发展都不是孤立的，必伴随着其他学科的渗透，中医学亦然。《内经》时代的中医学，就是汲取了古代天文、历法、物候、气象、军事、哲学等很多学科的知识才发展起来的。

在现代科技高度发展的今天，中医求发展，也应秉承遵循这一规律。因此，王德光虽酷爱中医，但并不排斥现代医学，认为二者都是医学学科，具有保护人类健康、防治疾病的共同目标，是密切相关的兄弟学科，二者之间应相互协作，取长补短，不可相互排斥。并倡导将现代科技成果引进中医学中，X线、CT、MRI、超声、内窥镜等影像学技术手段，不应为西医所专用，也应充实到中医望诊中，至于各项体液检查也可作为中医微观辨证的依据。中医要自强，当代中医人也须掌握这些新技术，打破垄断，争取与西医平等地位。

王德光赞同中西医结合的方针，但对拼盘式凑合持有异议，对于施今墨先生《临床经验集》中"不讳中医之短，不嫉西医之长"之语感慨尤深。其在成名之后仍以包容、虔诚之心，认真学习现代医学。通过学习西医，王德光更好的充实并提高了自身中医学术水平。通过学习解剖学，能更加明确经络腧穴的具体部位，有助于做到针下明了；学习诊断学基础，有助于将西医临床诊断的视触叩听技术充实到中医望闻问切四诊之中；学习生理学、病理学，有助于探讨中医病机理论；学习临床各科，有助于指导临床辨病与辨证相结合。

在学习现代医学过程中，王德光发现了很多中西医理论可融汇互补，在对两种医学的比较学习中，也意识到西医思维的局限性和刻板性，以及临床"只见病不见人"的缺憾，由此更加深刻地认识到中医学整体观念和辨证思维的优势，并深切感悟：中医学确实"是一个伟大的宝库"，必须"要努力发掘，加以提高"。

（六）承医之古韵，针药并举

中医治疗疾病的方法，自古即有"一针二灸三汤药"之说。王德光认为针药并用乃中医优良传统，应当继承发扬。其从舅父习医之始，即重视对针灸的学习，在舅父的严格要求下苦练基本功并达到精熟的程度。但王德光并不满足于此，在博览《针灸甲乙经》《针灸大成》《十四经发挥》等众多针灸古医籍的基础上，参阅人体解剖学及其他针灸文献，既明晰了穴位的体表定位，又能洞彻穴位的解剖部位和组织结构，切实做到心中有数，针下明了。

得益于扎实的针灸基本功，王德光不仅针术精湛娴熟，其在腧穴配穴方面亦深研有得，将方药之"君臣佐使"配伍原则，运用于腧穴配方之上。在掌握腧穴主治功能的基础上，根据病之脏腑经络所在，虚实寒热所属，首选主穴再适当加以配穴。"用药如用兵，兵不在多而在精；选穴如点将，将不在广而在于精"。秉持这一思想，王德光在临证时，力行选穴少而精，能刺一穴治之者，绝不刺二穴，临床常以单穴治急症重病。值得一提的是，王德光针对基层缺医少药的情况，将自身多年积累的常见病针灸治疗经验进行了系统整理，总结形成一套"简易针灸疗法"并积极推广，极大提升基层就医的效能，实为惠民之举。

结合多年的临床经验，王德光发现当今有些人拒绝针刺治疗是因为惧怕进针时的疼痛。因此，其在临床中细心探索并总结出无痛的快速进针法：先用押手将腧穴处皮肤展开，并点压穴位，然后运气于刺手用爆发力快速刺入，未及患者反应即已刺入皮下。刺入后再根据病之虚实寒热，行捻转提插补泻之法，以得"酸麻胀痛，抽筋触电"之针感。运用此法可消除或极大地减少刺皮时的疼痛，提升患者对于针刺疗法的信任。

针药并施是王德光临床治疗沉疴痼疾常用方法，已成为临床特点之一。其认为：在药物治疗过程中兼用针者，贵乎于关键时刻刺其关键穴位，或顿挫其病势，或根治其痼疾，非单纯使用药物所能及也。

（七）遣药谨权衡，三因制宜

王德光临证遣方用药务求三因制宜，不执死方治活病。其认为，随着时代的发展"古方今病不相能也"，即使今病也因人而异不尽相同。在临证时，遣方用药既不能墨守于古方古法一成不变，也不能拘泥于当今习用之法度，而是应根据病邪之盛衰、体质之强弱、病情之轻重而权宜用药。

若病情严重，非重剂不能愈者，当谨守病机，放胆使用；若病情较轻能以小剂量收功者，选药则仅用 1 至 2 克，彰显"四两拨千斤"之妙，可谓大巧不工。如其仿效宋代煮散法，以轻灵之药，纠正阴阳失衡。此法是将饮片轧为粗末，纳药于纱布袋内，每日取用，量仅 15～20 克。用时将药袋置于碗内，沏入开水，10 余分钟后即可服用，每袋药于早、午沏 2 次，晚间再煎煮 1 次。此种煮散法药性温和，显效迅速，且无不良反应，很好的体现了中医简便效廉的特性。先沏后煮者，意在先取其气，后用其味，使药力得到充分发挥。在治疗如伤风感冒等轻证时，此种方法的疗效确实优于汤剂，又节省了大量药材，减轻了患者负担，亟宜大力推行。

（八）审慎用毒品，有故无殒

物禀天成，存在即有其理。王德光认为中药中许多毒剧之品如乌头、附子、半夏等，不应一概而论，视其如虎狼蛇蝎，其毒性可能正是其药效最佳之所在。因此遵守《内经》"有故无殒亦无殒也"之旨，在辨证精准的基础上，探索超常规运用毒剧之药治疗顽疾重症，在长期的临床实践中总结出科学、安全、有效的运用毒剧药品的诊疗方案。

历代本草皆载乌头、附子有大毒，《中华人民共和国药典》（简称《中国药典》）中记录了附子、乌头的安全用量。王德光认为《中国药典》中规定的是安全用药剂量，然临证时若取其轻量，再经先煎久煎，其药效将丧失殆尽，因此这个安全用药范围尚有潜力可以挖掘。凭借深熟的药理毒理基础，王德光在临证时审慎探查病机，在确定病情"有故"后，会超常规地使用乌头、附子治疗沉疴痼疾并屡获奇效。在积累了大量经验后总结出"逐次加量，少量频服"安全有效的服药法，扩大了临床适用范围。"不能因药材的毒性而因噎废食，一味拘泥于安全用量反而埋没了良药之功"即为王德光之用药感悟。

（九）辨药用禁忌，躬行求实

关于中药的用药禁忌，主要指妊娠禁忌和配伍禁忌，是古人临证实践所积累的用药经验。但随着时代发展，这些规范是否完全科学并适用于当下？王德光认为当本着实事求是的治学精神，进一步研究并躬亲验证。

针对妊娠禁忌药，王德光认为有些禁忌并非一成不变，不能拘泥。其本着求实的精神，在临证时常根据病情需要而有所突破。如以半夏为例，据王德光考证，半夏作为妊娠禁忌药始见于《名医别录》的"堕胎"说，然而随着时代更迭，半夏的论述也从妊娠禁用衍变为慎用，及至 1985 年版《中国药典》，半夏则不再定为孕妇禁用慎用药。可见，随着知识体系的不断发展，某些禁忌是可以突破的。王德光正是秉持着求实的论证精神，依"有故无殒亦无殒也"的经旨，大胆假设，小心验证，凭借着丰富的临床经验，突破了妊娠禁忌用药的藩篱。

对于配伍禁忌，古人归纳概括为"十八反""十九畏"，沿用至今并得到中医界普遍认可。然王德光未敢苟同，其凭借多年的临证体悟发现，部分记载同临床实际应用有所出入，且诸多古籍中对此认识亦不尽相同。古方中就有用此配伍禁忌而组方者，如甘遂半夏汤、海藻玉壶汤等。以此为鉴，王德光在临证时常选用海藻与甘草同用以增加化痰散结效果，并未发现不良反应。可见"十八反""十九畏"中的配伍禁忌，仍需进一步考究。"药本无咎，行医者为药所困，实术不精、业不勤也！"故对于配伍禁忌，王德光主张实事求是，主张实事求是，既尊重古人的智慧与经验，也要重视今人的实践，以求实的治学精神，严谨地验证传统理论，对中药的配伍禁忌做出新的科学规范。

三、验 案 赏 析

案例1

李某某，男，41岁，初诊时间：1979年8月1日。

主症：腹痛反复发作13年。

病象诊察：1967年腹痛始作，隔2～3日发作1次，每次发作，疼痛5～10天，发作期间或轻或重而腹痛不止，服西药无效，迭进中药散寒、清热、补虚、疏肝、活血化瘀之剂亦无效，如此迁延13年。刻诊见患者腹痛位于下腹及两胁，痛浅呈拘挛性，扪其腹部拘急拒按，侧腹尤甚。胃脘部无所苦，饮食二便尚正常。舌赤，苔薄白，脉弦而细。辅助检查：X线钡透未见明显变化。

中医诊断：腹痛。

辨证审机：经输不利，经筋失养，筋肉痉挛，拘急作痛。

治法：解肌生津，缓急止痛。

处方：葛根汤加减。

葛根40克，麻黄5克，桂枝20克，白芍50克，炙甘草10克，生姜10克，大枣10克，生地30克，山药20克。3剂，每日1剂，水煎早晚分服。

二诊：8月4日复诊，诉药后腹痛大减，10余年来，腹部从未如此舒畅。仍用原方，剂量减半，又服7剂而愈。

辨治思路与特色解析 初诊，王德光切诊患者腹肌挛急拒按，认为此腹痛乃因腹肌痉挛拘急而致。腹部肌肉主要为足阳明、太阴经筋之所布，经脉不利，阴津不布，经筋失养，故拘急而痛。《伤寒论》有言："太阳病，项背强几几，无汗恶风，葛根汤主之。"又《金匮要略》载："太阳病，无汗而小便反少，气上冲胸，口噤不得语，欲作刚痉，葛根汤主之。"从条文可知，葛根汤本为治疗太阳病之方剂。但王德光认为，本例虽无太阳表证，但患者之腹痛特点，与太阳病经输不利，经筋失养而致痉同理。条文所谓"强几几""痉"，皆为筋肉拘急紧张之状，与此腹痛部位虽异，但均属经筋之病。根据《灵枢·卫气失常》之言："筋部无阴无阳，无左无右，候病所在。"知筋肉痉挛作痛，必解肌以竟其功，解肌则以葛根汤为最善。故其灵活运用葛根汤加味，因腹筋拘急，疼痛难忍，其势实较"项背强几几"为重，即重用葛根以解肌生津；加生地、山药补脾肾以助生津之力；重用白芍酸柔和营以加强缓急止痛之功。诸药相伍，解肌和营，生津养筋，津血得布，腹筋得濡而筋缓痛止。

案例2

肖某某，女，52岁，初诊时间：1986年6月15日。

主症：倦怠乏力，心悸气短3年。

病象诊察：3年前曾以此为主诉就诊于某医院，查血常规，白细胞、红细胞皆正常，但血小板减少，仅$32×10^9$/L。无紫癜，偶见齿衄且血量少，骨髓象除巨核细胞减少外无其他明显变化，当时诊断为血小板减少症。经西医治疗半年（用药不详），血小板总数一直波动于（25～53）$×10^9$/L

之间。后又转请中医诊治半年余，血小板总数始终在 $60 \times 10^9/L$ 以下，临床症状无明显改善。刻诊见患者倦怠乏力，心悸气短，伴有失眠、纳呆、肢冷、自汗。诸症时轻时重，因久治不愈，故惶恐不安，忧心忡忡。2 年前已闭经。面色稍显苍白，舌质淡，苔薄白，脉沉细。

西医诊断：血小板减少症。

中医诊断：虚劳。

辨证审机：脾肾两虚，化源不足，气血两亏，心神失养。

治法：温补肾阳，健运脾土；益气养血，养心安神。

处方：归脾汤加减。

黄芪 20 克，白术 15 克，党参 20 克，当归 15 克，炙甘草 10 克，茯神 15 克，远志 5 克，炒枣仁 10 克，木香 5 克，龙眼肉 15 克，淫羊藿 15 克，补骨脂 15 克，枸杞 20 克，熟地 20 克，山萸肉 15 克，附子 10 克。7 剂，每日 1 剂，水煎早晚分服。

该患者继续服药 4 月余，临床诸症皆除。多次复查血常规，血小板变动于（110～160）$\times 10^9/L$ 之间。停药观察，疗效巩固。

辨治思路与特色解析　血小板为血液中重要成分之一，因此血小板减少症应属血液病范畴。当今中医药治疗血液病，多按中西医结合的"精髓化血"之说从肾论治。王德光认为，此说实属辨病治疗，虽不失为有效之法，但却不能一概论之，临床必须与辨证相结合。本例血小板减少症患者，临床并无明显出血症状，而以全身虚弱为主症，故不属于中医"血证"范畴，当属虚劳之证，并辨之为气血两虚。《灵枢·决气》曰："中焦受气取汁，变化而赤是谓血。"盖因脾虚失于健运，气血化源不足，因此培补脾土以健气血生化之源，不失为治疗本例病证的绝佳方法，故治之以健脾为主。因兼肢冷、自汗等阳虚之证，又佐以温补肾阳之品，且在温补肾阳时，宗"阴中求阳"之法，勿忘"益火之源"。伍熟地、山萸肉、枸杞等，此亦可命火生土，健运中阳，以助气血之化生。方中又用枣仁、远志、茯神、龙眼肉等，乃益气养血之品，可增养心安神之效。

案例 3

张某某，女，22 岁，未婚。初诊时间：1981 年 5 月 6 日。

主症：经期头痛 8 年，加重 2 年。

病象诊察：14 岁月经初潮时，即患经期头痛。初起在经前一周左右发病，月经过后即止，疼痛程度较轻。自 20 岁后，头痛发作提前至经前两周，头痛较前加剧。如此反复发作，一月之内仅有五六日缓解期。发病时始自左侧，迅即扩散至整个头部，伴有头晕目眩、项强、心烦易怒、呕逆、乳胀等症。月经周期、出血量、血色等无异常。其母年轻时，亦曾罹患是疾。刻诊见患者头痛剧烈，余无异常，脉沉细而弦，舌尖红，苔薄白。

中医诊断：经行头痛。

辨证审机：先天禀赋不足，肾阴亏虚，肝郁气滞；脾虚痰阻，经络不通。

治法：滋阴疏肝，理气活血，化痰通络。

处方：逍遥散加减。

川芎 35 克，白芷 10 克，白芍 20 克，柴胡 10 克，茯苓 10 克，白术 20 克，香附 15 克，生姜 10 克，熟地 20 克。1 剂，并轮换针刺一侧风池穴，使其酸麻感直达指端，每日 1 次。

二诊：5 月 9 日。头痛明显减轻，惟仍有头晕、呕逆，胃纳欠佳。原方加生半夏 20 克。停止针刺疗法。

三诊：5 月 12 日。头痛大减，呕逆未发，继服原方药 3 剂。

四诊：5月27日。本日适在经期前七天，头痛复发，脉证如前，仅疼痛程度较轻。仍按前法，针药并施以治之。三日后，头痛止，继服原方药至月经期过。

此后，嘱其每届经前10天即来院治疗，至月经过后为1疗程。5个疗程后，头痛完全缓解，随访3年未发。

辨治思路与特色解析 王德光认为，头为清阳之府，诸阳之会，凡五脏精微之血、六腑清阳之气，皆上注于头，因此头痛的病因病机是十分复杂的。其辨治头痛时，强调注意其病程、病位、病势。首辨病程的意义在于，能够区别内伤头痛、外感头痛，明晰治疗原则；次辨病位，以明确当责之脏腑、经络，拟定治疗方向；再辨病势，了解轻重缓急，兼次症状，确定治疗方法。王德光治疗内伤头痛时，结合多年临证经验发现，此类头痛多责之在肝，故治疗时常从肝论治，并善用川芎。因川芎乃血中气药，功能行气开郁，配柴胡、香附，尤能加强其疏肝理气之力，且治疗严重之肝郁头疼时，用量宜重。但其同时强调："凡治内伤头痛，必须结合脏腑辨证，不可单以川芎、菊花等几味药治疗一切头痛。"针药并施，是王德光临床治疗特点之一。因本例病患正逢其头痛发作，故王德光先以针刺缓解痛势，再予疏肝解郁汤剂内服，以达到迅速止痛的目的，这绝非单纯使用药物所能及。

四、医 案 今 鉴

案例1

唐某某，男，58岁，初诊时间：1976年2月18日。

主症：胸痛，胸闷气短10余日。

病象诊察：该患高血压病史20年，10余日前因胸闷头痛、血压增高而入院。入院时血压200/150mmHg，伴气短、呕逆。心电图检查，除左心室肥厚、劳损外，余无著变。经治疗6天后，头痛缓解，血压降至170/100mmHg。于入院第7天起，胸闷痛呈阵发性加剧，并伴心悸、汗出，心电图示下壁供血不足，频发室性早搏，经多种中西药治疗无效。刻诊见患者体态丰腴，询其胸痛彻背、背痛彻心，痛无定处，心悸怔忡，夜间发作较甚，痛止则一如常人。舌淡苔薄，脉弦有力而结代。

西医诊断：心绞痛伴室性早搏。

中医诊断：胸痹心痛。

辨证审机：痰气交结，痹阻胸阳，阴乘阳位，胸阳不宣。

治法：化痰行气，通阳宣痹。

处方：瓜蒌薤白半夏汤加减。

大瓜蒌1枚（捣碎），薤白30克，生半夏30克，桂枝25克，木香20克（后入）。1剂，水酒（黄酒）各半煎服，1日3次，温服。

二诊：药后心绞痛停止，并1昼夜未发，心律也恢复正常。续服前方1剂。

三诊：心绞痛虽时有发作，但疼痛程度明显减轻，仍自觉气短不足以息。脉已无结代，血压为150/100mmHg。前方生半夏用量增至50克，加黄芪80克。2剂，水酒各半煎服（1日分3次服）。

四诊：心绞痛发作已得到控制，但仍有短气，偶有腹泻。减前方剂量，瓜蒌20克，薤白15克，生半夏15克，桂枝10克，木香5克，生地20克，生山药20克，黄芪35克。5剂，水酒各半煎服。

五诊：药后短气之症已除，心绞痛未发作，心电图也基本恢复正常。用六君子汤以善其后。

案例 2

刘某某，女，48 岁，初诊时间：1989 年 1 月 10 日。

主症：右半身麻木，伴口眼㖞斜、流涎 10 小时余。

病象诊察：该患者有高血压病史，血压波动于 150～170/100～110mmHg 之间。昨晚因恼怒，突然发生右半身麻木，口眼㖞斜，流涎，伴有呕吐。经某院颅脑 CT 检查，诊为脑出血。用西药治疗 10 小时余，除呕吐好转外别无变化，故家属急请诊治。刻诊见患者言謇语涩，神志尚清，其右半身完全瘫痪，小便失禁，大便未行，手足不温，饮水尚能下咽。舌质淡，舌体胖，被有黄苔，脉沉而弱略有弦象。辅助检查：血压 150/100mmHg。

西医诊断：脑出血。

中医诊断：中风。

辨证审机：肾元亏损，内风由生，风火扰动，挟痰阻络。

治法：补肾益精，引火归原，养阴息风，化痰通络。

处方：地黄饮子加减。

熟地 30 克，山萸肉 50 克，石斛 20 克，麦冬 15 克，五味子 15 克，石菖蒲 20 克，远志 15 克，肉苁蓉 20 克，桂枝 20 克，附子 15 克，巴戟 20 克。3 剂，每日 1 剂，水煎早晚分服。

二诊：小便已能控制，右侧手足稍能转动，但仍言语不清，大便已 5 日未行。舌淡苔黄，脉仍沉弦而弱。原方加当归 35 克、黄芪 35 克，3 剂。

三诊：药后大便通下，胃纳转佳，肢体活动进一步恢复。原方减当归为 15 克，7 剂。

四诊：肢体活动基本正常，已能扶杖下床行走，舌由淡转淡红，黄苔已净。前方减麦冬、五味子、石斛，加黄芪 50 克，10 剂。

五诊：除言语尚不够流利外，诸症皆愈。血压降至 140/90mmHg。

案例 3

林某某，男，22 岁，初诊时间：1954 年 3 月 20 日。

主症：齿龈及鼻出血时作，伴发热半年。

病象诊察：半年前出现齿龈及鼻出血，反复发作，量时多时少，并伴有发热。后经骨髓穿刺骨髓象检查，确诊为再生障碍性贫血，每周需输血 200～500mL。因西药治疗一直不见好转，故转投中医诊治。刻诊见患者鼻、齿衄血，发热，体温高达 39℃，心悸，气短，乏力，面色苍白，双下肢及胸腹部有分布不匀的紫癜及瘀斑。舌淡，脉细而数，重按如无。辅助检查：周围血象：血红蛋白 40g/L，红细胞 1.5×10^{12}/L，白细胞 2.0×10^9/L，血小板 30×10^9/L，网织红细胞百分比 0.1%。

西医诊断：再生障碍性贫血。

中医诊断：血证，衄血，紫癜。

辨证审机：气阴两虚，脾失统摄；阴虚火旺，迫血妄行。

治法：滋阴凉血止血。

处方：犀角地黄汤加减。

犀角（研磨冲服，水牛角代）3.5 克，生地 50 克，白芍 40 克，丹皮 30 克，阿胶 20 克（烊化）。3 剂，每日 1 剂，水煎早晚分服。

二诊：衄血已止，热退身凉，下肢及全身紫癜稍减退，但仍心悸气短，面色苍白，舌淡少津，口干不思饮。标急已缓，宜健脾益气，少佐滋养心肾之品。

处方：党参 20 克，白术 20 克，黄芪 30 克，当归 15 克，炙甘草 10 克，茯苓 10 克，远志 5 克，木香 5 克，龙眼肉 20 克，生地 20 克，麦冬 15 克，大枣 10 枚，生姜 5 克。3 剂。

三诊：药后未见衄血复发，心悸气短好转。继服前方。

四诊：继服前方 7 剂，衄血未作，心悸气短减轻。但近日发热、衄血复作。仍服用初诊方，3 剂。

五诊：3 剂后，热退血止。改用二诊方，以红参易党参，减生地、麦冬。

六诊：前方连服 2 月，虽偶尔衄血，但量不多，此间仅输血 400mL。近日又稍觉五心烦热，衄血次数稍增，遂又改予初诊方加旱莲草 25 克，槐花 20 克。3 剂。

七诊：3 剂后，烦热退，衄血止。继服二诊方。

八诊：又连服 2 月余，衄血未作，紫癜消尽，未再行输血。周围血象明显好转，血红蛋白 60g/L，红细胞 $2.6×10^{12}$/L，白细胞 $3.8×10^9$/L，血小板 $70×10^9$/L，网织红细胞百分比 0.3%。

此后按本方连服 1.5 年，诸症悉愈。衄血及紫癜均未发生，胃纳佳，气力增。复查周围血象：血红蛋白 72g/L，红细胞 $3.05×10^{12}$/L，白细胞 $5.0×10^9$/L，血小板 $80×10^9$/L，网织红细胞百分比 0.3%。停止服药，随访约 30 余年，未见反复，体健神爽。

案例 4

高某，女，31 岁，1970 年 4 月 5 日初诊。

主症：双目及皮肤黄染，腹胀大，胁痛，下肢浮肿 3 个月。

病象诊察：该患者于年初曾因巩膜及皮肤黄染、腹胀、两肋痛、下肢浮肿就诊于某院，诊断为肝硬化失代偿期。治疗 2 个月无效，腹水明显增加，黄疸日渐加重，每况愈下，病势恶化，乃转上级医院。经会诊，确诊为继发性胆汁性肝硬化，告之预后绝对不良。因治疗无效，除静脉滴注葡萄糖及维生素 C 外，停用一切药物，乃出院返家休养。其夫接患者出院，抱一线希望延请王老诊治。诊见患者身体虚弱已卧榻不起，语声低微，但神志清晰。全身黯黄如烟熏，腹部胀大如蛙腹，足跗浮肿按之没指，口干渴欲漱水而难咽，尿量甚少，色黄而浊，大便已 7～8 日未行。两胁疼痛，心悸气短，头晕呕恶，不欲饮食，昼夜不能入睡。舌质紫，苔白厚腻、中心罩黄，脉弦滑而细。腹部冲击触诊，脾在肋下 10cm，肝于肋下 5cm，质硬，肝脾区均有触痛。实验室检查：血胆红素 136.8μmo/L，麝香草酚浊度 12U（正常 0～6U），硫酸锌浊度 20U（正常 2～12U），谷丙转氨酶 300U/L，总蛋白 40g/L，白蛋白 15g/L，球蛋白 25g/L。尿素氮 28.6mmol/L。

中医诊断：阴黄、臌胀。

辨证审机：脾肾阳虚，寒湿阻遏，瘀结水停，毒热内蕴。

治法：温肾健脾，行气利湿，软坚化瘀，清热解毒。

处方：茵陈 30 克，附子 15 克，干姜 15 克，白术 15 克，茯苓 15 克，土鳖虫 10 克，鳖甲 35 克，半夏 15 克，泽泻 20 克，桂枝 15 克，红参 15 克，生姜 15 克。2 剂。每日 1 剂，水煎早晚分服。

二诊：1970 年 4 月 7 日。药后诸症无明显改善。因呕逆，药液难以下咽。前方改半夏为生半夏 30 克，生姜加至 25 克。2 剂，水煎服。

三诊：1970 年 4 月 9 日。呕逆稍缓，药液已能下咽，但余无明显改善。寒湿久遏，瘀血久积，可蕴结热毒，故寒热并投，攻补兼施。

处方：黄芪 20 克，太子参 20 克，白术 20 克，败酱草 30 克，茵陈 30 克，黄柏 15 克，郁金 30

克，泽泻 20 克，鳖甲 50 克，木香 15 克，茯苓 25 克，车前子 25 克（包煎），大枣 7 枚，生姜 20 克，白芍 40 克，延胡索 20 克，生半夏 40 克，用大腹皮 100 克煎汤，代水煎诸药。1 剂 2 煎，共煎 300mL，于 1 日内分多次温服下。

四诊：1970 年 4 月 11 日。药后大便通下，尿量增多，腹胀胁痛减轻，口干已能饮水，饮后呕逆不甚、腹部不胀，下肢浮肿如故，舌苔稍化，脉象同前，仍服原方。

五诊：1970 年 4 月 14 日。服上方 3 剂后诸症明显好转，尿量一昼夜可达 2000mL，全身皮肤由暗褐色转为淡黄而明亮，此乃阴黄转为阳黄之趋势。但大便清，一日 2~3 次，量不多，此乃寒凉伤脾之故。前方加附子 20 克，山药 40 克，仍用大腹皮 100 克煎汤代水，共煎药 500mL，少量频服，每日 1 剂。

六诊：1970 年 4 月 20 日。5 剂后腹泻止，腹水明显消退，下肢肿消，黄疸已退大半，食量增加，已能坐起。效不更方，原方再服 5 剂。

七诊：1970 年 4 月 26 日，黄疸尽消，巩膜已无黄染。腹部松软，膨胀已除。触诊肝在肋下 1.5cm、脾在肋下 3.5m，压痛消失，胁痛缓解，舌质已由紫转红，苔尚未褪尽。再服原方 7 剂。

八诊：1970 年 5 月 5 日。患者精神转佳，已能下床行走，头晕明显减轻，夜已能寐，但胃纳仍差。邪已衰其大半，当以扶正为主，兼祛余邪。

处方：黄芪 35 克，太子参 20 克，白术 20 克，山药 20 克，附子 15 克，败酱草 30 克，茵陈 20 克，板蓝根 20 克，郁金 20 克，鳖甲 30 克，白蔻仁 25 克，薏苡仁 30 克，莱菔子 15 克，白芍 35 克，延胡索 15 克，生半夏 20 克，茯苓 20 克。

九诊：1970 年 5 月 20 日。上方连服 14 剂，复诊除肝脾大同前诊外，余症皆除。前方生半夏改为清半夏，制成丸剂，连服 2 个月以巩固疗效。

该患者服丸剂后，疗效巩固，月经亦在闭经半年之后复潮，身体状态转佳。于 1978 年接受脾脏切除术。追访 18 载之久，健康状况一直良好。

案例 5

单某某，男，40 岁，初诊时间：1970 年 1 月 15 日。

主症：背部冷如掌大半年余，近 2 月加重。

病象诊察：1969 年夏因郁怒日久，常觉脘闷胁痛，纳呆泛酸，头晕耳鸣，失眠乏力，曾延请诊治。当时其脉弦而沉，舌赤苔薄黄，予以疏肝理气、健脾和胃之剂，调之月余诸症渐愈。唯觉左背部相当于肺俞、心俞穴处，约 6cm×7cm 范围有寒冷感。初起尚不介意，2 个月后，局部寒冷感加重，经他医治疗数月无效，故再次前来求治。该患者身躯略肥胖，自云左背部如掌大一块寒冷如冰敷，虽重装围裹，丝毫不解其寒，余无其他不适。舌淡，苔薄白，脉沉滑而细。

中医诊断：痰饮病。

辨证审机：气结痰凝，饮停心下，阻遏阳气。

治法：涤痰通阳。

处方：煨甘遂末 2 克。装胶囊内，晨起空腹时 1 次顿服。投 3 日量，嘱其"中病即止，不必尽服"。

二诊：服药 1 剂后，当日泻下约 10 余次，背部寒冷感顿减。服第 2、3 剂后，泻下已不似第 1 日之频繁，而患部之冰冷感则完全消失。

第八节 段 富 津

一、医家传略

段富津（1930～2019），汉族，吉林省怀德县人，首届国家级教学名师，第二届国医大师，著名中医学家、教育家。黑龙江中医药大学终身教授，国家级重点学科方剂学学科的奠基人，全国优秀教师，全国师德先进个人，享受国务院政府特殊津贴。

段富津自幼身体羸弱，父亲为他择取学医之路。少年时期先后拜家乡名医李子芳、曲培文为师，侍诊之暇，手不释卷，对《药性赋》《汤头歌诀》《濒湖脉学》《内经》《难经》《伤寒》《金匮》及温病等经典著作口诵心惟。1951年初到1952年末，曾先后在肇东县四兴村和青山供销社医药部行医。在日复一日的望闻问切与处方用药之间，其医理逐渐融会贯通，医术日臻精进，运用经方治愈多例令其他医生束手的疑难杂症，名满全县。

1953年初，段富津与三名中医师组建肇东县民主联合诊所，任所长。一年后，被调入县政府卫生科，担任中医科员，除负责日常中医事务外，亦承担全县的中医进修培训。1957年至黑龙江省中医进修学校第五期培训班学习，被评为模范学员。1958年调入哈尔滨，开始在黑龙江中医学院执教与行医。

段富津擅长诊治中医内、妇、儿科及诸多疑难病症，尤其对痹证、消渴病、肾病、肝病、心脑病及温热病等有独到的诊疗经验。先后培养大批优秀博士后及硕博研究生。其所提出的方剂药力判定公式解决了方剂配伍理论中诸多具有争议的问题，在全国方剂界产生重大影响，其基于多年教学经验总结出的"方剂学教学模式—多维博约，因方施教"课题荣获国家级教学成果一等奖。先后参加全国统编教材《方剂学》第三、四、五版的编写工作，主编第六版全国首次规划教材《方剂学》，国家普通高等教育自学考试（中医本科）指定教材《方剂学》与教学大纲，同时主编高等中医药类规划教材教与学参考丛书《方剂学》及自学辅导书，主持编制国家试题库。担任新世纪全国高等中医药院校规划教材《方剂学》与新世纪全国高等中医药规划教材《方剂学》（七年制）的主审。先后出版《"十一五"国家重点图书中国现代百名中医临床家——段富津》《段富津方剂学讲课实录》《段富津医案精编》等学术著作20余部，发表高水平学术论文40余篇，研制中药新药10余种。

二、学术思想

（一）方贵配伍，君药为重

在临床处方方面，段富津强调方贵配伍，君药为重，其中独特的学术思想就是极力主张"力大者为君"——即以药力作为君臣佐使的定位。这一思想升华了中医处方的严谨性和应用性，使"主病之谓君"的理论更加充实、完善。这一论点已写入全国中医院校的《方剂学》各版国家规划教材以及全国高等教育自学考试指定教材。药力=药性+用量+配伍+用法+……，此药力判定公式以线性表达形式，深刻揭示历代困扰中医方剂学乃至中医学之非线性理念，把方中药力最大者定为君药，突出君药的作用，改变了方名即君药的误区。如炙甘草汤是"生地"为君药而不是"炙甘草"，五苓散"泽泻"是君药而非"茯苓"。这一论点得到国内同行专家的一致认可，这不仅解决了诸多学术争端，充分发挥君药的作用，从而提高了方剂疗效，而且培养了学生的唯物论思维和独立思考与创新能力。如以逍遥散加减治肝脾不和证时，常以证候不同而变换君药，他曾治愈一位服原方二十余剂治之不效的患者。由于病者以浮肿为主，段富津将逍遥散之茯苓用量加至 50 克为君，减轻柴胡用量为佐，结果 4 剂肿消，10 剂而诸症平，此类临床运用不胜枚举。

（二）辨证论治，注重正气

他认为正气是维持生命的原动力，正气旺盛人则健壮，正气衰微则生命垂危，正气竭则人亡。正气伴随着生命而存在，二者是一体的。在正常的生理活动中，机体有其自治能力，有其自身的防卫能力；在病理的状态，机体亦有其自愈能力。"正气存内，邪不可干"。正气不仅能御邪，而且能祛邪。人体各种机能活动和抗病能力都是正气的体现。人体是一个有机的整体，脏腑之间相互依存、相互制约、相互协调，共同发挥正常的生理功能。疾病在向愈过程中，正气是主要抗病力量，是主力。所以在诊治上，他注重保护和恢复正气，注重调理脏腑功能与调节脏腑关系。他还特别提出"正气运药"的学术思想，强调药物治病要依赖正气的运化进而发挥其功效，正气不能运药则药亦无功。

（三）善用经方，药简效佳

段富津认为中医的精髓是辨证论治，一名好中医当主要把握好两条：一是辨证精准，二是处方精当。段老临证从不开奇方、大方，处方多为八到十二味药，且充分认识到经方之有效和实用，熟读《伤寒论》与《金匮要略》等经典著作，运用经方治愈了多例疑难杂症。例如某患者，症状是失眠、心中烦躁，经辨证，诊断为热扰胸膈证，处以栀子豉汤，仅用栀子、豆豉两味药而痊愈。再如，曾遇到一女性患者，34 岁，工人，时发寒热，四月有余，进药数十剂不效。主诉初因外感，终未痊愈。现乍寒乍热，发无定时，尤以经前为著，伴心悸、头眩，烦躁易怒，食少呕哕，经期小腹微痛，舌苔薄白，脉虚弦稍数。究其初病，正值月经适断，继发寒热。经曰："妇人中风七八日，续得寒热，发作有时，经水适断者，此为热入血室，其血必结，故使如疟状，发作有时，小柴胡汤主之。"观其前方，有和解、疏肝、养血、和血等法，并有小柴胡汤加味者。仍处以柴胡 25 克，当归 20 克，丹皮 15 克，黄芩、半夏、党参、甘草、生姜各 10 克，大枣 4 枚。煎服 4 剂，月经来潮，经后又进四剂，其病告愈。追访两月，未曾复发。此例虽前医曾用小柴胡汤，但柴胡用量最多不过 15 克，且与方中他药药力相当，实不足以疏利肝胆、透达血海之邪热。故增至 25 克以为君，且虑血室瘀阻，其血必结，本钱天来"小柴胡汤中应另加血药"之意，遂入丹皮 15 克，《本经》云：丹皮"主寒热"，李时珍谓丹皮"治血中伏火"。得此诸意，不无小补，学习经方，不但要注意方中诸药，还应注意每味药的用量，才能发挥其最大药力。

（四）治疗胸痹心痛，重在补虚，祛邪为次

在治疗胸痹心痛方面，段富津经过多年临证和潜心研究，提出胸痹心痛以正虚为主，邪实为次。正虚包括气虚、血虚、阴虚、阳虚，以气虚为多；邪实包括气滞、血瘀、痰阻，以血瘀为多，并总结出胸痹心痛不同证候及其相应治法。辨证纲要包括：心气虚证、心阳虚证、心阴虚证、心血虚证、血瘀证、气滞证及痰郁证。辨治法则有：益气活血法、益气养阴法、益气养血法、益气温阳法、滋阴养血法、理气宽胸除痰法、活血化瘀法、理气活血法、养血理气法和益气开郁法，重在治本，急则治标。

三、验案赏析

案例 1

陈某，女，52岁。初诊时间：2009年11月24日。

主症：胸闷气短多年。

病象诊察：长期从事体力劳动，现胸闷，动则气喘，乏力，劳动则心胸疼痛，心中动悸，寐差多梦。月经基本正常，舌淡，苔薄白，脉弦细缓无力。2009年5月12日检查，动态心电图示：窦性心律，偶发室上性期前收缩（36次/24h），短阵性房性心动过速（11次/24h），ST-T明显改变。

中医诊断：胸痹。

辨证审机：劳役过度，耗伤正气；气虚益甚，心失所养。

治法：益气养心。

处方：人参15克，黄芪30克，炙甘草15克，酸枣仁20克，柏子仁20克，当归15克，川芎15克，茯苓20克，煅龙骨30克，煅牡蛎30克，五味子15克，丹参15克，焦白术15克。7剂，日1剂水煎，早晚分服。

二诊：2009年12月1日。好转，但仍寐差多梦。上方加蜜远志10克。7剂。

三诊：2009年12月8日。近日因搬家劳累，故又气短乏力，脉偶结。上方黄芪加5克。14剂。

四诊：2009年12月22日。气短减轻，心胸有时微痛，偶自汗。上方黄芪再加5克。14剂。

五诊：2010年1月5日。明显好转，心痛未发，脉缓不结。继用上方。14剂。

辨治思路与特色解析 《灵枢》曰："心者，五脏六腑之大主也，精神之所舍也。"劳累太过，耗伤心气，心气虚弱，心失所养，不荣则痛而发本病。治宜益气养心之法，投以养心汤加减治之。方中人参大补元气，《本草经疏》称其能"回阳气于垂绝，却虚邪于俄顷。"黄芪补中益气，固表实卫。张锡纯称黄芪"能补气，兼能升气，善治胸中大气下陷……为其补气之功最优，故推为补药之长，而名之曰耆也。"二药共为君药。五味子能补五脏之气，李东垣称其"补元气不足，收耗散之气"；白术能健脾益气，助君药以增强补气之功，二者为臣药。佐以当归养血和血，血为气之舍，使气有所附，使之补而不失；酸枣仁、柏子仁、茯苓以养心安神；龙骨、牡蛎既能重镇安神，又能收敛心神，《注解伤寒论》曰："龙骨、牡蛎，收敛神气而镇惊"。心主血，气虚则血行无力而生瘀，故用丹参活血祛瘀，养血安神；川芎为血中气药，行气活血，既能祛瘀生新，又能使之补而不滞，亦为佐药。炙甘草能调和诸药，与君药相配，又能补中益气，为佐使之用。《医宗金鉴》载"芪外参内草中央"，黄芪偏于补表气，人参偏于补中气，甘草补气调和于参、芪之间，三药合用能大补一身上下表里之气。二诊时，加蜜远志交通心肾，增强宁心安神之功。《本草正》曰："远志，功专心肾，故可镇心止惊，辟邪安梦，壮阳益精，强志助力。以其气升，故同人参、甘草、枣仁，极能举陷摄精，交接水火。"三诊时，因劳累耗气，气虚未复，鼓动无力，脉来不能自续，故见结脉，故重用黄芪以补气。四诊时，自汗出，故再加黄芪以增固表止汗之力。五诊时，明显好转，继服上方以巩固疗效。

案例 2

东某，男，36岁。初诊时间：2011年12月17日。

主症：双侧小腿红肿疼痛1周。

病象诊察：双侧小腿红肿疼痛，痛不可触，得冷稍舒，唇暗，舌暗红，苔白腻，脉弦略数。生化检查示血尿酸475.10μmol/L。

西医诊断：蜂窝组织炎。

中医诊断：腓腨发。

辨证审机：湿热内蕴，瘀血阻络。

治法：利湿清热，活血止痛。

处方：当归15克，连翘20克，泽泻20克，茵陈20克，茯苓20克，苦参15克，甘草15克，木瓜15克，生薏苡仁30克，川牛膝15克，丹皮15克，赤芍15克，天花粉10克。7剂，日1剂水煎，早晚分服。

二诊：2011年12月24日。诸症好转，脉仍略数。上方加姜黄15克，黄柏10克。7剂。

三诊：2011年12月31日。明显好转，肿痛基本消失，脉不数。上方去天花粉、黄柏。7剂。

辨治思路与特色解析 关节红肿疼痛，为湿热相搏之痹证，故以清热利湿为法，以当归拈痛汤加减治之。当归拈痛汤出自《兰室秘藏》，原名拈痛汤，主治"湿热为病，肩背沉重，肢节疼痛"。《医方集解》又增治"脚气肿痛，脚膝生疮，脓水不绝"，并引《玉机微义》曰："此方东垣本为治脚气湿热之剂，后人用治诸疮甚效"。方中茵陈苦泄下降，善于清利湿热；生薏苡仁甘淡寒，利湿清热，疏导下焦，二者共为君药。泽泻、茯苓淡渗利水，与君药配伍，清热利湿消肿，使湿热之邪从小便而出；连翘清热解毒，散结消肿；苦参清热燥湿，"逐水，消痈肿"（《神农本草经》）；木瓜除湿，舒筋止痹痛，《本草正》谓其"疗腰膝无力，脚气，引经所不可缺"，皆为臣药。方中渗利药、苦燥药易耗伤人体阴血，且湿热内蕴，痹阻经络，血行不畅，瘀血内生，故又加当归养血活血；丹皮、赤芍凉血活血，消肿止痛；天花粉清热消肿；川牛膝活血通经，引药下行，尤可补肝肾，强筋骨，止腰膝疼痛，以上为佐药。生甘草调和药性，并可泻火解毒，缓急止痛，为佐使药。二诊诸症好转，脉仍数，故加苦寒之黄柏，清热燥湿，尤善治下焦湿热；姜黄活血化瘀，消肿止痛。三诊明显好转，脉不数，故去天花粉、黄柏。

⚕ 案例3

张某，女，20岁。初诊时间：2011年12月13日。

主症：反复发热4月余。

病象诊察：2011年8月，因外感后反复发热，曾经西医治疗但病情未见好转。至今反复发热已4月余，体温38～39.6℃，每于下午3时发热，至夜半稍退。发热时全身疼痛困重，自汗，胸闷，口干不欲饮，二便正常，舌淡苔白略厚腻，脉沉弦，右脉滑。西医检查：白细胞计数 $1.2×10^9$/L。

中医诊断：外感发热。

辨证审机：暑邪伤表，湿遏热伏。

治法：清热利湿，调畅气机。

处方：滑石25克，生薏苡仁25克，白蔻仁10克，杏仁10克，半夏10克，厚朴15克，汉防己10克，姜黄15克，甘草10克，通草10克，竹叶15克。7剂，日1剂水煎，早晚分服。

二诊：2011年12月20日。热退4日，体温正常，苔白略腻，胃脘痞闷，食少。上方加枳实15克。7剂。

三诊：2011年12月27日。体温正常，诸症消失，苔转薄白。嘱其停药，注意饮食调节，勿食辛热肥甘之品。

辨治思路与特色解析 长夏之令，暑湿熏蒸，交相为病，故长夏外感，暑湿者居多。《温病条辨》称："长夏初秋，湿中生热，即暑病偏于湿者也。"本属湿热，理应宣化湿热，但治之不当，湿热无从出路，故反复发热4月余。此案以调畅气机、清利湿热之三仁汤加减治之。方中滑石甘淡性寒，清热解暑利湿，使湿热之邪从水道而出，《本草通玄》认为滑石能"利窍除热，清三焦，凉六府，化暑气"，故为君药。薏苡仁甘淡寒，健脾利湿兼能清热，以助滑石之力；半夏、厚朴辛苦温，能燥湿和胃，行气化湿，使气化则湿化，共为臣药。通草、竹叶甘寒淡渗，以增强清利湿热之功；杏仁宣利肺气，开水之上源；白蔻仁行气悦脾，畅中焦之气，其气芳香性温，又可防滑石寒凉碍湿；汉防己、姜黄以祛风湿，通经止痛，共为佐药。甘草能调和诸药，为使药。服药 3 日后，体温恢复正常。二诊时苔仍白略腻，胃脘痞闷，可见湿邪未尽，故加枳实以行气消痞。三诊时，诸症消失，故停药。

四、医案今鉴

案例 1

吴某，男，83 岁。初诊时间：2011 年 8 月 2 日。

主症：感冒后哮喘加重。

病象诊察：既往哮喘 50 余年，近因感冒而加重，气短乏力，动则气喘，甚则不能平卧，咳嗽胸闷，痰白质黏，唇暗，大便干，小便无力，自汗，双手震颤，身体消瘦，舌暗红，苔白，脉弦滑略数。既往冠心病病史。

中医诊断：喘证。

辨证审机：肺气亏虚，气不化津，痰饮郁肺，兼有伏火。

治法：补肺益气。

处方：人参 15 克，黄芪 35 克，桑白皮 15 克，地骨皮 15 克，杏仁 15 克，炙甘草 15 克，当归 15 克，陈皮 15 克。7 剂，日 1 剂水煎，早晚分服。

二诊：2011 年 8 月 9 日。喘减，痰仍黏，舌红，脉弦滑。上方加瓜蒌 15 克。14 剂。

三诊：2011 年 8 月 23 日。诸症明显好转，咳喘均轻，可以平卧，舌淡，脉弦滑。上方去桑白皮、地骨皮，黄芪加 5 克。14 剂。

四诊：2011 年 9 月 6 日。诸症大减。

后续服中药 30 余剂，可以散步，上下四层楼而不休息，纳眠均可。

案例 2

高某，男，50 岁。初诊时间：2013 年 6 月 6 日。

主症：心悸 2 年余。

病象诊察：心悸，胸闷气短，头晕头痛，大便略溏，面色萎白，四末不温，舌淡苔白，脉结代无力，律常不齐，时而三五不调，时而略数、促。2013 年 6 月 4 日心脏彩超：双房、左室轻度增大，二、三尖瓣轻度返流。动态心电图：房颤，频发室早，ST 段改变。

中医诊断：心悸。

辨证审机：气血两虚，心脉失充，鼓动无力，损及阴阳。

治法：补阳气，益阴血。

处方：生地 25 克，炙甘草 20 克，人参 15 克，桂枝 15 克，炒酸枣仁 20 克，柏子仁 20 克，煅龙骨 35 克，煅牡蛎 35 克，五味子 15 克，茯苓 20 克，黄芪 35 克。7 剂，日 1 剂水煎，早晚分服。

二诊：2013 年 6 月 13 日。心悸减轻，但脉仍结代。上方加当归 15 克，川芎 15 克，石菖蒲 15 克，黄芪加 5 克。7 剂。

三诊：2013 年 6 月 20 日。心悸大减，气短乏力转轻，脉沉略迟偶结。上方加薤白 15 克，桂枝加 5 克。7 剂。

四诊：2013 年 6 月 27 日。诸症减轻，偶寐差，脉沉。上方加蜜远志 10 克。7 剂。

服上方 7 剂后，又加减服用 30 余剂，诸症消失，后制丸药调治 1 月以巩固疗效。

案例 3

盛某，女，38 岁。初诊时间：2010 年 11 月 6 日。

主症：胃脘胀痛不适数月，连及左胁肋不适。

病象诊察：胃脘胀痛不适，连及左胁肋，食后症状较著，伴有纳差、心悸、多梦，便溏，月经大致正常，偶有前后不定期。苔白，脉沉缓无力。有慢性浅表性胃炎病史。

中医诊断：胃痛。

辨证审机：肝郁气滞，木郁不达，克伐脾土，不通则痛。

治法：疏肝健脾，理气调血。

处方：柴胡 15 克，酒芍 15 克，焦白术 15 克，茯苓 15 克，石菖蒲 15 克，砂仁 15 克，郁金 15 克，炙甘草 15 克，枳实 15 克，川芎 15 克。14 剂，日 1 剂水煎，早晚分服。

二诊：2010 年 11 月 20 日。胃脘胀痛明显好转，仍乏力、心悸、多梦，舌苔薄白，脉仍沉缓无力。上方加炒酸枣仁 20 克，丹参 20 克，黄芪 30 克。14 剂。

三诊：2010 年 12 月 4 日。胃脘胀痛症状消失，左胁微痛，月经将至，腹微痛，舌苔薄白，脉沉缓。上方加乌药 15 克，延胡索 15 克。14 剂。

四诊：2010 年 12 月 18 日。上述症状基本消失，继服上方 7 剂以巩固疗效。

服药月余，基本痊愈，随访半年未复发。

案例 4

于某，女，48 岁。初诊时间：2010 年 11 月 20 日。

主症：间断性上吐下泻 1 年余。

病象诊察：上吐下泻，每 1～2 个月发作一次，每次发作 1～2 天，发作时每日吐泻 5～7 次，全身疼痛，胃脘部压迫感。昨日又发作，今仍未止，伴前额疼痛，双下肢恶风疼痛，胃脘胀痛，舌淡苔薄白，根部略腻，右脉弦，左脉滑略沉。

中医诊断：呕吐，泄泻。

辨证审机：饮食不节，湿滞中焦，脾不升清，胃失降浊。

治法：健脾化湿，理气和胃。

处方：藿香 15 克，厚朴 15 克，砂仁 15 克，半夏 15 克，木瓜 15 克，茯苓 20 克，焦白术 15 克，人参 15 克，白扁豆 15 克，防风 15 克，紫苏 10 克，炙甘草 15 克，生姜 15 克，大枣 3 枚。7 剂，日 1 剂水煎，早晚分服。

二诊：2010 年 2 月 11 日。因尿频来诊，告知上症服药 2 剂即愈，7 剂服尽，后未再发。

案例 5

孙某，女，48 岁。初诊时间：2010 年 7 月 17 日。

主症：头痛近 1 年。

病象诊察：头痛，头重如裹，以后头部为重，左侧肢体遇寒麻木，冬季尤甚，偶有舌麻，舌淡苔白腻，脉弦略缓。

中医诊断：头痛。

辨证审机：脾失健运，痰浊中阻，肝风内动，挟痰上扰。

治法：燥湿化痰，息风止痛。

处方：半夏 15 克，焦白术 15 克，天麻 15 克，茯苓 20 克，菊花 20 克，蔓荆子 15 克，川芎 15 克，炙甘草 15 克，僵蚕 10 克。7 剂，日 1 剂水煎，早晚分服。

二诊：2010 年 7 月 24 日。头痛减。上方加陈皮 15 克。7 剂。

三诊：2010 年 7 月 31 日。头痛、头沉止。继服上方。7 剂。

随访 1 月，头痛未发作。

第九节 卢 芳

一、医 家 传 略

卢芳（1939～ ），黑龙江省肇东县人，第三届国医大师，龙江医派杰出代表人物。

卢芳幼年家贫，但天资出众，刻苦勤奋，博闻强识，其父亲是一名小学老师，在父亲的指导下，卢芳自小古文功底深厚，文采斐然，且有很高的鉴赏能力。在学习上，其父更是言传身教，对其严格要求，嘱其做学问当孜孜不倦，不可马虎从事，更不能囫囵吞枣，这种治学态度影响了卢芳一生。后因母亲生病走上医学之路，拜"肇东三杰"之首张俊杰为师，学习中医。1956 年考入黑龙江中医学院（即今黑龙江中医药大学）中医系。读书期间，卢芳为争取更多的学习时间，临睡前，每欲多饮水，以求半夜如厕之机，再挑灯夜读，毕业时因表现优异，成绩突出，品学兼优，得以留校任教。在中医学院内科教研室担任一年教员后，卢芳在 1963 年被分配到附属医院中医内科杂症病房工作，其间也加强了西医知识的学习，将中西医知识融会贯通并很快升为科主任。后来中医学院选拔年轻教师中的优秀者为"西医学中医高级研究班"学员授课，卢芳因授课条理清楚，思维缜密，内容丰富，理论联系实际，加之讲课技巧娴熟，生动活泼，深受西医学员们欢迎，于是学员们就编出了"四小名医"的说法，卢芳位列其中。因成就突出，卢芳成为哈尔滨市医学界第一批享受国务院政府特殊津贴的医生。其后，卢芳调任哈尔滨市中医院院长、省中医药管理局副局长，任职期间，显示出非凡的管理才能，如其在任哈尔滨市中医院院长期间，短短数年使哈尔滨市中医院重新焕发生机，跻身先进模范医院行列。

卢芳一生沉潜医道，在诊治内分泌、神经、生殖、心血管系统疾病等方面积累了大量临床经验。临床之余，卢芳十分重视科研，研究成果先后获得国际、国家、省级大奖十余项，经验方剂转化为国药准字上市药品 4 种、院内制剂 20 余种，如他用"药捣病所"理论，研制出"前列闭尔通栓"治疗难治性前列腺炎、前列腺增生，疗效独特；"双解降糖精胶囊"治疗糖尿病不仅能降低血糖，而且对糖尿病引起的并发症亦有特效。他在国内首先提出三叉神经与循行在面部的某些经络相吻合，并研制出国药准字药品"颅痛宁颗粒"；其"消瘿平亢胶囊"，不仅可医治甲状腺功能亢进症，而且对治疗甲状腺瘤和其产生的突眼症有很好疗效。同时，卢芳勤于笔耕，出版个人多部专著如《内科辨病与辨证》、《卢芳临床思维》、《糖尿病中文文献索引》等，累计数百万字，其中《三叉神经痛与中医疗法》及《中医诊治内分泌代谢病》，曾参加香港国际书展，发行海内外。其主要学术思想与临床经验，已收载于《龙江医派丛书·国医大师卢芳学术经验集》。

二、学 术 思 想

（一）发扬国医新思维，双辨结合为指导

20 世纪 70 年代，辨病与辨证结合的观点方兴未艾，仍具有一定争议。卢芳认为辨病与辨证相结合属于优势互补，早年在《内科辨病与辨证》系统阐述自己的"双辨"观点，总结出"辨病证、定药量"等一系列治疗原则。

卢芳提出构筑疾病的要素可以用点、线、面三方面概括。"点"指疾病征象在时间和空间上的间断性，即单一的症状、体征和检查报告，是基本要素；"面"指疾病征象在某一时间片断（或点）上的空间分布，即同一时间内所有的排列组合；"线"指疾病征象在某空间范围内的时间分布，即某些病征在不同的时间内发生、发展和演变的过程，后二者是构建疾病的骨架。

卢芳常说：辨证施治是中医的灵魂。但又不能满足于"证"，因为现代医学的检查结果超出了辨证范围，如慢性肾炎症状已消除，但尿化验还有异常；又如慢性肝炎没有症状表现，可是转氨酶增高或乙肝抗原阳性。如果片面强调辨病，丢掉辨证施治，则失掉中医灵魂；如果无视现代科学对病的研究，则中医得不到发展。

卢芳"双辨"法可以提高临床疗效。例如，同属"心脾两虚"证型，表现在神经官能症和再生障碍性贫血的两个截然不同疾病中，治疗时，在补益心脾基础上，选用针对性较强的辨病用药。如神经官能症选用酸枣仁、茯神、五味子等有调节神经作用的药物；再生障碍性贫血则选用人参、黄芪、黄精等对改善化验指标有作用的药物。

（二）药味少而精，药量大而惊

卢芳处方时主张药味不宜过多，认为中药有气味之不同，又有升降浮沉和归经之别，同时还有七情配伍之相畏、相杀、相反，如用药味多，难免互相牵制，降低药效。例如对甘草，古人有"甘草解百毒"之说，甘草既然解百毒，亦会降低各药物之效用，因此，卢芳对甘草的应用特别有分寸，并非一味应用甘草调和诸药。只要药证相对应，虽药味少但同样有效，故在应用"经方""古方"时，师其意而不拘其方，或用其方而制大其剂。因此，卢芳在用药剂量上大得惊人，他认为药物达不到一定剂量，就不能发挥应有的效用，打破了传统用药剂量的模式，对古人"细辛不过钱""木香不过三"等论，卢芳在实践中总结出只要辨证准确可以突破二药的剂量，他曾将细辛、木香用至15 克甚至更多。例如卢芳在治疗慢性非特异性溃疡性结肠炎时，认为其病机属寒热错杂、虚实并见，基本处方只有五味药，苍术 80 克，炮姜 30 克，黄连 15 克，车前子 100 克（单包），木香 30 克。再如川芎治疗头痛，卢芳认为若川芎剂量小则达不到效果，对偏头痛、三叉神经痛、枕大神经痛等头面部神经痛，其最低用量为 50 克，多则 100 克。曾治一例自 5 岁开始头痛，头痛 50 余年的患者，用上述方法治疗 3 周，头痛尽瘥，观察停药数年未复发。因此，卢老被患者誉为治疗头痛的专家。卢芳常说"选方用药，犹如用兵，不得已而为之。"

（三）三叉神经痛顽疾，重用川芎显奇功

三叉神经痛和偏头痛虽不是危病、急病，但患者数较多，病情顽固，困扰患者的正常生活，甚至影响工作。"颅痛宁颗粒"的发明者卢芳对此深有体会，他深知帮患者解除这种病痛的意义所在。

卢芳在总结前人经验的基础上，对三叉神经痛进行了系统研究，将三叉神经痛分为三种类型，

即风火型、风寒型、血瘀型。通过分析病例发现，风火型占全部病例的68%，他认为这类病起于内火外风，多为精神因素所致。治法以疏风泄热为主，佐以活络止痛。基本处方：川芎50克，生石膏50克，菊花15克，水牛角25克，胆南星10克。若属于足太阳膀胱经循行部位一支疼痛，加蔓荆子为使；若属于手太阳小肠经和手少阳三焦经循行部位两支疼痛，加薄荷为使；若三支联合疼痛，属足少阳胆经和足阳明胃经循行部位，则加柴胡为使。上述诸使药，既能引药归经，使药到病所，又有清热祛风作用，一举两得。服用本方多在四剂至十二剂获效，若服至十二剂无效者，可把川芎每剂改为75克再服四剂，仍毫无疗效，可考虑按血瘀型治疗。

风寒型三叉神经痛在临床上约占9%左右。凡外感寒邪侵犯三阳经脉均可以引起经脉拘急，气血流通不畅，不通则痛。临床所见以外感寒邪为多，为素体阳虚，招致外来风寒入侵经络而发病。单纯内生寒邪引起的极少，治法以温经散寒为主，佐以活络止痛。基本处方：荜茇50克，细辛5克，川芎50克，炙川乌10克，苍耳子15克。若一支疼痛，加防风为使；若两支疼痛，加高良姜为使；若三支疼痛，加藁本为使；若三支联合疼痛，加白芷为使。上述诸使药的含义与风火型使药目的相同，即起到引药归经和祛风散寒作用。此方多在连续服药两周左右显效。

血瘀型三叉神经痛为风火型和风寒型的延续，久治不愈形成血瘀。卢芳诊治此类患者也为数不少。治则是活血通经，化瘀止痛。基本处方：川芎50克，地龙15克，僵蚕15克，蜈蚣3条，炙水蛭15克，全蝎5克。若一支疼痛偏热者加蔓荆子50克，偏寒者加荜茇50克；两支疼痛偏热者加薄荷15克，偏寒者加高良姜15克；三支疼痛偏热者加黄连5克，偏寒者加藁本15克；若三支联合疼痛偏热者加柴胡25克，偏寒者加白芷50克；舌有瘀斑加穿山甲15克；舌苔薄黄加胆南星10克（烊化）；兼气郁加姜黄25克；兼气虚加黄芪50克。

经科学的数据分析和大量临床验证，卢芳研制的"颅痛宁颗粒"疗效显著，安全性好。这一成果荣获黑龙江省科技进步奖，并在国内外学术会议上获得较高评价。

（四）首倡脾胰同治法治疗糖尿病

卢芳通过研究历代文献逐渐明晰脾胰同治的观点。现代医学认为糖尿病是一组代谢紊乱综合征，与胰岛分泌及肠道功能等密切相关。中医脾的生理功能就涵盖了现代医学胰腺和肠道的功能。《难经》云："脾重二斤三两，扁广三寸，长五寸，有散膏半斤。"清代唐宗海《中西汇通医经精义》云："脾居中脘，围曲向胃"，又说"西医脾形，另有甜肉"。《素问·太阴阳明论》曰："脾与胃以膜相连耳，而能为之行其津液。"《医林改错》则直接将胰视为脾，曰："脾中有一管，体象玲珑，易于出水，故名珑管，脾之长短与胃相等，脾中间一管，既是珑管。"而后世医家赵棣华在《中西医结合探脏腑》一书中建议中医之脾称为脾胰。

从中医消渴病的发病机理上分析，如《素问·奇病论》说："有病口甜者，病名为何？……此人必数食甘美而多肥也，肥者令人内热，甘者令人中满，故其气上溢，转为消渴。"卢芳教授认为醇酒厚味首先伤脾，这说明本病的发生与饮食伤脾有关。

《素问·阴阳别论》说："二阳之病发心脾，有不得隐曲，女子不月，其传为风消。"风消是形容糖尿病患者形体消瘦、津液枯竭、骨瘦如柴的外观。说明糖尿病的发生与精神因素，即七情郁结损伤心脾有关。卢芳教授认为情志因素不但伤肝犯脾，也可直接引起脾气呆滞。

《灵枢·本脏》曰："脾脆、善病消瘅。"《素问·脏气法时论》云："脾病者，身重善饥。"后世医家认为口渴、多饮、多食、易饥消瘦等皆可由脾虚引起，如晋代王叔和在其所著《脉诀·脉忌》中指出："脾脉实兼浮，消中脾胃虚，口干饶饮水，多食也肌虚。"明代赵献可《医贯·消渴论》云："脾胃既虚，则不能敷布津液故渴，其间从有能食者，亦是胃虚引谷自救。"

卢芳提出现代医学认为糖尿病常引起糖类、蛋白质、脂肪、水、电解质等代谢紊乱。中医学认为脾主运化、升清，脾气健运，水谷吸收、转输有利，即三大物质代谢功能正常。反之，脾失健运，则消化、吸收、代谢等诸环节障碍，易导致糖尿病。现实中很多 2 型糖尿病患者并无"三多一少"之症状，不适合从三消去论治，且患者多有乏力、自汗、短气、神疲、面色萎黄无华，此系脾气不足所致。脾气虚弱，不能转输水谷精微，肌肉失养则乏力，脾肺之气不足，则气短神疲。气虚则卫外不固，腠理疏松易于汗出。卢芳认为此类糖尿病须从脾论治，益气健脾、固表保津方能取得满意效果。

糖尿病合并症主要是血管损伤和功能障碍，如冠心病、脑卒中、周围血管病、神经病变等。卢芳认为上述病变的主要病机为气虚血瘀。脾气虚弱，运化功能减弱，气不行血，血迟滞则为瘀。脾失运化，水谷不化，水湿内停，凝聚成痰，痰阻脉络。

卢芳在汲取前人之精华，结合本人之实践基础上，创立脾胰同治法，为糖尿病的治疗探索新路径。卢芳潜心研制双解降糖精胶囊，既能解除胰岛素抵抗，又能防治糖尿病的慢性并发症，故称双解降糖，其所用药物均是运用现代制药工艺提取制成，故曰精，装入胶囊为其剂型。由于采用肠溶胶囊，避免药物对胃的刺激，可供糖尿病患者长期服用。

（五）创新给药途径治疗中风、前列腺病

1. 采用"鼻通于脑"理论，发明急救栓剂

"中风鼻溶栓"是卢芳数十年经验方剂之结晶，通过现代制药工艺技术制成。用于治疗脑动脉硬化、脑梗死、痴呆等疾病。此方为纯中药制剂，具有活血通络、醒脑开窍、活化脑细胞的作用。中医传统理论认为，"鼻通于脑"，鼻为十二经脉、任督二脉交会之处，《灵枢》云："十二经脉三百六十五络，其气血皆上于面而走空窍。"由此可见鼻腔给药通过经脉循行可达脑髓。由于鼻腔给药直接吸收进入脑脊液，避开"血脑屏障"阻隔，直接作用于靶标组织，虽用药量明显减少，却仍可保证药物有效剂量，通过鼻吸收试验证明，给药后，药物在大脑、脑干等部位迅速出现。综上所述，鼻腔给药作用迅速完全，避免口服药物经过肝胃的首过效应，因此生物利用度高，给药方便，适用于口服不便的患者，且携带方便。该产品于 2004 年获黑龙江省科技进步奖。

2. 运用"药捣病所"理论，直肠给药治顽疾

卢芳认为，慢性前列腺病的主要病机为湿热血瘀、气化不利，他从临床实际中，根据中医学"药捣病所"理论，采用方便携带、安全性高、易于推广的中药栓剂——前列闭尔通栓，放入直肠，置于前列腺附近，使病灶直接吸收药力，颇受广大患者欢迎。在当年属于填补空白，国内外尚未见到相关报道。卢芳经过反复筛选，此方主要药物有取自树脂化石（琥珀），有取自虫类整体（䗪虫、蜈蚣），有取自兽类腺囊（麝香），有取自兽类鳞片（穿山甲），有取自植物茎叶（马鞭草、白花蛇舌草），也有取自植物根块（三七），还有取自植物种子（王不留行）。它们来源不同，质态不同，性能不同，但协同配合起到清热祛湿、活血软坚之功，可治湿热血瘀性疾病。该栓剂不仅可用于前列腺病，同时对盆腔炎、阴道炎、痔疮有治疗作用，属于"异病同治"。

三、验 案 赏 析

案例 1

吴某，女，50 岁。初诊时间：1969 年 7 月 7 日。

主症：左侧上、下颌部剧烈疼痛 3 年，加重 1 年。

病象诊察：三年前，因精神严重创伤，于当夜左侧上、下颌部突然电击样剧烈疼痛，呈阵发性，每半小时左右发作一次，每次持续 30 秒左右，疼痛发作时含漱凉水自觉舒服。曾怀疑牙病，拔掉左侧四颗上下磨牙，但疼痛无任何缓解，每因洗漱、说话、吃饭诱发，因此长期不能洗脸、说话，不能安静饮食。服苯妥英钠无明显疗效。经常应用杜冷丁维持。曾用无水乙醇封闭缓解两个月后疼痛复发，而且发作时间延长，缓解期亦愈益缩短。近一年来，疼痛无缓解，彻底不能入睡，因而来我院诊治。呈痛苦表情，步入诊室，不能回答问话，口角不时流涎，伴便秘溲赤，口苦心烦，舌边尖红，舌面前 1/3 处有一粟粒大溃疡，脉象沉滑。

西医诊断：原发性三叉神经痛（左第二、三支）。

中医诊断：齿槽风。

辨证审机：五志过极，肝郁化火，火热生风，风火上炎，干犯头面。

治法：疏风清热，通经活络。

处方：川芎 50 克，生石膏 50 克，水牛角 25 克，菊花 15 克，柴胡 15 克，山栀子 15 克，胆南星 10 克（烊化），薄荷 15 克，黄连 10 克。

服上方 2 剂疼痛豁然消失，惟有麻木感。继续服前方 2 剂后，麻木感也消失。停药观察九年，从未复发。

辨治思路与特色解析 三叉神经痛之风火型临床特点为三叉神经痛加火象症状。火之为病，不外乎外感和内伤两方面，凡感受六淫之邪而为火证者，可由火热外邪所致，也可由其他外邪郁化而生，如寒邪化火、湿邪化热等。这种由外感引起的火，多属实火。由内伤引起的火，多由精神因素而起，七情郁结，气郁化火，火性炎上，循经上行于头面。因火引起的三叉神经痛有以下特点：疼痛畏惧风热刺激，疼痛呈现火烧或电击样，多在明显扳机点；可伴有面红目赤，五心烦热，口燥唇裂，心烦易怒，大便秘结，小便黄等。此型舌诊特别重要，舌为心经之苗，火热之邪与心火同气相求，所以最容易反映在舌上。若兼湿邪，足太阴脾经之脉连舌本，有舌边尖色红、舌质干少津、舌苔黄腻等热证舌象，脉象多见弦滑或略数。

本例患者方中以大剂量川芎为主药，取其辛温走窜之性，上行头目，下行血海，以期达到祛除头面风邪的目的，辅以石膏，取其辛寒之性，辛能解肌热，寒能泻胃火，功善内外，二药相合，共奏祛风清热功效；佐水牛角、胆南星清泄里热，菊花疏风清热，共助川芎、石膏祛风清热。

案例 2

王某某，男，60 岁，机关干部。初诊时间：1990 年 6 月 10 日。

主症：自汗、短气、神疲乏力 5 年，加重半年。

病象诊察：经检查确诊为糖尿病 3 年，口服多种治疗糖尿病的药物，效果不稳定，血糖反复并呈逐年加重趋势。1 周前查血糖 15mmol/L，尿糖>16.7mmol/L，血浆胰岛素 270mU/L，C 肽 3.52μg/L，BP：21.3/10.6kPa。呈慢性病容，形体肥胖，面色萎黄无华，舌体胖，舌质紫暗，有瘀斑，少苔，脉沉缓。辅助检查：心电图：窦性心律，电轴正常，心率 60 次/分，ST-T 改变。

西医诊断：2 型糖尿病。

中医诊断：消渴。

辨证审机：脾气虚馁，精微难输，四肢百骸、五脏六腑皆失所养，病久血行滞涩，瘀血阻滞脉络。

治法：益气健脾，佐活血化瘀。

处方：红参 l0 克，黄芪 50 克，黄精 50 克，苍术 50 克，茯苓 50 克，丹参 50 克，赤芍 50 克。

每日 1 剂，水煎服。同时加服卢芳自制双解降糖精胶囊，每次 4 粒，每日 3 次，餐前服用，并限制饮食，每日主食 6 两，辅以蔬菜、豆制品。停用其他药物。

6 月 17 日复诊时，自诉服药后无不良反应，症状明显减轻。查体见舌体胖，舌紫暗，舌苔薄白，脉缓。复查血糖 11.1mmol/L。效不更方，继同前治疗。

同上治疗 4 周，症状消失，复查血糖 8mmol/L，尿糖阴性，因舌苔微黄，故上方去人参，嘱继服汤药 1 周，双解降糖精胶囊 3 个月，巩固治疗。3 个月后追访复查，血糖 7.2mmol/L，舌体正常，苔薄白，脉缓。多次查尿糖阴性，临床治愈。

辨治思路与特色解析　糖尿病属中医消渴（又叫消瘅、风消、膈消、消中、肾消）范畴，《内经》云："脾与胃以膜相连。"古人似将脾和胰腺两者合称为一，虽然脏象学说不同于现在解剖生理学，但仍不失为胰腺功能归于脾之病理、生理的理论根据，因此卢芳根据长期临床治疗糖尿病经验，创建"脾胰同治法"，临床辨证加减，无不奏效。《内经》云："饮入于胃，游溢精气，上输于脾，脾气散精……水津四布，五经并行。"脾气虚不能输布精微，四肢肌肉失养，消瘦，神疲乏力；卫外不固则自汗，精不上承，津不四布，则口渴引饮，引水自救；肺失肃降，水不化津，直趋于下，则尿频尿多。久之，四肢肌肉百骸，五脏六腑失养，诸证悉现，其本在脾，其标在肺、在肾、在血、在气。治以健脾益气。重用参、芪，因其为补气之要药；术、苓健脾益气，黄精补脾而不燥，如虚不受补可酌加消食理气之品。卢芳辨证治疗此病，尤其重视舌诊。若舌体胖大常加用祛湿之药，如苍术、泽泻、车前子等健脾利湿药；兼有湿热者，可酌加酒大黄、川连等清热燥湿之品；若舌质紫暗或有瘀斑，常加用丹参、赤芍、丹皮等清热凉血活血药。经查血浆胰岛素正常或高者为外周靶细胞胰岛素受体减少、缺陷或产生了胰岛素抗体，或胰岛素受体抗体降低了内源性胰岛素生物效应，补气健脾为此病正治法，疗效确切可靠；而对血浆 C 肽和胰岛素降低或缺如的 1 型糖尿患者，胰岛内毛细血管旁纤维组织增生严重至可见纤维化者，治疗应侧重活血化瘀，促进胰岛功能的恢复。卢芳在辨证准确的前提下，药味少而精，剂量大，直达病所，直捣敌穴，药效迅速；亦可煎药量多些，500～800mL，令患者频饮，既治其本，又治其标，一举两得。

案例 3

王某某，男，30 岁，经理。初诊时间：1991 年 5 月 10 日。

主症：阳事不举，合房不能 3 个月。

病象诊察：近 3 个月因工作不顺，饮酒过量，遂出现合房不能 3 个月，伴下肢酸痛，胁痛，易怒，小便热涩。查体见慢性病容，性情急躁易怒，舌苔黄腻，脉弦。

西医诊断：阳痿。

中医诊断：阳痿。

辨证审机：酒浆过摄，辛热生湿，湿热相搏，蕴结肝经，疏泄失常，湿热下注，伤及宗筋。

治法：清利肝经湿热。

处方：龙胆草 15 克，栀子 15 克，泽泻 25 克，木通 15 克，当归 15 克，生地 25 克，柴胡 15 克。7 剂，水煎服，嘱戒酒、忌房事。

二诊：服药后无不适，胁痛、易怒消失，阳事可举不坚，苔薄黄腻，脉弦。遵上方继续服 7 剂。

三诊：诸症消失，阳事举，苔薄黄，脉弦。遂停上方，嘱服龙胆泻肝丸，每日 2 次，每次 1 丸。嘱戒酒，忌房事 1 周。

四诊：诸症消失，无不适感，阳事举而坚，舌苔薄白，脉弦。遵有其病用是药的原则，防苦寒败胃，中病即止，养精蓄锐，令 1 周后行房事。

1 周后追访，病情无反复，房事正常。

辨治思路与特色解析 阳痿一证多责之命门火衰，心脾受损，恐惧伤肾，尤以命门火衰为多，传统治疗多以补肾壮阳为主。而此例伴下肢酸困、胁痛易怒，小便热涩，苔黄腻，脉弦等肝经湿热之证。《内经》云："因于湿，首如裹，湿热不攘，大筋緛短，小筋弛长，緛短为拘，弛长为痿。"肝主疏泄，肝经过少腹环阴器。《灵枢·经筋》曰："足厥阴之筋，其病……阴器不用。"《类证治裁·阳痿》曰："亦有湿热下注，宗筋弛纵而致阳痿者。"嗜酒如浆，酒辛热生湿，湿热相搏，蕴结肝经，致肝经疏泄失常；湿热下注，致下肢酸困、胁痛易怒、小便热涩，足厥阴之筋病而阴器不用。舌苔黄腻、脉弦为肝经湿热之外候。方中龙胆草大苦大寒，清肝经实热，除下焦湿热；栀子苦寒泻火；泽泻、木通清热利湿；火盛必劫阴液，用生地、当归滋肝养血护阴；柴胡条达肝气，全方共奏清利肝经湿热之效，湿热即除，肝司条达疏泄，宗筋强坚而胜房事。

四、医 案 今 鉴

₩ 案例1

马某，男，66 岁。初诊时间：1972 年 5 月 4 日。

主症：右下颌及齿龈刀割样剧痛，反复发作 20 多年。

病象诊察：病于 20 多年前，右下磨齿阵发性疼痛，每因吃饭或饮水诱发，每次疼痛瞬间即逝，曾疑牙疾，拔掉两颗磨牙而疼痛依旧，后被诊断为"原发性三叉神经痛"，曾长期服用苯妥英钠以缓解疼痛。近 10 年来，苯妥英钠疗效不显著，且有齿龈增生，遵医嘱停服此药。先后用无水乙醇封闭 7 次，行 3 次神经根切断术等都未得到根治。于半年前疼痛又发作，除右下颌及齿龈疼痛外，又波及到耳前，呈刀割样剧痛，每次疼痛持续 3～5 分钟，每日发作数十次，夜间经常疼醒，每次疼痛时，用手揉搓面部可减轻疼痛。查体见极度消瘦，满面胡须，右下颌部约手掌大血痂，环目黯黑，舌质紫暗，舌苔薄黄，脉沉滑。

西医诊断：原发性三叉神经痛（右第一支）。

中医诊断：齿槽风。

辨证审机：久治不愈，血瘀渐成，阻滞络脉，疼痛无休。

治法：活血通经，化瘀止痛。

处方：川芎 50 克，地龙 15 克，全蝎 15 克，僵蚕 25 克，黄连 15 克，胆南星 10 克（烊化），炙水蛭 15 克。

服上方 8 剂，疼痛稍有缓解，黄苔已祛，原方减去胆南星，又服 8 剂，夜间能安然入睡，疼痛瞬间即逝，但患者每次服药后 30 分钟左右，疼痛加重，呈顶钻感，约 1 个小时后疼痛明显减轻，生活可以自理，饮食皆可忍受。分析服药后稍有加重，恐为病重药轻，原方将川芎改为 75 克，服两剂疼痛顿止，患者已无疼痛感觉，也无需揉搓面部，追访三年未复发。临床体会血瘀型与风火型、风寒型比较，疗程长，疗效不显。

₩ 案例2

宋某某，男，57 岁，干部。初诊时间：1986 年 4 月 30 日。

主症：患慢性肝炎 5 年，腹水 1 周。

病象诊察：面色黧黑，目睛黄染，腹胀坚满，腹壁青筋暴露，皮肤光亮，下肢重度浮肿，齿龈出血。颈、胸、臂有多处血痣，小便黄赤短少，大便溏而不爽，舌质紫暗，苔黄腻，脉弦细。辅助检查：肝功能检查：谷丙转氨酶正常，血胆红素 24μmol/L，HBsAg 滴度 1：64，总蛋白 60g/L，白蛋白 29g/L，球蛋白 31g/L。

西医诊断：肝硬化腹水。

中医诊断：臌胀。

辨证审机：肝脾衰颓，疏泄失司，运化不及，气血交阻，水气内停。

治则：行气利水，活血通络。

处方：茯苓皮 30 克，泽泻 30 克，泽兰 20 克，王不留行 30 克，虎杖 50 克，茵陈 50 克，栀子 20 克，厚朴 20 克，枳壳 20 克，砂仁 5 克，青皮 15 克，丹参 30 克，鳖甲 50 克，三棱 15 克，莪术 15 克。水煎服。甘遂末 5 克、甘草末 20 克，将二者混合，每次服 5 克，隔日服。

二诊：服上药散剂后，二便大下，平均每次服药水量约 250mL，共服散 5 次后，腹水基本消退，下肢无水肿，遂停用散剂。上药汤剂去茯苓皮、泽泻，加黄芪 30 克，白术 20 克，党参 30 克，继服 4 周。

三诊：面色转暗红，出血止，皮肤血痣已消失，脾脏肋下未触及。肝功能复查：HBsAg 阴性，血胆红素 7μmol/L，总蛋白 76g/L，白蛋白 46g/L，球蛋白 30g/L，遂以上方汤剂改为蜜丸继服以巩固疗效。

案例 3

卢某某，男，23 岁，工人。初诊时间：1988 年 6 月 1 日。

主症：慢性肾炎 10 余年，加重 3 个月。

病象诊察：周身浮肿，恶心，呕吐，不欲饮食，脘腹胀满，腰膝酸重，小便量多，大便略溏，精神萎靡，舌淡胖，脉沉细而弦。辅助检查：BP：25.3/14.7kPa，尿素氮 34.63mmol/L，肌酐 1900.6μmol/L，尿蛋白 3.0g/L，血红蛋白 62g/L。

西医诊断：慢性肾炎高血压型，肾功能衰竭尿毒症型。

中医诊断：水肿。

辨证审机：肾阳衰微，寒水不化。

治法：温肾助阳，降浊利水。

处方一：附子 15 克，白术 20 克，白芍 20 克，茯苓 30 克，生姜 15 克，黄芪 30 克，杜仲 20 克，益母草 30 克。水煎服。

处方二：附子 25 克，大黄 30 克，芒硝 20 克，泽泻 30 克，牡蛎 50 克。水煎灌肠。

二诊：上药用 1 周后，临床诸症大减，血压 20.0/13.3kPa，尿素氮 18.92mmol/L，肌酐 1087.32μmol/L，尿蛋白 0.60g/L。嘱上药水煎剂继服 2 周，灌肠剂隔日灌肠一次。

三诊：精神转佳，食欲略增，尿素氮 14.89mmol/L，肌酐 592.28μmol/L，遂停用灌肠剂，前方水煎剂加当归 20 克，龙眼肉 30 克，继服 8 周，复诊临床症状消失，尿蛋白 0.30g/L，尿素氮 12.67mmol/L，肌酐 163.54μmol/L，血红蛋白 105g/L。

案例 4

姜某某，女，19 岁，服务员。初诊时间：1979 年 10 月 20 日。

主症：哮喘半年，时发时止。

病象诊察：半年前因接触猫而引发支气管哮喘，后时发时止，受凉、烟尘刺激等因素均可诱发。曾用喘息定、强的松等药物治疗，病情有所缓解，但始终未能根治。哮喘时发时止，每次发作 2～3 小时，之后可自行缓解。近日病情加重，每天晨起即发哮喘，喉中有痰鸣音，张口抬肩，端坐呼吸，面唇青紫，舌苔白腻，脉滑，双肺可闻及中等哮鸣音，心律整，心率 100 次/分。

西医诊断：支气管哮喘。

中医诊断：哮喘。

辨证审机：寒痰阻肺，气逆于上。

治法：散寒宣肺，化痰平喘。

处方：炙麻黄 20 克，杏仁 15 克，细辛 7.5 克，射干 15 克，苏子 30 克，葶苈子 30 克，半夏 20 克。2 剂，水煎服。

复诊：喘息减轻，尚可平卧，肺部哮鸣音减少。效不更方，继服上方 7 剂后，哮喘豁然终止，惟晨起胸闷，咳吐清稀泡沫状痰。上方去麻黄、葶苈子，半夏减至 10 克，加海蛤粉 50 克，海浮石 30 克，白术 25 克，地龙 10 克，继服 2 周，后呼吸平稳，肺部检查无阳性体征，遂告痊愈。随访 10 年，未见复发。

案例 5

李某某，男，49 岁，工人。初诊时间：1990 年 12 月 7 日。

主症：心动过缓近 10 年。

病象诊察：心动过缓近 10 年，心率最慢时为 37 次/分，经常昏倒，胸闷，气短，头晕，心悸，便溏，畏寒肢冷，舌淡胖，苔白，脉沉迟结。辅助检查：BP 13.3/9.3kPa，心率 40 次/分，心音低钝，律不齐。心电图检查：窦性心动过缓，多发性室性早搏。阿托品试验（＋）。拟手术安置人工起搏器。

西医诊断：病态窦房结综合征。

中医诊断：心悸。

辨证审机：阳气虚馁，气血难运。

治法：温阳复脉。

处方：附子 15 克，桂枝 20 克，补骨脂 20 克，细辛 7.5 克，麻黄 10 克，杜仲 15 克，仙茅 15 克，麦冬 20 克，五味子 10 克。7 剂，水煎服。配合阿托品治疗。

二诊：诸症大减，心率 49 次/分。嘱其继以前方服 2 周。

三诊：诸症皆消，心率 65 次/分，偶有早搏。遂停用阿托品，单用中药治疗，巩固 1 个月。3 个月后随访，心率 64 次/分，已上班工作，后又随访多次，均正常。

第十节 崔 振 儒

一、医 家 传 略

崔振儒（1940～ ），黑龙江省宁安人，黑龙江中医药大学附属第二医院特需门诊内科专家，黑龙江省委干部医疗保健专家，龙江医派优秀医家。

1954 年，崔振儒在宁安中医联合第三诊所学习中医，开始步入中医之门。1956 年，宁安县中医院成立，崔振儒作为兼职学徒，学习《伤寒论》《金匮要略》《难经》《医宗必读》等中医经典著作，1960 年到黑龙江中医学院进修班学习，其间聆听各位老师训导，并广览群书，甚至阅读了英文、日文医学教材和文献资料，使医学知识得以充实和提高，后因成绩突出留校任教。1963 年，黑龙江中医学院附属医院成立，崔振儒被派到药局工作。1967 年至 1985 年，崔振儒先后在妇科、肿瘤科、消化内科和血液科病房工作，其间亦从事黑龙江中医学院南岗院区中医内科病房工作。长期的病房工作，使崔振儒有机会经常参加急危重病抢救，中西医诊疗水平得以长足进步。1974年，崔振儒参加由卫生部主办的全国伤寒师资进修班学习深造，并编写《全国高校伤寒论讲义》。1985年开始在黑龙江中医学院附属医院内科门诊出诊。1991年，获评全国首批老中医药专家学术经验继承人，后拜黑龙江省名医钟育衡为师，继又投在名医王德光门下，跟师期间他的各种学习记录共计200万字，崔振儒在后来的中医之路上日益精进，这与钟、王两位名师的教诲密不可分。2000年，崔振儒退休，被聘为黑龙江中医药大学附属第二医院特需门诊内科专家、黑龙江省委干部医疗保健专家，现仍坚持每天出诊。

崔振儒投身医林已60余年，通过多年学习深造和医疗实践，在中医内科、外科、妇科、儿科等各科诊治方面积累了丰富的临床经验，其中尤以中医内科称著，并且在内科中，尤擅长消化系统疾病和心脑血管疾病，先后参编教材两部，并发表《人参在中医临床中的应用》《钟育衡教授用大柴胡汤治疗急性胆病经验》《宁心汤治疗冠心病心绞痛55例临床观察》等论文40余篇。1974年，崔振儒等人合编黑龙江中医学院附属医院《协定处方集》，总结医院各科中成药处方，直至现在仍有不少人对其进行复印或抄写，可见其贡献之大、影响之久。其主要学术思想与临床经验，已收载于《龙江医派丛书·崔振儒学术经验集》。

二、学 术 思 想

（一）重视从气血论治心脏诸疾

崔振儒广读医著，精勤临床，长期从事胸痹心痛理论与临床研究，指出胸阳不振、痰瘀痹阻心脉乃胸痹常见病机，治宜益气活血、宣痹化痰、养心安神，方用师传宁心汤加减治疗。崔振儒治疗胸痹心痛时重视气血理论，以通为补，通补结合，方中使用生晒参、黄芪大补元气，通经利脉，并且衷中参西，配伍使用现代药理证实具有扩张冠状动脉、改善心肌供血作用的丹参、川芎、葛根、桑寄生等药。同时，崔振儒十分推崇清代徐大椿在《神农本草经百种录》中关于桑寄生"能滋养血脉于空虚之地，而取效更神也"的记载，认为桑寄生既可以滋养阴血，又可以通络止痛，符合胸痹病机，在师传宁心汤中必用桑寄生30～50克。崔振儒在应用师传宁心汤时，针对寒邪痹阻心脉证，配伍使用降香、檀香、木香、砂仁等温通散寒；若寒甚而致胸痛者，宜配伍使用制川乌、制草乌、细辛等散寒止痛。针对痰浊痹阻心脉证，配伍使用瓜蒌、石菖蒲、半夏等化痰之品；若兼有气滞，则配伍青皮、郁金等疏理气机。此外，方中常与珍珠母、酸枣仁、柏子仁、五味子等养心安神药配伍使用。师传宁心汤全方使心之气血阴阳得以调整，气充脉复，阳气宣通，心脉舒畅，从而胸痹心痛诸症自除。

崔振儒又自拟稳心汤治疗心悸，方由黄芪、生晒参、丹参、降香、甘松、重楼、苦参、功劳叶、青皮、酸枣仁、桑寄生、石菖蒲、珍珠母等药组成。方中甘松辛温理气止痛，现代药理证实可抗心律不齐。苦参清热燥湿，《神农本草经》云："主心腹结气。"《神农本草经百种录》言："苦参，专治心经之火。"重楼、功劳叶苦寒清热，同时助苦参清火，疗心腹结气。

（二）治疗脾胃病，善于补虚泻实，调畅气机

崔振儒治疗因肝气犯胃或脾胃气滞等原因所致急性胃脘或脘腹部胀满疼痛的病症，善用和胃理气止痛法，临床疗效显著。崔振儒治疗胀满疼痛之急症多用通法，善用行气药，使气机调畅，纳运相得，则其痛自止。临证中崔振儒首选芍药甘草汤以缓急止痛，常配伍延胡索、砂仁、红豆蔻、白

豆蔻、青皮、枳实、木香、郁金、槟榔、莱菔子、厚朴、檀香等行气药，并指出上述药物因行气力猛，剂量以 2～3 剂为宜，不可久服，否则行气药辛温香燥，易耗气伤阴，久服可出现口渴、乏力等症。崔振儒指出，该方适用于因肝气犯胃或脾胃气滞等所致腹胀甚者，且发病时间越短者，应用加减芍药甘草汤治疗的止痛效果越好；对于反复发作，病程较长者，如慢性胃炎，中医辨证多为虚实寒热错杂，应用本方治疗后，脘腹疼痛减轻，宜再健脾和胃进行调理。若治疗脾胃虚弱所致脘腹胀满者，崔振儒临证喜用培土益气法，常用加减六君子汤为基础方治疗，临床表现以痞满、胀闷、时发时止为主，偶见腹痛，兼见嗳气、吐酸、纳呆等，临证中根据寒热虚实等辨证加减用药。

崔振儒临证善用甘温建中法治疗中焦虚寒、肝脾失调、阴阳不和所致脘腹拘急疼痛之症。中焦虚寒以虚为主，临床上可表现为腹痛时发时止、喜温喜按，或者心中悸动、虚烦不宁、面色无华，兼见手足烦热、咽干口燥等，崔振儒喜用黄芪建中汤为基础方，常用药物组成如黄芪、白芍、桂枝、砂仁、延胡索、枳壳、草豆蔻、炙甘草。清·尤怡《金匮要略心典》言："是故求阴阳之和者，必于中气；求中气之立者，必以建中也。"中焦虚寒，化源匮乏，阴阳俱虚。阳气亏虚，不足以温养精神，故神疲乏力、心中动悸；营阴亏虚，失于濡润，故烦热、口燥咽干。《金匮要略方义》曰黄芪建中汤"乃小建中汤加黄芪而成。黄芪为补气扶弱之品，得饴糖则甘温以益气，得桂枝则温阳以化气，得白芍又有益气和营之效"。

升阳益胃法是"补土派"名家李东垣在《脾胃论》中创立治疗内伤杂病的方法，代表方剂为升阳益胃汤，功可补益脾胃、升发清阳，崔振儒常用此方加减治疗慢性泄泻，每每获得满意疗效。正如《脾胃论》中言："形体劳役则脾病，脾病则怠惰嗜卧，四肢不收，大便泄泻；脾既病，则其胃不能独行津液，故亦从而病焉。"《内外伤辨惑论》曰："脾胃虚则怠惰嗜卧，四肢不收，时值秋燥令行，湿热少退，体重节痛，口干舌干，饮食无味，大便不调，小便频数，不欲食，食不消；兼见肺病，洒淅恶寒，惨惨不乐，面色恶而不和，乃阳气不伸故也。当升阳益气，名之曰升阳益胃汤。"

《伤寒论》曰："少阴病，四逆，其人或咳，或悸，或小便不利，或腹中痛，或泄利下重者，四逆散主之。"崔振儒多将四逆散作为疏肝和胃之剂，常用其治疗胆囊炎、胆石症、胰腺炎等以一侧或两侧胁肋疼痛为主的病症。方中柴胡既可疏解肝郁，又可升清阳使郁热外透；白芍养血敛阴，与柴胡相配，一升一敛，使郁热透解而不伤阴；佐以枳实行气散结，以增强疏畅气机之效。此外还常配伍姜黄行气破瘀；木香行气散寒，如《本草正义》言："以气用事，故专治气滞诸痛，于寒冷结痛，尤其所宜"；砂仁散结导滞，行气下气，取其香气能和五脏，随所引药通行诸经，与木香同用，治气病尤速；延胡索止痛甚速，如《本草求真》言："不论是血是气，积而不散者，服此力能通达，以其性温，则于气血能行能畅，味辛则于气血能润能散，所以理一身上下诸痛，往往独行功多"；红豆蔻理脾行气，《玉楸药解》言："红豆蔻，调理脾胃，温燥湿寒，开通瘀塞，宣导瘀浊。"诸药辛以散结，温以通行，使气速散而不结。

崔振儒治疗脾胃疾病，以补虚泻实为主，以恢复脾胃升降顺序为主纲，根据病证酌情加减，用药灵活，同时主张饮食养生，注意节制，均衡营养，勿要偏食。在临床中，不可拘泥硬搬，要根据实际情况，把握病因病机，结合辨证，做出正确诊断，合理治疗。

（三）古方新用，辨证治肺

崔振儒化裁古方，自拟三方，辨证治疗肺系疾患，效果较好。如根据桑菊饮组方原理，崔振儒自拟肺一方，主要由桑叶、菊花、桔梗、苦杏仁、连翘、鱼腥草、大青叶、浙贝母、前胡、板蓝根、重楼、白花蛇舌草、牛蒡子、黄芩、山豆根等组成，用于治疗风热犯肺，邪较轻浅，伤及肺络而见咳嗽、发热等症者。方中以发散风热止咳的桑菊饮为基础方，配伍前胡降气化痰，与牛蒡子合用加强宣散风热力度；配伍黄芩、鱼腥草等清热解毒之品清泻肺热。肺二方又称师传鱼腥草止咳方，由鱼腥草、桑白皮、前胡、麦冬、半夏、苦杏仁、桔梗、黄芩、浙贝母、白花蛇舌草、莱菔子组成，主要以清热化痰为主。崔振儒认为偏风热犯肺者用肺一方，若咳嗽时间较长，肺脉见滑，或舌苔见厚，为痰热壅肺证，用肺二方治疗效果明显。肺三方又称为自拟喉痒止咳方，由金银花、桑叶、菊花、麦冬、胖大海、诃子、桔梗、甘草、玄参、沙参、牛蒡子等组成，治疗以喉痒、咳嗽及咽痒为主要表现的病证。本证为风热余邪上蒸咽喉，治以清热疏风、润喉止咳。崔振儒认为，这类病证既不属于气管炎，也不属肺炎范畴，前人论述不详，未提及热邪刺激导致咳嗽，认为此病是因余热未尽致咳，并提示此类病患阴虚者较多，古人云："存得一分津液，便有一分生机"，故治宜滋阴利咽。

（四）辨治痹证，强调补法为主

痹证是风、寒、湿、热等外邪侵入人体而发生的疾病，治法当以祛邪为主。然崔振儒提示，治疗痹证亦不可忽略补法。

崔振儒认为，痹证之始，受病之躯，常先有所不足，尔后外邪侵袭，疾病发生。痹证有因阴阳两虚而受之发病者，如《罗氏会约医镜·论痹证》说："大抵由真阴真阳亏损，故三气得以乘之而为痹。"《金匮要略方论》还曾提到由肝肾不足而复感外邪所致者。因虚致痹，表现为本虚标实，应宜详审，兼而顾之，方中肯綮。

痹有暂久轻重之别，《素问·痹论》言："痹入脏者死，其留连筋骨间者疼久，其留皮肤间者易已。"暂而轻者易于治愈，久而甚者治疗较难。临床以时发时止，经年不愈者多见。此类痹证病情较重，常为正衰邪盛或痹久入脏，"治脏者养正为先"，切不可只攻其邪。

痹证的补法与其他疾病的补法不同，它是在补的基础上配合疏通经络药物或酌加驱邪药物，单纯应用补剂较少。

综上，对于痹证的补法，崔振儒认为大体可分补阳、补气、补血、补阴四个方面。

补阳法主要适应脉证：肢体关节酸痛，重着，屈伸不利，畏寒肢冷，面色淡白，动则汗出，头晕耳鸣，舌体淡胖，舌边有齿痕，脉沉弦无力。常用药物：杜仲，狗脊，骨碎补，续断，淫羊藿，补骨脂，葫芦巴，巴戟天，肉苁蓉，附子，肉桂等。其中杜仲、狗脊、骨碎补补而不滞，且能壮筋骨，通经络，为痹证阳虚者最常选用。至于附子、肉桂因其性燥热，阴虚有热者不宜。

补气法主要适应脉证：肢体关节疼痛，屈伸不利，动则痛甚，短气懒言，四肢乏力，自汗，或纳食减少，大便溏薄，舌淡苔薄，脉沉缓无力。常用药物：人参，党参，黄芪，白术，甘草等。其中黄芪有益气固表升阳之功，白术有益气健脾燥湿之效，为痹证有气虚者应用较多之药。

补血法主要适应脉证：肌肉、关节、筋骨疼痛、麻木，或兼筋脉拘急，面色苍白或萎黄，口唇爪甲淡白，头晕眼花，心悸气短，舌质淡，脉象弦细。常用药物：当归，鸡血藤，何首乌，白芍药，阿胶，桑椹等。其中当归、鸡血藤补而不滞，养血活血，有止痛通络之效，为痹证有血虚者首选。

补阴法主要适应脉证：肢体关节疼痛、麻木，手足心热，入夜尤甚，形体消瘦，咽干口燥，盗汗，舌红而干，少苔，甚而光亮无苔，脉细数。常用药物：桑寄生，生地黄，女贞子，麦门冬，玄参，旱莲草等。其中桑寄生能通络止痛，强筋壮骨，生地黄能滋阴清热除痹，为痹证有阴虚者常用。

崔振儒指出痹证之阳虚者以肾阳虚为多见，气虚者以脾气虚为多见，而阴虚者常见肝肾阴虚，血虚者常肝血不足。痹证之虚，单一出现者少，往往有气血两虚、阴阳两虚、气阴两虚等互相并见，或由阳及阴，由气及血等先后影响。痹证补法尚应注意阴阳互根，欲补有形之血，必益无形之气等原则，对于上述补阴、补阳、补气、补血诸法，应根据具体情况，灵活运用。

三、验案赏析

案例1

马某，女，58岁。

主症：心胸憋闷，近日发作频繁。

病象诊察：心胸憋闷，近日发作频繁，多于情志不遂或劳累后发作，时心悸，兼有乏力倦怠，舌淡，苔腻，脉沉弱。患者自诉既往曾发作下壁心梗。

中医诊断：胸痹。

辨证审机：阳气不足，胸阳不振，痰瘀互结，痹阻心胸。

治法：益气活血，宣痹化痰，养心安神。

处方：师传宁心汤加减。

黄芪20克，生晒参20克（另煎），丹参20克，川芎20克，葛根20克，桑寄生30克，青皮10克，瓜蒌30克，细辛5克，郁金20克，降香10克（后下），砂仁10克（后下），酸枣仁20克，石菖蒲20克，珍珠母50克（先煎），鹿衔草20克。4剂，水煎取汁，1日分2次温服。

二诊：胸部憋闷、心悸症减，仍乏力倦怠。上方不变，4剂，水煎取汁，1日分2次温服。

三诊：心悸、乏力症减，时胸部憋闷，上方加檀香10克（后下），4剂，水煎取汁，1日分2次温服。

四诊：偶胸痛，时心悸，手足有力，食欲增加。

处方：黄芪50克，生晒参50克，丹参30克，川芎30克，葛根30克，桑寄生50克，青皮30克，瓜蒌40克，砂仁30克，郁金30克，细辛20克，降香30克，酸枣仁30克，三七50克，珍珠粉50克，琥珀30克。1剂，配水丸，1日2次，每次6克。

辨治思路与特色解析 患者症见心前区憋闷、乏力倦怠、苔腻、脉弱，辨证为胸阳不振、痰瘀互结之胸痹。此证还常见形体肥胖，唾吐痰涎，脉弦滑或弦数等症，或血液检查为甘油三酯增高等改变。本病多由年高体弱，正气衰减，或多食肥甘厚腻，痰浊凝聚，痹阻心脉所致，故崔振儒认为胸阳不振、痰瘀痹阻心脉为胸痹常见病理变化，治宜益气活血、宣痹化痰、养心安神，方用师传宁心汤加减治疗。全方使心脏气血阴阳得以调整，心脉舒畅则胸痹心痛诸症自除。待胸痛症状缓解后可配成丸药长期服用，直至病情稳定。

痰浊易于郁而化热，若痰热痹阻心脉，可症见胸痛，心烦、失眠、口苦，舌红苔黄腻，脉滑数等症。本方黄芪、生晒参补气，三七活血，瓜蒌清热化痰，酸枣仁、珍珠母、琥珀安神止悸，青皮、郁金有行气化瘀止痛之功，其中青皮尚有改善冠脉循环作用，二者配伍可去除胸中滞气，以促进血脉通畅，现代药理研究证明，丹参、川芎、葛根均能扩张冠状动脉，增加冠脉血流量，改善心肌缺血。对于桑寄生，此药既养阴养血，又通络止痛，对于既有瘀血，又心血不足者用桑寄生是有其独到之处的。若因生气加重或发作，致胸脘痞闷时作时止，气滞心脉之胸痹者，则配伍降香、檀香、木香等。若临床表现以胸痛剧烈、遇寒加剧、入夜发作频繁或加重等为主要特点，多为心阳不振、阳虚寒凝、痹阻心脉，治以温阳散寒、活血化瘀，方用师传宁心汤去瓜蒌加灸川乌、细辛，重甚者加灸草乌。

案例 2

王某，男，40 岁。

主症：胃脘疼痛，加重 2 日。

病象诊察：胃脘疼痛，近 2 日加重，畏寒食，伴反酸，呃逆，纳少，形体消瘦，二便正常，舌淡，苔白，脉沉迟无力。患者自诉 2003 年、2006 年浅表性胃炎伴胃溃疡发作 2 次。

中医诊断：胃脘痛。

辨证审机：久病脾虚，中阳不振，寒从内生，胃失温养。

治法：温中健脾，益气和胃，缓急止痛。

处方：黄芪建中汤加减。

黄芪 50 克，白芍 40 克，桂枝 20 克，炙甘草 10 克，延胡索 20 克，砂仁 10 克（后下），枳壳 20 克，草豆蔻 30 克（后下），榔片 10 克，檀香 10 克（后下），红豆蔻 10 克（后下），丁香 10 克，柿蒂 20 克，乌贼骨 25 克，浙贝母 20 克，煅瓦楞子 20 克（先煎）。7 剂，水煎服，每日 1 剂，日 2 次服。

二诊：腹胀症减，不反酸，但食后仍腹胀，呃逆。上方去延胡索、枳壳、柿蒂，加青皮 20 克，枳实 20 克，莱菔子 20 克。7 剂，水煎服，每日 1 剂，日 2 次服。

三诊：腹胀症减。腹时痛，食后稍胀。上方去枳实 20 克，加厚朴 20 克，莱菔子 20 克易为 30 克。7 剂，水煎服。后守法稍事调治而愈。

辨治思路与特色解析　崔振儒常以黄芪建中汤加减治疗中焦虚寒腹痛，以虚为主，症见腹痛隐隐，喜温喜按，空腹痛甚，得食则减，泛吐清水，体倦乏力，手足欠温，大便溏薄，舌淡，或边有齿印，苔白，脉虚弱。治以温中健脾、和胃止痛为主，其疗效较著。如以寒为主，症见腹痛，畏寒甚，则治以温补脾胃法，方用理中汤加减。

患者胃脘痛隐隐时作，食寒凉食物即加重，中医辨证为脾胃虚寒，治以温中补虚，行气止痛。方中重用黄芪健脾益气；用桂枝温阳散寒，又能鼓动脾阳而健运中焦。配白芍益阴，桂枝、白芍补营益卫而调一身之阴阳；重用白芍补益营血，缓解急迫。配炙甘草增强黄芪健脾益气之功；与桂枝则辛甘化阳，与白芍则酸甘化阴，为益一身阴阳之佳品。又白芍、炙甘草为芍药甘草汤，能缓急止痛、柔肝益脾。因饴糖不易保存而药房无贷，崔振儒每用则加重白芍用量而增强益阴之功。配伍延胡索辛散温通，为活血行气止痛之良药。砂仁化湿醒脾，行气温中，"为醒脾调胃要药"。枳壳作用较缓和，能行气开胸、宽中除胀。草豆蔻温中散寒、行气消胀。黄芪、白芍、桂枝、炙甘草、延胡索、砂仁、枳壳、草豆蔻为加减黄芪建中汤基础方。临证中崔振儒还善用青皮、陈皮、枳实、厚朴、木香、槟榔、莱菔子、红豆蔻等行气药治疗气滞腹胀或疼痛。若胃失和降症见嗳气呃逆者，则常配伍丁香温中散寒、降逆止呕止呃，或配伍善降胃气的止呃要药柿蒂等。

案例 3

邱某，女，40 岁。

主症：胸闷，喘急。

病象诊察：胸闷，喘急，张口抬肩，鼻翼扇动，咳嗽，痰多，清稀色白，鼻塞，流涕，小腹痛，舌淡，苔白滑，脉沉弦。

中医诊断：喘证发作期。

辨证审机：脾阳不足，寒从中生，聚湿成饮，寒饮犯肺。

治法：温肺化饮，宣肺平喘。

处方：苓甘五味姜辛汤合定喘汤、苍耳子散、香薷饮加减。

五味子 10 克，细辛 5 克，桂枝 20 克，干姜 5 克，茯苓 20 克，白果 10 克，款冬花 20 克，苦杏仁 20 克，苍耳子 20 克，辛夷 20 克（包煎），香薷 20 克（后下），白扁豆 20 克，紫菀 20 克，射干 20 克，鱼腥草 50 克，莱菔子 20 克，黄芪 50 克，厚朴 25 克，香附 20 克。7 剂，水煎取汁，1 日分 2 次温服。

二诊：仍喘，痰黄，劳后加重，偶腹胀。

处方：苓甘五味姜辛汤合定喘汤、香薷饮加减。上方去干姜、苍耳子、莱菔子、香附。7 剂，水煎取汁，1 日分 2 次温服。

三诊：喘减，痰黄。上方加黄芩 10 克，7 剂，水煎取汁，1 日分 2 次温服。

四诊：近日因外感，喘甚，咳痰量多，清稀色白，胸满不舒，舌白，苔滑，脉滑数。

处方：师传鱼腥草止咳方合苓甘五味姜辛汤加减。

鱼腥草 50 克，桑白皮 20 克，前胡 20 克，麦冬 20 克，苦杏仁 20 克，半夏 20 克，桔梗 15 克，黄芩 20 克，浙贝母 20 克，白花蛇舌草 30 克，莱菔子 30 克，白果 10 克，五味子 10 克，细辛 5 克，干姜 3 克，远志 20 克。7 剂，水煎取汁，1 日分 2 次温服。

五诊：近日加重，热则喘甚，咳嗽，痰多，不易咳，多白痰，咽中不利，胸满，呃逆，脉滑数。

处方：射干麻黄汤合定喘汤加减。

射干 10 克，炙麻黄 10 克，干姜 3 克，细辛 5 克，紫菀 20 克，款冬花 20 克，半夏 20 克，五味子 10 克，白果 10 克，苦杏仁 20 克，桔梗 15 克，鱼腥草 50 克，白前 20 克，白花蛇舌草 20 克，瓜蒌 20 克，厚朴 20 克。7 剂，水煎取汁，1 日分 2 次温服。

六诊：咳喘症减。

处方：自拟养肺丸。

黄芪 60 克，西洋参 60 克，百合 60 克，麦冬 50 克，紫菀 50 克，款冬花 20 克，蛤蚧 2 对，白果 40 克，天冬 50 克，五味子 30 克，枸杞子 60 克，丹参 40 克，茯苓 50 克。1 剂，配制蜜丸，每丸 6 克，每次 1 丸，1 日 2 次。

辨治思路与特色解析 崔振儒在喘证发作期主要用苓甘五味姜辛汤加减治疗，苓甘五味姜辛汤出自《金匮要略》，主治寒饮犯肺之咳喘，方以干姜为君，既温肺散寒化饮，又温运脾阳化湿。臣以细辛，温肺散寒，助干姜温肺散寒化饮，又以茯苓健脾渗湿，化饮利水。佐以五味子敛肺止咳，与干姜、细辛相伍，使散不伤正，敛不留邪。使以甘草和中调药，共奏温肺化饮止咳之功。喘证静止期以补肾养肺为主，尤其喜用蛤蚧，并自拟养肺丸治疗。此方由人参、生地黄、茯苓、白蜜组成的琼玉膏（《洪氏集验方》）化裁而来。自拟养肺丸由黄芪、西洋参、百合、麦冬、紫菀、款冬花、蛤蚧、白果等药组成，诸药配伍，补虚定喘。在急性期咳喘症状缓解后可配成自拟养肺丸长期服用，终致病情稳定。

案例 4

张某，男，28 岁。

主症：手足关节红肿疼痛 1 周。

病象诊察：该患者患类风湿性关节炎 5 年，近 1 周发作，手足关节红肿疼痛，清晨动则痛甚，畏风自汗，纳食减少，大便溏薄，形体消瘦，身倦乏力，舌质淡红，苔薄，脉沉数无力。实验室检查：血沉 80mm/h，类风湿因子（++）。手指关节 X 线检查：关节骨质疏松，关节间隙减小，骨质侵蚀。

西医诊断：类风湿性关节炎。

中医诊断：痹证。

辨证审机：痹久不愈，正气不足，脾气被伤；卫气被伤，无以御邪，腠理不固。

治法：益气健脾，除痹通络。

处方：黄芪30克，白术20克，防风15克，羌活15克，红花10克，没药10克，威灵仙15克，甘草10克，薏苡仁20克，伸筋草15克。12剂，水煎取汁，1日分2次温服。

自汗疼痛缓解，肿胀减轻，纳食增加，大便转常。

辨治思路与特色解析　崔振儒认为，痹证有因营卫气血不足，邪气侵入而发病者，如《类证治裁·痹论》所说："良由营卫先虚，腠理不密，风寒湿乘虚内袭，正气为邪所阻，不能宣行，因而留滞，久而成痹。"对于痹证的治疗，宜在补法的基础上配合疏通经络药物或酌加驱邪药物。本证属于气虚而致痹者，方中黄芪为君药，有益气固表升阳之功；白术为臣药，有益气健脾燥湿之效；红花、没药有疏通经络之功；防风、羌活、威灵仙、伸筋草祛风除湿止痛，其中防风、羌活兼解表散寒，伸筋草兼舒筋活络；薏苡仁健脾利水，祛湿除痹，使邪有出路，从小便而出；甘草调和诸药。诸药合用有益气固表，健脾祛湿，舒筋活络之功。

四、医 案 今 鉴

案例1

孙某，女，37岁。

主症：心悸，胸闷，气短。

病象诊察：心悸，胸闷，气短，失眠多梦，乏力，身倦，腰痛，时腹胀满，舌淡白，苔薄，脉沉弱时结。

中医诊断：心悸。

辨证审机：胸阳不振，痰瘀痹阻心脉，心失所养。

治法：补益心气，活血化痰，安神定悸。

处方：自拟稳心汤加减。

黄芪20克，生晒参20克（另煎），丹参20克，桑寄生30克，降香10克（后下），石菖蒲20克，珍珠母50克（先煎），甘松20克，苦参10克，重楼15克，功劳叶20克，瓜蒌20克，首乌藤20克，柏子仁20克，远志20克，茯神20克，龙齿20克（先煎），白豆蔻10克（后下），厚朴20克，淫羊藿20克。7剂，水煎取汁，1日分2次温服。

二诊：时心悸，失眠多梦，胸闷、气短等症减轻。腰痛、腹胀等症消失。上方去厚朴、淫羊藿，加半夏20克。7剂，水煎取汁，1日分2次温服。

三诊：诸症悉减。效不更方，仍以前方处之。7剂，水煎取汁，1日分2次温服。

案例2

某患，女，52岁，来自莫斯科，教师。

主症：胃脘部突发剧烈刀绞样疼痛1小时。

病象诊察：该患者来自莫斯科教师旅行团，来哈尔滨后因劳累过度及饮食不当等原因致急性胃脘痛发作，患者现已突发剧烈胃脘部疼痛1小时，疼痛如刀绞，难以忍受，发作时患者屈上肢以拳重按来缓解疼痛，疼痛约数分钟可缓解。一日发作数次，较为频繁。尚见颜面苍白、手足厥冷、冷汗淋漓等症。舌淡，苔薄白，脉弦。患者自诉既往胃痉挛反复发作 5 年，发作时疼痛难忍，一日发作数次，或数日数月发作一次。痛止后，健康如常。

西医诊断：胃炎。

中医诊断：胃脘痛。

辨证审机：劳累过度，饮食不当，脾胃气滞，不通则痛。

治法：和胃理气止痛。

处方：自拟芍药甘草汤加减。

白芍 40 克，炙甘草 10 克，延胡索 20 克，砂仁 10 克（后下），红豆蔻 10 克（后下），白豆蔻 10 克（后下），青皮 20 克，枳实 20 克，木香 10 克（后下），郁金 20 克，槟榔 10 克，莱菔子 30 克，厚朴 20 克，檀香 10 克（后下）。2 剂，水煎取汁，1 日分 2 次温服。

该患者因其胃脘部剧烈绞痛难忍，偶然听说崔振儒是中医脾胃病专家，便来诊治。患者服一剂胃脘痛症状基本缓解，服一剂半则病痊愈，便又随团继续旅游。后从其女儿处得知其返回莫斯科后 1 年间胃痛未发作。

案例 3

朱某，男，62 岁。

主症：间断食后腹胀甚。

病象诊察：食后腹胀甚，但欲食，食后腹泻十余年，乏力，舌淡，苔薄白，脉弦。

中医诊断：腹胀。

辨证审机：脾虚不运，胃气阻滞。

治法：和胃行气消胀。

处方：自拟行气汤加减。

青皮 20 克，陈皮 20 克，枳实 20 克，厚朴 20 克，木香 10 克（后下），郁金 20 克，莱菔子 30 克，槟榔 10 克，砂仁 10 克（后下），白豆蔻 10 克（后下），红豆蔻 10 克（后下），酒大黄 5 克。7 剂，水煎取汁，1 日分 2 次温服。

二诊：腹胀减，现饮食正常，小便频。

处方：香砂六君子汤加减。

党参 30 克，白术 20 克，陈皮 20 克，茯苓 20 克，半夏 20 克，沉香 5 克（后下），莱菔子 30 克，枸杞子 20 克，山茱萸 20 克，芡实 20 克，莲须 20 克，木香 10 克（后下），肉桂 5 克（后下）。4 剂，水煎取汁，1 日分 2 次温服。

三诊：食后腹胀，乏力，尿频。

处方：山楂 15 克，神曲 15 克，麦芽 15 克，鸡内金 20 克，厚朴 20 克，白豆蔻 20 克（后下），青皮 20 克，陈皮 15 克，槟榔 10 克，木香 10 克（后下），枳壳 20 克，楮实子 20 克，白术 15 克，白芍 20 克，莱菔子 30 克。4 剂，水煎取汁，1 日分 2 次温服。

四诊：腹胀减，纳食可。上方减白芍，加茯苓 20 克，党参 30 克。4 剂，水煎取汁，1 日分 2 次温服。

五诊：稍好转，矢气多，便溏。三诊方减楮实子、白芍，加党参 30 克，茯苓 20 克，太子参 30 克。4 剂，水煎取汁，1 日分 2 次温服。

六诊：胃脘时胀，饮可，大便正常。

处方：山楂 15 克，神曲 15 克，麦芽 15 克，鸡内金 20 克，厚朴 20 克，白豆蔻 10 克（后下），青皮 20 克，陈皮 20 克，木香 15 克（后下），枳壳 20 克，白术 20 克，莱菔子 30 克，党参 30 克，太子参 20 克，沉香 5 克（后下）。4 剂，水煎取汁，1 日分 2 次温服。

案例 4

綦某，男，63 岁。

主症：胃脘胀闷，饥不欲食。

病象诊察：胃脘胀闷，饥不欲食，口苦，口干唇燥，便干，舌淡红，少苔，脉沉细。

中医诊断：胃脘胀满。

辨证审机：胃阴不足，虚热内生，胃气不和；兼阴亏胃失濡润，受纳失权。

治法：养阴益胃。

处方：自拟补胃阴方加减。

石斛 20 克，枇杷叶 20 克，玄参 20 克，沙参 20 克，玉竹 20 克，黄精 20 克，白芍 20 克，麦冬 20 克，黄芪 50 克，木瓜 30 克，佛手 20 克，香橼 20 克，枳壳 20 克，陈皮 20 克，太子参 20 克，五味子 5 克。7 剂，水煎取汁，1 日分 2 次温服。

二诊：上症好转，时吞酸。上方减香橼、陈皮，加海螵蛸 30 克，莲子肉 20 克。7 剂，水煎取汁，1 日分 2 次温服。

三诊：诸症好转，时吞酸，胸闷。原方加瓜蒌 20 克。7 剂，水煎取汁，1 日分 2 次温服。

四诊：偶吞酸，失眠多梦，余症悉减。原方加柏子仁 20 克，木香 10 克（后下）。7 剂，水煎取汁，1 日分 2 次温服。

第十一节　张　金　良

一、医　家　传　略

张金良（1940～），男，汉族，黑龙江省哈尔滨市人，主任医师，黑龙江省著名中医肝胆病专家，第五、六批全国老中医药专家学术经验继承工作指导老师，张金良全国名老中医专家传承工作室指导老师，先后任黑龙江中医药大学附属第二医院内科门诊主任、内三病房主任，退休后被聘为肝脾胃科病房名誉主任。

张金良自幼好学，才思敏捷，虽家境贫寒但品学兼优，为实现儿时理想，弱冠之年进入道里中医学校学习中医学，经过 3 年焚膏继晷式的苦修，于 1963 年以优异成绩完成学业，后悬壶开诊于跃进医院，从事中医内科工作。在这期间，张氏将理论与临床实践加以结合，对中医经典著作进行不断深入研究学习的同时，对中医中药也有了独到见解，应诊者众。后于 1969 年 8 月调至哈市轻工局医院工作。1982 年 8 月，调入黑龙江中医学院（现黑龙江中医药大学）附属医院工作，师从国医大师张琪教授、名老中医刘晓汉教授等学习肝病治疗，并结合自身对臌胀、黄疸、胆石症、胁痛等肝胆病的治疗经验，提出中医治肝要辨病与辨证相结合，首创"组药治肝"理论，在脂肪肝、酒精肝、各种原因导致的肝硬化、肝癌、慢性乙丙肝、急慢性胆囊炎等疾病的治疗上颇有卓识效验。曾撰写《原发性肝癌》《糖尿病中医治疗》《张金良治肝经验》等著作，并发表《自拟利胆排石汤治疗结石 60 例》《丙肝复胶囊治疗丙型肝炎 40 例》《师仲景退黄法临证一得》等 20 余篇论文。其主要学术思想与临床经验，已收载于《龙江医派丛书·张金良肝胆脾胃学术经验集》。

二、学 术 思 想

（一）辨肝体用，明肝补泻

肝藏血，主疏泄，性喜条达而恶抑郁；能调节和促进气血运行、情志活动、胆汁泌泄及脾胃运化功能。张金良认为，辨治肝病首先要明晓肝之体用，洞悉肝病补泻之法，临证方能无往不利。

张氏临证补肝血（即补肝之血气）常用熟地黄、白芍、当归、川芎、何首乌、阿胶、桑椹、桑寄生、龙眼肉（桂圆肉）、菟丝子、酸枣仁等；滋肝阴（即补肝之阴气）常用生地黄、白芍、阿胶、桑椹、枸杞子、女贞子、旱莲草、龟板、鳖甲等；补肝气（即补肝之动气）常用黄芪、党参、川芎、白芍、山茱萸、杜仲、续断、甘草等；敛肝气常用白芍、酸枣仁、乌梅、木瓜、龙骨、龙齿等。其中白芍集补肝血、滋肝阴、补肝气、敛肝气于一身，被视为酸甘化阴、柔肝之佳品。泻肝气之时，疏肝理气常用柴胡、香附、木香、川芎、青皮、川楝子、香橼、路路通、玫瑰花、降香、荔枝核等；平肝息风常用天麻、钩藤、青皮、菊花、蒺藜、僵蚕、全蝎、蜈蚣等；镇肝息风常用龙骨、龙齿、牡蛎、石决明、代赭石、珍珠、磁石、生铁落等。

肝体阴用阳，张金良指出，肝病有其具体的病机特点，应从以下几点认识及运用。

1. 肝失疏泄

疫毒一旦内侵，缠绵难解，极易阻遏气机，导致肝失疏泄，气机郁滞不畅，日久由气及血，脉络瘀阻，胆汁泌泄及脾胃运化功能失调，胁痛、纳呆、嗳气、腹胀、乏力、倦怠、烦躁易怒、黄疸等症由是而生，当以调肝解郁为治疗大法。

2. 疫毒内阻

初起疫毒内入，侵袭肝胆，致肝气郁遏，肝胆热毒炽盛，久则邪毒留恋；肝郁伤脾，致脾气虚衰，久羁伤阴，肝阴被耗，下及肾阴，致肝肾阴亏；亦有湿毒盛而伤阳者，轻则脾阳不足，重者肾阳衰微。急性重症肝炎所见黄疸加深、高热烦躁、神昏谵语，甚者出血等，均是疫毒暴发的结果，故以清热解毒法为首选。

3. 湿浊内停

水湿内阻，肝失条达，中焦痞塞，多见胁胀及胃脘胀满、纳呆呕恶，或黄疸、身困乏力、舌苔多腻等症，且病程长，缠绵难愈，易反复发作，此皆为湿性之征；其次，乃病毒损肝横克脾胃，脾失健运，水湿内阻外溢之故。相当一部分肝病肝功能失代偿期之腹水患者，其慢性化、反复发作的病情与湿性黏滞不解有关，健脾祛湿法当为组方依据。

4. 肝血瘀阻

肝藏血属阴，病邪犯肝即入血分，初期有不同程度的络脉瘀阻，常见胁痛、黄疸、出血等症，甚至昏迷；慢性期则因久病入络、气滞血瘀，可出现肝肿大、蜘蛛痣等症状。现代研究也表明，慢性肝炎病变过程中，可出现不同程度的外周循环障碍及血液流变学指标异常，这些异常往往与血瘀有着内在关联。故治疗肝病时常将活血化瘀法贯穿始终。

5. 虚实夹杂

虚为正气虚，实乃邪气实，肝病早期多以邪实为主，兼有虚象。迁延日久，邪气渐伤，正气暗耗，则呈虚实相兼之势。临床所见脾肾阳虚、肝肾阴虚者，皆虚实夹杂之证，与纯虚者有别。此时虽可补而不宜漫投补法，须于补中透邪，应时时留意。补分阴阳，补阴不宜过于滞腻，补阳不宜过于刚燥。解毒须分性质，属湿热者，清泄清化，以展气机；属燥热者，苦寒直折，兼顾阴液，总宜清通灵活，以为运筹变化。

（二）从"络"辨治酒精性肝纤维化

张金良将酒精性肝纤维化发病特点概括为"一病，二邪，三脏损"。一病即其病位在肝；二邪即酒毒为湿、热之邪。张金良认为酒乃水谷之精也，与人之精血实为同气相求。肝主疏泄，条达一身之气机，又主藏血。酒为湿热之品，酒毒之邪内舍，可致肝郁气滞。肝失条达日久，则气滞而湿阻，血瘀于内，由实而虚损，病证由气入血及络；三脏损即肝脾肾三脏同病。酒毒湿热之品过用、情志为病、肝郁气滞均可损及肝脾，致气机运行不畅，气络不和，日久则气滞、血瘀，结于胁肋之下而成痞块、积聚等。气滞血行不畅，必致络脉失濡，正衰而邪盛，湿热未尽，血瘀、痰结于内，肾气虚损，故肝脾肾三脏同病。

张金良在遵循中医传统藏象学说及叶氏"久病成瘀""久病入络""久痛入络"的理论基础上，总结出酒精性肝纤维化从络病辨治的学术思想。其认为嗜酒、禀赋不足是本病基本病因，而肝郁脾虚、痰瘀互结为其基本病机，络虚邪留，痰瘀阻滞，络脉痹阻是发生酒精性肝纤维化络病的基本矛盾。治疗当以"通络化瘀"为总则，但又不可一味使用破气开结、虫类搜剔之品，以防耗气伤正；可于补剂中加用通络之品，以扶正祛邪，轻剂缓图。

（三）大方复法，组药治肝

对于慢性肝炎、肝硬化、肿瘤、结石等肝胆类难治性疾病，以及病因复杂、病程较久的脾胃病，张金良在临床中多用大方、复法进行治疗。其将大方、复法的应用情况划为两种，一是治疗简单病机而临床难以取效之病症，这类疾病往往需加重君药的使用剂量，如在治疗结石类疾病时，君药金钱草用量一般在 70 克左右；治疗黄疸病，赤芍最大剂量可用至 120 克，甚至 200 克；治疗肿瘤类疾病，白花蛇舌草用量可达 70 克；治疗难治性腹水，茯苓用量可至 50 克。另外一种是治疗复杂病机的难治性疾病，如慢性肝炎、肝硬化、肿瘤类疾病，往往肝脾肾三脏同病，气血水互结而发病，对于这类病机复杂的疾病，单方往往不能起到很好的作用，必须多法并用、多方联合才能很好地控制病情。张氏言明，大方复法的应用是多因素造成的，具有鲜明的时代特点，但其使用并非为多种治法的简单叠加或多种药物的罗列堆砌，必须遵循中医的整体观念、辨证与辨病相结合的原则，同时还要结合现代中药药理学等知识而谨慎配伍。使用时要注意适度规模、中病即止、顾护脾胃等原则。

张金良在临床中坚持中医辨证论治精髓的同时，积极汲取现代医学知识，为己所用，在数十年临床实践中不断筛选治肝常用方剂，总结其中疗效最佳的药物组合，从而形成大方复法、组药治肝的独特理论及临床治疗法则，其常用组药包括软肝散（丹参、生牡蛎、鳖甲）、清解散（白花蛇舌草、大青叶、板蓝根）、降酶散（茵陈、败酱草、五味子）、清胆散（金钱草、青皮、川楝子）、四苓散（茯苓、泽泻、猪苓、白术）、补肾汤（生地、山茱萸、枸杞子、泽泻）、健脾汤（茯苓、白术、党参）、疏肝汤（柴胡、芍药、枳壳、香附）、消癥散（白花蛇舌草、蜈蚣、重楼、半枝莲）、调脂汤（生山楂、女贞子、决明子、葛根）、化石汤（鸡内金、海金沙、威灵仙）、排石汤（黑芝麻、冬葵子、滑石、葶苈子）等十余种，在临证中有是证用是药，灵活变通，临床疗效突出，且易于掌握。

（四）谨守病机，燮理三脏

临证中，张金良强调肝胆病"其病在肝，其治在脾（胃），其根在肾"，主张治疗肝胆类疾病应谨守病机，肝脾肾同治。

张金良指出，肝胆病病因多为嗜酒过度，病机特点为脾胃受损，运化失职，湿浊凝聚。酒湿浊气蕴聚中焦，清浊相混，壅阻气机，肝失条达，气血瘀滞，脾虚愈甚。经曰："见肝之病，知肝传脾，当先实脾。"脾为中土，后天之本，万物生化之源。其认为，五行虽曰水生木，然木长于土中，方为有本之木。火寄木中，郁则火盛而横乘脾土，土衰必遭过乘，故临床常见肝郁脾虚之证。肝病实脾乃未病先防，治未病之脏腑，脾不受邪，肝病自退。在化裁四君子汤、补中益气汤等名方时，张金良强调应顺脾胃生理之性而加味，如脾气以升为常，加葛根、升麻以升清阳；胃气以降为顺，加旋覆花、代赭石以降浊阴。

肾为肝之母，肝肾同源，子盗母气，肝失条达，郁结日久，络脉瘀阻，肝失所养，肝阴不足日久致肾阴不足。肾为先天之本，亦为五脏之根本，主司水液，肾气不足，气化不利，水液代谢障碍，故有"肾为痰之根"之说；若肾精亏耗，水不涵木，可致肝失疏泄，脾失健运，故其病位在肝，病本涉及脾、肾两脏。治疗时，张金良习以肾气丸、六味地黄丸加减，三补三泻，六经备治，补真阴祛百病，而功偏肾肝。

张金良认为肝病演变过程可以归结为"由实到虚、由轻到重、由表及里、由气入血、由聚至积"。其病机为"虚实夹杂"，正虚以脾肾亏虚为主，邪实以气滞血瘀为主。在慢性肝病发展过程中，瘀血产生的始发因素是虚，气血阴阳虚弱均可引起瘀血，如气虚，血缓而滞；血虚，血少而涩；阴虚，血浓而黏；阳虚，血寒而凝，使血脉凝而止，形成瘀血证。因此补肾益精活血法亦为本病的基本治法。

（五）从肝论治脾胃病

受《内经》五行生克学说及《金匮要略》肝脾同病学说影响，结合数十年临床实践，张金良临证时，特别重视肝之功能失调对脾胃生理病理的影响，并善于将治疗肝胆类病症的经验运用于脾胃病的治疗中，总结出从肝论治脾胃病的经验，并在实践中积累了大量相关验案，强调脾胃病治疗当注重疏肝药物的使用，遵循补疏结合、肝肾同治等原则。

对于肝失疏泄等因素导致的脾胃病症，张金良特别重视疏肝药物的运用，往往配伍使用大队的疏肝药物，如金钱草、青皮、川楝子、柴胡、香附、郁金、枳壳、佛手等。其疏肝类组药"清胆散""疏肝散"等，合并使用对于肝胆气郁或气郁化热者效果尤佳。治疗本病，尚宜补疏结合，以免犯虚虚实实之戒。在运用疏肝药物的同时，张氏常伍以四君子汤等补脾益气之品，避免疏理太过而致动气耗气；同时对于脾胃气虚者，在补气益气的同时，酌加疏理气机的药物，如柴胡、枳壳等，使补而不滞，健而不壅。此外，肝之疏泄异常往往会化火生热，临床常见有口干、口苦等临床表现，而肝肾同源，肝经有热易导致肾阴受损，此时可肝肾同治，酌情加用滋阴泻火、补益肝肾之品，如白芍、生地、枸杞子等。

三、验案赏析

案例 1

李某，女，66 岁。

主症：身黄、目黄、小便黄 3 个月。

病象诊察：患者于 3 个月前出现皮肤黄染症状，在当地医院诊断为"慢性肝炎"，给予对症治疗后症状逐渐加重，后转至哈市某三甲医院继续治疗，诊断为"慢性重型肝炎"，给予西药治疗，但总胆红素在 546μmol/L 左右浮动，始终不降，病情危重，多次报病危，家属无法，后经人介绍至张金良诊所求治。察其由人背入诊室，精神萎靡，皮肤、巩膜重度黄染，头身困重，纳呆呕恶，厌食油腻，胸脘痞闷，口黏不渴，肝区轻度叩击痛，舌紫暗，苔薄黄，脉沉细。辅助检查：肝功：谷草转氨酶 167U/L，谷丙转氨酶 128U/L，碱性磷酸酶 187U/L，谷酰转肽酶 348U/L，总胆红素 546μmol/L。肝炎系列：乙肝大三阳。

西医诊断：急性肝炎。

中医诊断：黄疸（阴黄）。

辨证审机：疫毒充斥，湿重于热；肝肾阴虚，兼夹血瘀。

治法：除湿化浊，泻热除黄，疏肝补肾。

处方：茵陈四苓散合软肝散加减。

鳖甲 25 克，丹参 30 克，生牡蛎 40 克，甲珠 10 克，柴胡 15 克，茵陈 40 克，败酱草 40 克，赤芍 120 克，五味子 15 克，猪苓 25 克，香附 25 克，茯苓 30 克，泽泻 15 克，白术 25 克，黄芪 50 克，山茱萸 20 克，生地黄 30 克，枸杞子 30 克，大青叶 20 克，板蓝根 40 克，白花蛇舌草 70 克。水煎服，日 1 剂，200mL，早晚分服。

二诊：服用前方 7 剂后复查肝功：谷草转氨酶 63U/L，谷丙转氨酶 74U/L，碱性磷酸酶 143U/L，谷酰转肽酶 234U/L，总胆红素 234.5μmol/L。乙肝系列：大三阳。大便量少。原方加酒大黄 10 克，继续服用 14 天。

三诊：上方连续服用 4 周后复查肝功正常，遂停药。

辨治思路与特色解析　张金良在临证中亦以阴阳划分黄疸，但其认为黄疸阴阳之根本区别不在于寒化或热化，而在于病邪侵袭之浅深。病邪入体较浅，病位在腑（阳），未伤及机体正气则为阳黄；反之，如果病邪入体较深，病位在脏（阴），伤及机体正气则为阴黄。正如成无己所云："阴证有二：一者外感寒邪，阴经受之，或因食冷物，伤太阴经也。"在证候特点上，张金良将黄疸兼有肝、脾、肾等脏器虚损表现者均列为阴黄范畴。且张氏认为临床上单纯阳黄证不多见，而湿热兼见脏腑虚损之阴黄却较为普遍，"湿热""肝郁""脾虚""肾虚""血瘀"等为阴黄的常见病理因素。故其在治疗上主张泻实与补虚双管齐下。本证为湿热疫毒充斥、湿重于热，日久致肝肾阴虚，兼以血瘀以致发黄，法当除湿化浊，泻热除黄，疏肝补肾，拟以茵陈四苓散合软肝散加减治之。方中泽泻甘淡性寒，直达膀胱，利水渗湿；茯苓、猪苓淡渗利水；黄芪、白术健脾化湿；白花蛇舌草、大青叶、板蓝根、败酱草清热解毒；鳖甲、丹参、生牡蛎软肝散结；赤芍活血通络；柴胡疏肝理气，引诸药入肝经；五味子、枸杞子、生地黄、山茱萸滋肾。二诊患者大便量少，加酒大黄以泻热逐瘀、通利大便。

案例 2

马某，女，46 岁。

主症：腹胀、腹围增大伴间断性右胁胀痛 1 年余。

病象诊察：患者慢性乙型肝炎病史 5 年余，曾服用恩替卡韦治疗 1 年，后觉症情好转遂自行停药。1 年前因劳累出现腹胀、腹围增大，右胁胀痛，伴乏力、纳差、双下肢浮肿等症状，于外院就诊，查彩超提示"肝硬化"，诊断为"肝硬化失代偿期"，给予抗病毒、保肝等对症治疗，但右胁肋疼痛不适及乏力症状时有反复，转而求助中医。面色暗红，右胁胀痛，脘痞纳呆，厌食油腻，疲倦乏力，蜘蛛痣（＋），肝掌（＋），肝区叩击痛（＋），肝脾触诊欠满意，舌淡，苔白腻，脉缓。辅助检查：超声提示"肝硬化"。肝功能检查：谷丙转氨酶 235U/L，谷草转氨酶 143U/L，谷酰转肽酶 354U/L。

西医诊断：肝硬化失代偿期。

中医诊断：臌胀。

辨证审机：气机郁滞，血脉瘀阻，气血痰火毒湿互结积聚；兼以寒湿困脾，脾肾两虚，水饮停蓄。

治法：培补脾肾，行气利水，兼清解毒邪。

处方：实脾饮合软肝散加减。

鳖甲25克，丹参30克，生牡蛎40克，炙甘草10克，厚朴15克，木香10克，莪术10克，茯苓25克，猪苓30克，干姜10克，大腹皮30克，大青叶20克，板蓝根50克，泽泻15克，炒白术25克，肉桂10克，当归20克，白花蛇舌草70克。水煎服，日1剂，200mL，早晚分服。

二诊：服用前方14剂后，患者自觉右胁胀痛、脘腹胀满症状缓解，小便短赤，复查肝功：谷丙转氨酶85U/L，谷草转氨酶76U/L，谷酰转肽酶125U/L。原方加山茱萸20克、枸杞子30克，滋补肾阴。

三诊：服用前方14剂后，患者自觉右胁胀痛、脘腹胀满症状缓解，大便稀溏，复查肝功：谷丙转氨酶46U/L，谷草转氨酶32U/L，谷酰转肽酶87U/L。上方加山药30克，健脾祛湿止泻。

四诊：服用前方14剂后，患者自觉乏力好转，偶有右胁肋隐痛不适，胃纳欠佳。上方加鸡内金20克以消食健脾，恢复脾胃之运化。

五诊：服用前方14剂后，患者无明显不适主诉，复查肝功：谷丙转氨酶26U/L，谷草转氨酶23U/L，谷酰转肽酶51U/L。彩超提示"肝脏弥漫性改变"。以上方为基础化裁出丸方，继续巩固治疗半年而停药。

辨治思路与特色解析 张金良认为湿热毒邪蕴结是各种病毒性肝炎致病的主要原因，正气虚损、免疫功能低下是发病的重要病机，而肝失条达、气滞血瘀又是本病的基本病理变化。针对其病机特点，张金良提出"解毒""化湿""补虚""祛瘀"四法合用的治疗原则，通治各种病毒性肝炎。肝硬化失代偿期属中医"臌胀"等范畴，罹患者有不同程度邪毒蕴结、气滞血瘀、久病致虚之证候。病程发展至中、晚期以气阴亏损、正虚邪实多见。由于多数患者饮酒、吸烟过度，或嗜食肥甘厚味、煎炸辛辣之品，或情志不遂，平素抑郁恼怒，均易导致化火伤阴，阴血受热煎熬，致使气机郁滞，血脉瘀阻，气血痰火毒湿互结积聚。本例患者慢性乙型肝炎病史5年余，根据初诊症状判断，证属寒湿困脾，脾肾两虚，治以温中健脾，行气利水，兼清解毒邪，方拟实脾饮合软肝散加减治之。方中炒白术、干姜、炙甘草振奋脾阳，温化水湿；木瓜、大腹皮、茯苓行气利水；厚朴、木香理气健脾燥湿；猪苓、泽泻助膀胱气化而利小便；板蓝根、白花蛇舌草、大青叶等清热利湿，解毒祛邪；当归、丹参、莪术等养血调肝，和血祛瘀；黄芪、白术、山药、山茱萸、枸杞子等益气健脾，补益脾肾。诸药合用，共奏温中健脾，行气利水，清解毒邪，培补脾肾之功。

案例3

王某，女，34岁，工人，初诊时间：2008年4月23日。

主症：间断性右胁肋部胀痛1月余，加重1周。

病象诊察：患者1个月前因工作劳累、情志抑郁，自觉右胁胀满疼痛，痛连肩背，走窜不定，情绪急躁易怒，怒则痛甚，伴胸闷气短，善太息，脘闷纳呆，口苦，恶心欲吐。未用药治疗，1周来患者自觉上述症状加重，遂来就诊。刻下见神疲倦怠，形体肥胖，右上腹轻度叩击痛，墨菲征(+)，舌淡红，苔薄白，脉弦。辅助检查：彩超示：胆囊炎性改变。血常规：白细胞计数9.8×10⁹/L，中性粒细胞计数0.82×10⁹/L；肝功：谷酰转肽酶86U/L。

西医诊断：慢性胆囊炎。

中医诊断：胆胀。

辨证审机：情志郁怒，胆气郁滞，克伐中州，肝脾同病。

治法：疏肝利胆，健脾和胃，行气止痛。

处方：金钱草 50 克，川楝子 15 克，青皮 15 克，柴胡 15 克，川芎 15 克，白芍 25 克，香附 25 克，陈皮 15 克，姜半夏 15 克，枳壳 15 克，白术 25 克，泽泻 15 克，茯苓 25 克，甘草 10 克。水煎服，日 1 剂，200mL，早晚分服。

二诊：2008 年 4 月 30 日，患者连服 7 剂，自诉胁痛大减，现偶感腹胀，胃纳欠佳，无胸闷气短，无恶心欲吐，舌淡红，苔薄白，脉弦。继用前方加鸡内金 15 克健脾消食。

三诊：2008 年 5 月 7 日，患者再服 7 剂，自诉胁痛不明显，情绪时有易怒，无腹胀，饮食尚可，二便正常，舌淡红，苔薄白，脉弦。后予逍遥丸善后，随访 1 年未复发。

辨治思路与特色解析 胆胀病多因情志郁怒致胆气郁滞不舒，表现为反复发作的右上腹疼痛、胀满不适、恶心欲吐等症状。张金良认为肝为将军之官，藏血之脏，体阴用阳，临床上胆囊炎症状常与胃肠疾病症状同时并见，符合传统理论中"肝脾同病"的观点，因此在治疗慢性胆囊炎的同时往往要合用健脾和胃之药组"健脾散"，以达"肝脾同治"的目的。方中金钱草、川楝子、柴胡、香附疏肝利胆，理气解郁止痛；川芎行气活血；青皮、枳壳理气通降止痛；白芍养血柔肝；茯苓、泽泻、白术健脾益气；姜半夏降逆和胃；甘草调和诸药。肝郁日久，化火犯胃，胃失和降，故二诊加鸡内金以增强健脾消食和胃之功。治疗全程抓住"疏肝""健脾"两个关键之处，每获良效。

四、医案今鉴

案例 1

任某，男，67 岁。

主症：吞咽哽噎不顺 3 年，加重伴呕吐痰涎 1 月余。

病象诊察：患者有贲门癌病史 3 年，贲门癌术后 3 年，自 3 年前开始出现吞咽食物时哽噎不顺，至 1 个月前加重并出现呕吐痰涎的症状，精神委顿，纳呆，二便不调，遂来就诊。刻下见形体消瘦，面色暗，胃区压痛，舌淡，苔白滑，脉象细弱。辅助检查：胃镜提示"胃贲门小弯侧，溃疡型乳头状管状腺癌"。

西医诊断：胃癌。

中医诊断：噎膈。

辨证审机：气血亏虚，痰饮内结。

治法：补益气血，运脾化痰。

处方：西洋参 15 克，炒白术 30 克，甘草 10 克，茯苓 25 克，当归 25 克，生地黄 25 克，白芍 25 克，川芎 15 克，清半夏 15 克，陈皮 20 克，厚朴 15 克，五灵脂 15 克，蒲黄 15 克，海藻 15 克，昆布 15 克，鸡内金 15 克。5 剂，水煎服，日 1 剂，200mL，早晚分服。调情志，嘱患者用生姜 3 片、红枣 3 枚煎水送药。

二诊：服用前方 5 剂后，患者自觉吞咽固体食物时仍哽噎不顺，但吞咽液态食物时明显好转，面色萎黄，乏力缓解，神疲，进行性消瘦，纳少，恶心，呕吐痰涎，脘腹虚胀缓解，便溏，原方加枳壳 15 克，继续口服，用法同前。

三诊：服用前方 14 剂后，患者自觉吞咽哽噎不顺明显好转，乏力改善，饭后可进行适量散步，精神状态转佳，进行性消瘦，少食多餐，恶心不显，呕吐痰涎较前期次数明显减少，脘腹虚胀不显，便软，原方减枳壳，改西洋参为人参 10 克，用法同前。

四诊：患者进食固体食物时仍时见哽噎不顺，进食流食及较软食物时偶见进食障碍，食欲较好，精神尚佳，二便正常，睡眠一般，近期体重略增加，故原方去蒲黄，加赤芍 25 克，半枝莲 25 克，蜈蚣 2 条，杜仲 15 克，山茱萸 15 克，用法同前。

五诊：患者口服中药 28 剂后，噎膈症状偶发，身体状况较为良好，纳、眠、便可维持正常，其后给予上方再度加减，以丸药形式长期口服。

案例 2

邹某，女，56 岁，退休，初诊时间：2010 年 7 月 13 日。

主症：反复胃部灼痛 1 年，加重 1 周。

病象诊察：患者于 1 年前开始出现胃部灼痛症状，进食稍多或情志不畅后症状明显，大便不调，失眠，未用药治疗。1 周来患者自觉上述症状加重，遂来就诊。有胆囊切除病史。刻下见神疲倦怠，形体消瘦，舟状腹，上腹中部轻度压痛，舌红，苔白，脉弦滑。辅助检查：胃镜提示"慢性非萎缩性胃炎伴胆汁反流"。

西医诊断：慢性非萎缩性胃炎伴胆汁反流。

中医诊断：胃痛。

辨证审机：肝郁化火，邪热犯胃，胃气阻滞，不通则痛。

治法：清肝利胆，缓急止痛。

处方：金钱草 50 克，川楝子 15 克，柴胡 15 克，香附 25 克，郁金 25 克，枳壳 15 克，厚朴 15 克，山药 30 克，陈皮 15 克，茯苓 25 克，泽泻 15 克，枸杞子 30 克。7 剂，水煎服，日 1 剂，200mL，早晚分服。

二诊：服用前方 7 剂后，患者胃部灼痛症状明显好转，但时见反酸，夜眠不佳，纳食不多，大便次数增多，原方加砂仁 15 克行气，白扁豆 30 克健脾，乌贼骨 30 克制酸止痛。用法同前。

三诊：口服 7 剂后，患者仍时有胃部灼痛，但疼痛程度明显减轻，进食增加，反酸轻微，大便成形，次数减少，原方乌贼骨减量为 20 克。用法同前。

四诊：7 剂后患者胃部灼痛较轻，但仍自觉不适，饮食尚可，二便正常，睡眠一般，考虑患者日久气郁化热，且必致血行不畅，故原方去砂仁、白扁豆、乌贼骨，加五灵脂 15 克，蒲黄 15 克，牡丹皮 15 克，延胡索 15 克。用法同前。

五诊：患者服用 7 剂中药后胃脘灼痛不显，纳、眠、便均正常。

案例 3

庞某，女，40 岁，职员。

主症：上腹痞闷伴口干、口苦 1 月。

病象诊察：患者于 1 月前开始出现上腹部胀满不适症状，伴口干、口苦、眼干等症状，手脚发凉，遂来就诊。舌淡有齿痕，苔白，脉沉细。辅助检查：胃镜提示"慢性非萎缩性胃炎"。

西医诊断：慢性非萎缩性胃炎。

中医诊断：痞证。

辨证审机：肝胃气滞，寒热错杂。

治法：疏肝和胃，清上温下。

处方：金钱草 50 克，青皮 20 克，川楝子 15 克，柴胡 15 克，郁金 15 克，香附 25 克，厚朴 15 克，黄芩 15 克，干姜 15 克，陈皮 15 克，炒白芍 25 克，菊花 15 克，薄荷 15 克，半夏 15 克。7 剂，水煎服，200mL，日 1 剂，早晚分服。

特殊医嘱：调情志，勿过劳。

二诊：服用前方 7 剂后，患者未再出现腹胀等症状，口干、口苦症状减轻，眼睛仍觉干涩，手脚凉，此乃内火上炎，故前方加黄连 10 克，继续口服，用法同前。

三诊：继续口服 7 剂而愈。后以黄芪建中汤加减巩固。

案例 4

徐某，女，36 岁，职员。

主症：胃脘嘈杂灼热疼痛不适 10 个月。

病象诊察：患者胃脘嘈杂不适 10 个月，反复发作且胃脘灼痛，夜半及饥饿时加剧，难矢气，晨起口干苦但饮不多，食少乏力而体倦，二便平，遂来就诊。刻下见神疲倦怠，体瘦颜黯，胃区压痛，右胁轻度触痛，舌质淡，苔厚白腻，脉左细弦右细弱。辅助检查：胃镜提示"慢性非萎缩性胃炎"。

西医诊断：慢性非萎缩性胃炎。

中医诊断：嘈杂。

辨证审机：脾失健运，痰浊停滞；湿郁化热，扰及肝胆。

治法：补中益气，利湿清火。

处方：太子参 30 克，白术 25 克，茯苓 25 克，甘草 15 克，半夏 15 克，陈皮 25 克，枳壳 15 克，黄连 15 克，柴胡 15 克，当归 20 克，鸡内金 15 克，延胡索 15 克，石膏 30 克。3 剂，水煎服，日 1 剂，200mL，早晚分服。调情志，嘱患者姜汁送药。

二诊：嘈杂日间较轻，夜半及饥饿时偶见，胃脘灼痛轻微，无嗳气，矢气增加，晨起口干苦缓解，可适量饮水；食少，乏力，二便平，体瘦颜黯。原方去鸡内金，加焦三仙各 15 克，继续口服，用法同前。

三诊：患者口服 7 剂后，嘈杂仅于晚餐前偶见，胃脘灼痛不显，无嗳气，矢气增加，晨起口干苦轻微，可适量饮水，食欲较前理想，进食增加，乏力明显减轻，二便平，体瘦，精神转佳。原方去黄连，继续口服，用法同前。

四诊：患者口服中药 14 剂后，诸症皆消，后建议其口服健脾丸，渐复中州之气。

案例 5

刘某，男，69 岁。

主症：晨起肠鸣腹泻 1 年。

病象诊察：患者既往体健，于 1 年前开始出现晨起 4～5 点钟肠鸣腹泻的症状，腹泻急迫，大便溏，伴腹部不适，便后症状缓解，日间无异常。曾请多位中医治疗，均诊断为五更泄，给予四神丸、金匮肾气丸、理中丸等治疗后，病情或有改善，但始终不能巩固。舌红，苔白，脉沉弦细。追问病史，患者平素急躁易怒。

中医诊断：泄泻。

辨证审机：肝郁不达，克伐脾土；肾虚失固，火不暖土。

治法：疏肝益肾止泻。

处方：金钱草 50 克，青皮 15 克，川楝子 15 克，柴胡 15 克，枳壳 15 克，补骨脂 15 克，吴茱萸 15 克，肉豆蔻 15 克，五味子 15 克，白术 25 克，白扁豆 30 克，茯苓 25 克，枸杞子 30 克。7 剂，水煎服，200mL，日 1 剂，早晚分服。嘱患者调情志。

上方加减治疗 1 个月后诸症缓解，后以金匮肾气丸巩固治疗，随访半年，未见复发。

第六章　皮肤外科流派

　　龙江医派医家除擅长辨治中医内科疾病以外，亦对古代中医皮肤外科医著勤求古训、深入钻研。以石东明、白郡符等为代表的医家在中医皮肤外科疾病的辨治上贡献突出，其中以白郡符在全国影响较大。

白　郡　符

一、医　家　传　略

　　白郡符（1921～1998），回族，吉林省扶余县人，为黑龙江著名中医外科专家，龙江医派中医外科奠基人。

　　白郡符出生于中医世家，父亲白连国是当地有名的中医外科医生。1931 年，日本发动"九一八事变"，为躲避战乱，白郡符跟随父母迁居至佳木斯，14 岁开始跟随父亲学习医书。父亲教导白郡符学医要注重思路与方法，主张夯实基础，从经典开始学起，以《黄帝内经》《神农本草经》《伤寒杂病论》《温病条辨》为主，尤其是《神农本草经》，每学习一味中药，便亲自到药房闻其气、尝其味，仔细揣摩研究，从而深刻地把握药物的性味功用，用药时更加得心应手。在其父指导下，白郡符深入研究中药饮片的炮制方法和中医外科丸、散、膏、丹的制作方法，并继承完善家传成药如蜈蚣托毒丸、保灵丹等药的制作方法。在此基础上，白郡符开始精心研读中医外科专著，对中医外科三大派"正宗派""全生派""心得派"著作如《外科正宗》《外科全生集》《疡科心得集》等理解深刻，更对《医宗金鉴·外科心法要诀》所载方剂拳拳服膺。1939 年，白郡符开始尝试独立出诊，因疗效突出，很快便在乡里小有名气，人称"小白郎中"。

　　1942 年，白郡符主动报名参加汉医讲习所，学习中西医医学知识。在为期一年的学习中，白郡符学习刻苦，不但吸收了许多名家学术经验，对西医手术方法也有深刻认识，包括诸如阑尾炎、疝气等疾病的手术及换药方法。1945 年末，佳木斯市第三医院组建外科诊室，白郡符担任佳木斯市第三医院外科医师，很多周边县市如鹤岗、双鸭山、七台河的患者也慕名而来。1950 年，白郡符被聘请担任佳木斯医药联合会副会长。1953 年，白郡符组建佳木斯市第十四联合诊所，并担任所长。

　　1963 年，黑龙江中医学院（即今黑龙江中医药大学）院长高仲山"访贤"，邀请白郡符担任黑龙江中医学院附属医院外科副主任，负责学校中医外科学的教学工作。白郡符认为在皮肤科疾病的治疗当中，离不开药物的选取和制作，尤其是外用药物的制作方法。因此在教学中对学生要求严格，采取课堂授课与实习同时进行的教学方式，传授学生中医外科常用丸、散、膏、丹的制作方法，培养学生地道的中医外科临床思维模式。

在半个多世纪的医学生涯中，白郡符于临床及教学等工作上取得显著成绩。其擅长治疗疮疡、皮肤病、乳腺病等，尤以皮肤病见长。在中医皮肤外科界，白郡符与当时皮肤外科名家北京赵炳南、朱仁康和上海顾伯华、顾伯康共称"南二顾，北赵朱，龙江白"。1993年初，《白郡符临床经验选》在白郡符指导下定稿，同年3月份由黑龙江教育出版社出版发行。该书简洁明了，系统总结了白郡符的中医外科临床经验，至今仍广为流传。其主要学术思想与临床经验，已收载于《龙江医派丛书·白郡符皮肤病学术经验集》。

二、学 术 特 色

（一）整体与局部联系观

白郡符丰富的临床实践经验，植根于整体观的医学思想，这种学术思想的形成和运用取决于对经典医籍的谙熟和大量临床实践。白郡符在理论上最重视《黄帝内经》（以下简称《内经》）。中医外科疾病致病因素包括外因与内因两个方面。外因有外感六淫、外伤等，内因有饮食不节、情志失调、房室损伤等。《内经》认为"有诸内者，必形诸外"，宗《内经》之旨，白郡符在辨治中医外科疾病时重视审证求因，审因论治，每诊病患，必四诊合参，司外揣内，详细辨治。

1. 从整体出发，重视局部，内治与外治相结合

皮肤科疾病亦属中医外科疾病范畴，白郡符指出："皮肤疮疡虽形于外，而实发于内，没有内乱，不得外患。"辨证时或采用八纲辨证，辨明疾病的阴、阳、表、里、寒、热、虚、实，进一步分析表寒、表热、表虚、表实、里寒、里热、里虚、里实等不同证型；或从脏腑辨证，判明皮肤病与体内脏腑的关系，进一步分析心火亢盛、肺气虚、寒湿困脾、肝胆湿热、肾虚水泛、胃阴亏虚等病机；或从气血辨证，以气血之畅通与郁滞判断病性。若遇到过敏性紫癜、药疹、重症型多形红斑等伴有全身症状的危重疾病时，则宜从卫气营血辨证，判断皮肤病的进展情况。白郡符认为，临证时须将脏腑、八纲、气血、经络等中医辨证规律与皮肤病的不同证型、不同分期有机结合，将机体的整体变化与疾病的局部表现联系起来，从整体出发，重视局部。

在治法上，白郡符主张内外并重，内服药与外治法兼施。常用内治法有疏风解表法、健脾除湿法、扶正祛邪法、清热凉血法、活血散结法、养血息风法等。同时，合理选用药物和剂型，常用的外用药剂型有水剂外洗方、散剂外扑方、油剂外涂方、膏药外用方等。

2. 天人相应，重视因时制宜，强调人与自然和谐统一

宗"天人合一""天人相应"理论，白郡符在治疗某些皮肤科疾病如自身敏感性皮炎、日光性皮炎、湿疹及银屑病等疾病时发现，皮肤疾病的病情变化多端，往往具有较强的季节性，常规治法并不足备。除因病、因人制宜外，亦当重视因时制宜，强调人与自然和谐统一。用药时亦当按季节酌情加减，如春季常用疏散风热解毒药，如菊花、薄荷、桑叶、蝉蜕、牛蒡子等；夏季多加重解暑利湿清热之品，如藿香、厚朴、茯苓、猪苓、滑石等；秋季适当运用滋阴润燥之品，如天冬、麦冬、玄参、花粉等；冬季常酌加温阳散寒之品，如肉桂、干姜、菟丝子、吴茱萸、肉苁蓉等。

3. 同病异治与异病同治

白郡符认为"同病异治、异病同治"的实质是"证同治亦同，证异治亦异"。对于相同的疾病，不同的证型治法不同，所应用的方药亦不相同，但常可见到若干味相同药物，白郡符认为这是对病而言选用的药物，其余药物则是针对不同证型而被选用。如治疗结节性红斑，早期清热利湿活血，中期逐瘀通经，后期滋补肝肾配合清热利湿，三期都以黄柏苍术汤为主加减治疗，这是同病异治思想的体现。

对于不同疾病，相同证型可采用相同的治法，但亦当根据病性加入相应的特色药物。如白郡符常用当归饮子加减治疗皮肤瘙痒症、荨麻疹、慢性湿疹等病程日久有血瘀证者，以养血祛风止痒；用当归拈痛汤加减治疗急性湿疹、带状疱疹后遗神经痛等辨证属湿热者，以清热燥湿，体现了异病同治思想。

（二）治疗皮肤病重视固护阳气

白郡符治疗皮肤病重视"固护阳气"，主要治法包括温中助卫、驱邪外出和温经通阳、补肾散寒等，临床每获良效。现从阳气与皮肤病的生理病理关系及先生从固护阳气辨治皮肤病思路与验案分析两方面撷述如下。

1. 阳气与皮肤病的生理病理关系

《素问·生气通天论》曰："阳气者若天与日，失其所则折寿而不彰，故天运当以日光明。是故阳因而上，卫外者也。"明确指出人身之阳气对人体生命活动的重要性及阳气卫外固护之功。陈修园《金匮要略浅注》指出腠为"一身之空隙"，理为"皮肤脏腑之文理"，可以使"内外井然不紊"。可见皮肤腠理之生理功能。

白郡符认为阳气卫外之功包括三点，即温养皮肤肌腠、肌表经络，促进皮肤代谢、排泄浊液及保护机体、防御外邪侵袭。若卫阳亏虚、腠理不密，则外邪乘虚侵袭入经，发为瘾疹、流注，正如《金匮要略》指出："邪气中经，则身痒而瘾疹。"清代沈志裕《片石居疡科治法辑要》曰："流注之症，由体虚之人深感风寒，气血凝结而生，亦有因寒痰湿气流入经络而生。"若腠理不固，风、湿、热、毒等外邪浸淫，与气血相搏，气血凝滞，瘀滞肌肤则发为疥癣，如宋代《太平圣惠方》曰："此由风湿邪气，客于腠理，复值寒湿与血气相搏，则血气否涩。"明代《医学入门》亦曰："疥癣皆血分热燥，以致风毒克于皮肤……疥多挟热，癣多挟湿。"若脏腑阳虚，阴寒湿毒内生，加之邪气乘虚外犯肌腠，肌腠代谢阻滞，则发为冷疳疮，如明代王拳《大河外科》曰："夫冷疳者，脏腑虚寒，腠理毒恶，损伤荣卫。"

由此可知，阳气不足为皮肤疾病发病的主要原因之一，故白郡符认为无论是由风、寒、湿、热、毒等外邪侵袭卫表，还是由内生寒痰、瘀血等病理产物停聚肌腠导致的皮肤病，其治疗均当重视固护阳气，恢复皮肤代谢之生机动力，可促进邪毒外出，加速疾病痊愈。

2. 辨治思路

白郡符本《素问》"有故无殒"原则，根据患者体质和病情用药，因阳气内损而致的各种皮肤病采用温性药；卫阳不足者采用温中阳助卫阳之法，使卫阳强而驱邪出；里阳不运者，采用益肾阳运脾阳之法，使经脉通畅，寒凝化解。临证时不可妄投大剂寒药，导致阳变为阴，如若已发生阳证转阴，则当及时补救；亦不可骤然使用大队热药，导致阳气过盛，真阴耗损等坏症。

白郡符认为，首先，治疗由内生寒湿所致之皮肤病，如疮疡、慢性荨麻疹等，需加引经药，尤当以入肺、脾、肾三脏为主。盖因寒湿为脏腑失调，阳气不运所致，肺主皮毛，候在表之阳气，脾与肾分别为后天、先天之本，主一身之阳气，故表阳虚加黄芪，脾阳虚者加炮姜，肾阳虚者加附子，其可引药直达病所，助阳散寒。其次，若由阳气不固，血行不畅所致之皮肤病，如硬皮病、阴毒坚肿等，需辅助行气活血之品，气血同治。其中病位在上者加当归、川芎，病位在下者，则用当归而不用川芎。再次，白郡符根据清代邹岳《外科真诠》中"发背不宜用白术，上身之毒，总不宜用白术"之记载，认为发背、上半身之溃疡忌白术，以其燥湿闭气，故能生脓作痛，若溃后元虚，则可以应用，以健脾燥湿。

（三）辨治疑难皮肤病以气血为纲

《灵枢·本脏》曰："人之血气精神者，所以奉生而周于性命者也。"可见气血为人体生命活动的主要动力及物质基础。从整体而言，气血之虚实变化可反映五脏六腑与经络之生理病理，若气血调和，则脏腑相安，若气血不安，则"百病始生"。

疑难皮肤病，如瘾疹、风瘙痒、斑秃、弥漫型类丹毒等，具有病因复杂、症状百出、病程缠绵的特点。多见正虚邪胜，营卫失调；气虚血瘀，正衰痒甚；邪毒壅遏，湿蕴化热；气滞血瘀，寒热错杂之证候。因此白郡符提出以气血为纲的辨治思路。指出病初气结在表，采用调和营卫、益气养血，或活血祛风、益气止痒之法；病久伤血入络，采用凉血解毒、通络化湿，或理气活血、寒热并用之法。

白郡符自制多种特效方药，从气血论治中医外科疑难疾病，临床疗效确切，效如桴鼓，屡起沉疴。如自拟白氏扶正祛风汤治疗瘾疹，加减血府逐瘀汤治疗血风疮，以调和营卫、益气固表；加减当归饮子治疗风瘙痒，自制白氏斑秃方治疗鬼剃头，以活血祛风、益气止痒；加减犀角地黄汤治疗弥漫型类丹毒，自制散结消斑汤治疗结节性红斑，以凉血解毒、通络化湿；加减黄柏苍术汤治疗血栓性静脉炎，以理气活血、寒热并用。

1. 自拟白氏扶正祛风汤

方药组成：黄芪 50 克，肉桂 10 克，桂枝 10 克，熟地黄 15 克，白蒺藜 15 克，当归 20 克，白芍 20 克，人参 15 克，甘草 15 克。

方解：人参、黄芪、当归、甘草扶正祛邪、益气养血；桂枝和白芍等量配伍，取《伤寒论》中"桂枝汤"调和营卫之意；白蒺藜活血祛风止痒；熟地黄补血滋阴，白芍养血敛阴，当归活血补血，三药合用滋阴补血之效显著；少佐肉桂与桂枝，温通经脉，引火归原，收疏结合。全方共奏益气养血、调和营卫、扶正祛邪，疏风止痒之功。

2. 自拟加减血府逐瘀汤

方药组成：红花 20 克，桃仁 15 克，当归 20 克，川芎 15 克，炒白芍 15 克，丹参 20 克，生地 15 克，紫草 20 克，蝉蜕 15 克，防风 15 克，白蒺藜 15 克。

方解：红花、桃仁、当归、川芎、白芍相伍入营血，有养血活血、调营通络之功；生地黄滋阴清热；紫草、丹参相配凉血清热、解毒消痈；蝉蜕、防风、白蒺藜入卫分，以祛风止痒。诸药配伍，营卫同调，行血与祛风并施，肌肤得润，瘙痒得息。

3. 当归饮子加减

方药组成：当归 25 克，黄芪 50 克，党参 25 克，生地 20 克，川芎 20 克，防风 20 克，荆芥穗 15 克，白蒺藜 20 克，红花 20 克，制何首乌 20 克，火麻仁 15 克，甘草 10 克。

方解：党参、黄芪、甘草合用培元固本、补脾肺气；生地、当归、红花、川芎、制何首乌合用滋阴补血活血；荆芥穗、白蒺藜、防风固表祛风、润燥止痒；火麻仁润肠通便。诸药合用有益气活血、祛风止痒之功。

4. 自制白氏斑秃方

方药组成：黄芪 50 克，当归 20 克，白芍 15 克，白术 15 克，炙甘草 15 克，枸杞子 20 克，女贞子 20 克，制何首乌 20 克，山萸肉 15 克，红花 15 克，桃仁 15 克，苦参 20 克。

方解：黄芪、白术、甘草补脾肺气、固其发根；当归、白芍养血活血；枸杞子、女贞子、制何首乌、山萸肉有大补肝肾、滋阴润发之效；佐之红花、桃仁可行瘀通滞、调畅气血；苦参长于疏散表邪、燥湿止痒。诸药合用，共奏祛风益气固表、养血活血生发之功。

5. 犀角地黄汤加减

方药组成：水牛角 25 克，大青叶 25 克，黄柏 20 克，生地 15 克，知母 15 克，茯苓 15 克，苍术 15 克，赤芍 10 克，丹皮 10 克。

方解：大青叶、水牛角凉血解毒散结；黄柏配合生地，凉血清热、解毒燥湿；茯苓配苍术，健脾燥湿而不伤正；辅以赤芍、丹皮活血通络。诸药并用，气血同治。若毒火凝聚，加天花粉、龙胆草以降火解毒、化斑散结；若热盛伤阴，加生石膏、玄参、麦冬，清热滋阴；若阴虚内热，气阴两虚，加地骨皮、甘草，益气养阴退虚热；若瘀血与热毒胶着难去，加大黄，活血、荡涤实热。

6. 自制散结消斑汤治疗

方药组成：当归 20 克，麦冬 15 克，生地黄 15 克，赤芍 15 克，红花 20 克，枸杞子 20 克，黄柏 10 克，苍术 15 克，怀牛膝 15 克，独活 20 克。

方解：当归、生地养血和血；麦冬养阴；黄柏、苍术燥湿解毒；枸杞子、怀牛膝补肝肾、强筋骨；独活祛风；红花、赤芍活血化瘀。诸药合用，则肝肾得补，气血得调，浊毒得去。

7. 黄柏苍术汤加减

方药组成：蜈蚣 2 条，黄柏 10 克，苍术 15 克，威灵仙 20 克，红花 15 克，桃仁 15 克，丹参 20 克，怀牛膝 15 克。

方解：重用蜈蚣 2 条，取其辛温走窜之力，配伍威灵仙行痹通络，二者合用，通达内外；红花、桃仁、丹参以活血化瘀；怀牛膝活血通经，引药下行；黄柏、苍术寒温并用，健脾助运以祛湿浊，清热除烦以解瘀毒。诸药配伍，共奏行气通络、活血化瘀之功。

（四）治疗外科疾病，注重顾护脾胃

白郡符认为脾胃功能与外科疾病的发生发展密切相关，若脾胃运化气血、水液功能失常，脾之升清统血功能失常，则可发作多种外科疾病。故在辨证论治基础上，注重顾护脾胃，主张调和脾胃、补益气血；扶正祛邪、攻补兼施；灵活运用消、托、补三法，兼顾脾胃等原则，临床获得满意疗效。

1. 脾胃功能与外科疾病的关系

白郡符认为脾胃为"后天之本""气血生化之源"。脾与胃同居中焦，在膈之下，两者协调配合，主要发挥五种功能。一者运化输布水谷精微，滋润濡养脏腑经络、肌腠皮毛；二者运化水液，代谢水湿，且脾喜燥而恶湿，外湿侵袭人体，亦可影响脾胃功能；三者斡旋气机，升降相因，调节生命之机；四者统摄气血，使其循道而行，不致溢出脉外；五者为脾胃之生理特性，即脾之华在唇，胃之经脉循行面部、环绕口唇，故气血充足则颜面光泽润滑，津液充沛则口唇莹润光泽。白郡符认为脾胃功能失调对外科疾病之发生发展至关重要。因此，气血不足，脾胃虚弱，为外科病发生的内在因素，若兼湿毒邪气壅盛，则缠绵难愈，进一步导致脾胃失调，形成恶性循环。

2. 顾护脾胃，辨证论治

白郡符认为在外科病的中后期，应当重视顾护脾胃，脾胃强健，则气血充盈而正气足。如久病体弱，气血两虚所致之荨麻疹，可用调和脾胃、补益气血之法，方选十全大补汤，以补益气血、调和营卫、疏风止痒。又如治疗丹毒中期，应以解毒养阴并重，少佐益气和胃之品；而后期酌加健脾养胃之品，可益气养阴并重，以复其后。再如"唇风"后期，日久不愈，治宜健脾益气、养血祛风，可用四君子汤或四物汤合六味地黄汤化裁，酌加祛风利湿之品。此外，硬皮病后期及肾囊风中后期，亦多见脾肾阳虚等，治以温阳通络、补肾健脾。

3. 灵活运用消、托、补三法，兼顾脾胃

白郡符认为中医治法中的消、托、补三法皆与调理脾胃密切相关。首先消法中祛痰、化湿及通里等治法常与顾护脾胃法配合施用。其次，在托法中，常以补气养血和透脓之药并用，以扶助正气、托毒外达，避免邪毒扩散和内陷，适用于痈类疾病，尤其是外痈中期。白郡符在临床应用中，根据患者具体病情，在施用补托法及透托法的同时，加入补益气血之药，可扶正祛邪，增强疗效。再次，在疮疡病后期，脾胃虚弱，气血不足多是影响其溃后敛合，旧脓未去、新肌不生的重要因素，此时更应以补法为主要治疗法则，且以补益脾胃为先。白郡符临证中常用的方剂有四君子汤、八珍汤、益胃汤、黄芪建中汤等。

（五）活用透脓托毒法治疗中医外科疾病

透脓托毒法是应用透脓和补益气血的药物，扶助正气、托毒外出，以免毒邪扩散和内陷的治疗法则，是治疗疮疡的特有内治法之一。白郡符临证时常根据具体病情，将此法与常规方法相结合，治疗外科疾病。

1. 注重正气，补透兼顾以托里消毒

正气充足是治疗外科疾病的重要保障，若正气充足，则有利于邪气祛除；若正气不足，则无力托毒外出，或即便服药亦难以运化药物，发挥药力，进而导致疮口不能溃破，腐肉成脓，滞留于内，化热成瘀。因此治疗上则应根据毒邪盛衰的状况以及患者体质的强弱，灵活运用补托和透托两种方法。补托法以补益气血为主，辅以透托之品，用于邪毒亢盛，正气亏虚，不能托毒外出，疮形平塌，难溃难腐的虚证，使气血旺盛，正气充实，托脓毒外泄，防止内陷。透托法以透为主，以补为辅，用于毒气亢盛而正气尚未衰竭，脓成未熟，肿疡未溃破或溃而脓出不畅的实证，可促其早日脓出毒泄，肿消痛减，以免脓毒旁窜深溃。

白郡符善用《外科正宗》之托里消毒散加减治疗痈疽已成或未成者，以托毒外出。对于未成脓者可使其内消，已成脓者则可促其脓溃，使腐肉易于去除，新肉容易生长。加减托里消毒散组成为：人参、黄芪、茯苓、白术、川芎、金银花、当归（各一钱），白芷、皂角刺、甘草、桔梗（各五分）。脾弱者，去白芷，倍人参。方中人参、黄芪、茯苓、白术、甘草可益气扶正，托脓外出；金银花、川芎、当归可解毒活血、止痛生肌；白芷、皂角刺、桔梗升提发散，消肿排脓。全方以补益之品为主，固本托脓；透脓外出为辅，祛邪消肿，诸药合用可使痈脓外溃而解。

2. 多法合用，外透内消以解毒除邪

白郡符认为外科之毒邪是邪气聚集的状态，即热邪、湿邪、瘀血等邪气聚集鸱张亢盛。故当针对热、湿、瘀血聚集的偏重程度，分别采用清热解毒、清热化湿、活血化瘀之法，或诸法同施，从根本上消除毒邪为患的态势。

白郡符创保灵丹，主要用于湿热、痰浊、瘀血、热毒相兼为患，阻滞经络，导致机体局部红肿疼痛、热势不减者。本方根据《医宗金鉴·外科心法要诀》中内消散演变而成，原方以穿山甲、金银花、天花粉、知母、白及、半夏、贝母、皂角刺、乳香各一钱组成。虽名为内消散，而实为外透与内消合用之剂。方中穿山甲、皂刺、天花粉消肿排脓力强；金银花、知母清热解毒又兼润燥；半夏、贝母化痰散结，使内在呈结聚状态的痰热毒邪消散而解。

3. 透痤托疮，清热解毒兼气血同治

白郡符认为东北地区，气候寒冷干燥，人民多喜食用肥甘厚味、辛热饮品，导致痰热内生，湿热留恋。若外受风热之邪，内外相合则发作痤疮，此时若仅应用清热凉血之品，虽可急则治标，但并未解除根本，即体内所蕴结之痰热或内生之湿热，每因饮食或情志刺激而复发，难以痊愈。因此，根据《医宗金鉴》所载之犀角升麻丸，将透法融入其中，创制升角丸，以清热解毒、疏散透表，内外相合，气血同治。

升角丸组成：升麻、水牛角、防风、羌活、白附子、白芷、生地、川芎、红花、甘草、玄参、黄芩等蜜制为丸。方中用水牛角、生地、玄参清解血热，以黄芩配升麻清气分热毒，兼燥湿邪。白老在原方中加入少量透散之品，如防风、羌活、白芷、升麻等，以疏风透毒、驱邪外出。为制约疏透之品的温热之性，以免风火相煽，加重病情，均应用小剂量。原方中亦有生地、玄参、黄芩等寒凉之品加以佐制，因此可发挥其透散之功而不助热。

白郡符在创制升角丸的同时，又根据痤疮的不同证型进行辨证论治，运用家传方"蜈蚣托毒丸"治疗热毒蕴结，难以透出之痤疮，症见丘疹、红肿、脓疱，伴有面红口渴、大便秘结、舌苔黄、舌质红绛，脉数等，疗效显著。正如《灵枢·痈疽》所说："营卫稽留于经脉之中，则血泣而不行，不行则卫气从之而不通，壅遏而不得行，故热。"

（六）善用回医治疗皮肤病

回族传统医学成型于公元 13 世纪，以人天浑同与整体思想为主导，以元气与阴阳七行学说为基础，是以辨质（黑液质、红液质、黄液质、白液质）为主，结合辨证、辨病、辨经，论证养生、预防、治疗、康复为特点的民族医学。在实践中，回医学用药与中医类似，与中医较大的不同之处是回医常将香药运用于皮肤科。白郡符治疗皮肤疾病时常用的方法有发疱疗法、涂治疗法、熨敷疗法、敷法、熏法、油法等。

发疱疗法是借助药物对穴位的刺激，使局部皮肤发红、充血、起疱，以疏通经络、调节脏腑功能、提高免疫力而治疗疾病的一种方法。回医治疗牛皮癣、痤疮时常使用发疱法。由于发疱法所选用的药物多具有较强的刺激性，如斑蝥、白芥子、大蒜、胡椒等，操作要求一定的技术性，且容易留下瘢痕。

涂治疗法是用药油或药膏涂擦、按摩患处，起到滋润皮肤、净血消肿、祛除邪气的作用。例如外治牛皮癣，用紫荆皮、山慈菇、赤芍、地肤子、防风、蝉蜕、斑蝥，浸泡于70%乙醇中，7天后过滤，加甘油，局部涂擦、按摩；治疗疣目，选用苍术、马齿苋、苦参、细辛、陈皮、蜂房、蛇床子、白芷，研成粉末，用香油调膏涂治。

熨敷疗法是将加热后的药物或器具置于人体某一部位进行治疗的方法，实施前要求皮肤局部无破损，过程中防止皮肤烫伤。回医熨敷疗法多用于附骨疽、跌打损伤等疾病。

敷法是用纱布蘸药液或将配制的药物直接敷于患处或特定部位来治疗疾病的方法，分为热敷法和冷敷法。回医常用敷法治疗乳痈、痄腮、瘰疬、丹毒等疾病，例如治疗乳痈用蒲公英捣烂，连翘、乳香研细末，共用醋调，炒热后外敷患处。

熏法是指借助药物药力和热力作用，促进气血流通，达到消肿、止痒、止痛、祛风除湿、活血通络、清热解毒的作用。多用于肿疡初起、痔疮及其他皮肤疾病。例如用苍耳草100克煎汤熏洗局部，用于急性荨麻疹和遍身湿痒。

油法是直接使用橄榄油、蛋黄油、核桃油内服或外擦，达到治疗疾病、营养滋补、增强体质的一种方法。常用于解决手足皲裂、冻疮、肛裂、瘢痕、口疮、婴儿湿疹、皮肤干燥、头发枯黄分叉等问题。

白郡符将回医油法与中医制膏法结合起来，创制独具特色的油膏法，如金银油。其制法是将红矾、水银研面后加入银朱和白面，用蛋黄油调成膏状外用。功用：解毒化瘀、软坚散结。主治：瘰疬溃破、瘘管久不愈合者。用法：将此药少量掺在疮口内，外贴太乙膏，每日换药一次，使用时要视溃疡面积、空腔大小，点点续进，至无空腔，改用生肌玉红膏，外用太乙膏而至痊愈。

（七）重视炮制，提高疗效

白郡符认为，中药炮制理论起着指导实践的作用。炮制得法，可使中药更加符合临床需要，应用起来更加得心应手，从而可提高临床疗效。

1. 妙用炙法

炙法不同于炒法。炙法一般不单独入锅内加热，而在药物中另加其他辅助的物质，如：蜂蜜、白酒、黄酒、米醋、盐、姜汁、甘草水等。

白郡符认为，醋味酸、性温，功善散瘀消肿、除热解毒、开胃醒脾、下气消食、疏散水气、软坚化结，实乃外科良药。醋炙青皮、香附方法：香附、青皮等，先筛去药中土屑，拣净杂质。以每公斤用米醋二两，拌匀，闷盖润透。再放锅内，用文火慢炒至米醋吸尽，干燥、色深为止。此法所炮制之香附、青皮，其行气疏肝散结之效更强。

2. 巧用润法

润法亦谓渍发，是用洗、泡、浸等水制的方法使药材松软的重要手段之一。其优点是易于操作，适用范围广，可使水分或液体辅料徐徐渗入药中，达到药滋润透，水汁吸尽，药体松软，有效成分损失最少的目的。经过润法后，切出的饮片完整、鲜艳、美观、质优。

洗润蒲公英法：将干燥的中草药材投入水池或大盆内，洗去尘沙及杂质。洗时迅速，洗净捞出，加工、切片、或切短块，及时晒干备用。

3. 水火合制

水火合制包括煎、煮、炖、淬、烤之法，是药物通过水与火或加液体辅料，共同处理的一种方式。其目的是改变药物性能或形态，降低毒性或刺激性，矫正气味或恶臭腥味等。

酒蒸熟地黄法：取洗净干生地，每 5kg 干地黄加黄酒 2.5kg，浸润闷透，使黄酒吸尽，放笼屉内蒸之，至生地呈乌黑色，取出，晒到八成干，切成 5mm 厚的片即可。或者，蒸八小时焖一夜，次日翻过后，再蒸四至八小时，再焖一夜，取出晒八成干，切片，再晒干，即成熟地。白郡符认为，经蒸制后地黄质厚，味浓，其性由寒转温，主补阴血，且可借酒行散，起到行药势、通血脉的作用，更有利于补血，使之补而不腻。再配上其他补精血之品，常用于治疗精血亏虚之脱发。

煮菟丝子法：取菟丝子过箩净除杂质，洗净灰土，晾干，用黄酒拌匀，使润透吸尽，入锅内加适量清水，煮成黏粥状，取出，用碾子压成一厘米厚大片，再切成 1.5cm、宽 3cm 长的菱形块，晒干或烘干。白郡符认为，酒制菟丝子可增强其温补脾肾的作用，并利于煎出有效成分和粉碎。

炖女贞子法：取女贞子，拣去杂质，洗净，晒干，加入黄酒拌匀，装入罐内或适当容器内，密闭，坐水锅中，隔水炖，至酒洗尽，约六个小时，取出，晒干或烘干。白郡符认为，女贞子酒制后能增强其滋补肝肾作用，多用于肝肾阴虚之须发早白。

烤淬龟板法：取龟板，先用清水浸漂 15 至 20 日左右，达到刮去黑皮和残肉及无臭味为止，晒干。取火盆，用木炭燃火，上面放铁丝帘，高于炭火 2 至 3 寸，铁丝帘上放龟板，烤之，待热，翻过，上涂米醋，烤火的一面又热，再翻过涂醋。如此法反复烤热涂醋，以酥碎为止。白郡符认为，此种炮制之龟板，质多酥脆，易于粉碎，利于煎出有效成分，同时能矫臭矫味，增强生品的补肾滋阴之力，最适合肾阴不足、精血亏虚者。

三、验案赏析

案例1

赵某某，女，42岁，初诊时间：1991年8月15日。

主症：臀部以下及双腿红色结节2年。

病象诊察：2年前经常发烧，同时发现双下肢小腿有十多个小红结节，有触痛，逐渐增多，发展到大腿部。在当地医院按"风湿结节"治疗无效而来省内某医院诊治，做病理检查定为"结节性脂膜炎"。经用激素类及其他一些药物（药名不详）治疗，病情减轻而出院。近一个月来又出现同样结节，并延到臀部，在臀部、双股部及小腿部有散在大小不等的数十个硬实结节，结节直径约0.5～1.0cm，结节表面发红，与皮肤粘连，边缘清楚，触之疼痛。时有发热，倦怠乏力，肌肉酸痛等症状。查其体温37.3℃，内科检查无异常改变。脉滑数，舌苔薄黄。

西医诊断：结节性脂膜炎。

中医诊断：瓜藤缠。

辨证审机：气虚之体外感风热，内有痰湿，凝聚皮肉之间，导致营卫失和，气血运行不畅，经络受阻。

治法：清热解毒，利湿化痰。

处方：保灵丹汤剂加味。

金银花40克，清半夏15克，知母20克，白及20克，天花粉20克，甲珠15克，浙贝母20克，皂刺15克，乳香15克，没药15克，牛膝20克，防己10克，蜈蚣2条。5剂，水煎服，日2次温服，注意忌口。

二诊：热已退，结节表皮红色消退，触痛略减。继上方改防己5克、皂刺10克，5剂水煎服。服药后硬结明显消退。

辨治思路与特色解析　外科的治疗，以消、托、补三大法则为要。初期以"消"为主，中期已成脓则以"托"为主，按期不愈以"补"为主。消法治疗中又分为温、凉、补、汗、攻等方药运用。该患本为气虚之体，平素内有痰湿，又外感风热，夹痰凝聚皮肉之间，导致营卫失和，气血运行不畅，经络受阻而成结节，为本虚标实，且以标实为主。故治宜清热解毒、利湿化痰，以急则治其标，应用保灵丹汤剂。方中金银花既能清风温之热，又可解血中之毒，为清热解毒之要药，与乳、没相配取其解毒之功；贝母清热散结、化痰开郁；半夏燥湿化痰、消痞散结；知母质软性润，上清肺经，下泻肾火，能清热润燥；天花粉能消肿排脓，加上穿山甲活血通经、消肿排脓，用于热毒痈肿，使肿毒得以消散。保灵丹在汤剂中取皂刺辛散温通、活血消痈，力较缓；在散剂中用皂角祛痰开窍力猛于皂刺。原内消散中，只有乳香，而没有没药，乳香辛温香润，能行血中之气，舒筋活络、消肿止痛；没药苦泄力强，功善活血散瘀、消肿止痛。乳香以行气活血为主，没药以活血散瘀为要，二药参合，气血兼顾，取效尤捷，共奏疏通经络、活血祛瘀、消肿止痛之效，使原方内消散更增加化瘀消肿之力。临证可视病情而加味，如经络瘀阻加桂枝、川芎、蜈蚣以活血散瘀、通经活络；如气滞加香附、青皮；如血瘀加三棱、莪术以理气散结、活血散瘀；如湿热凝结加防己以利湿清热。此方药效稳妥，既非大寒，又非大下，堪为良方。

案例2

崔某某，男，16岁，学生。初诊时间：1991年10月14日。

主症：颜面部及全身散在暗紫红色斑片1年余。

病象诊察：患者于1989年1月在右踝内侧出现一米粒大小红色丘疹，有压痛感，逐渐扩大成五分硬币大小暗红紫色斑片，伴有全身不适，低热，关节酸楚等症状。曾先后辗转于省县多个医院求治。分别以"结节性红斑""脂膜炎""红斑狼疮"等疾病收住院，其间用了大量激素类药物及提高机体免疫机能的药物，但疗效欠佳，病情始终不能控制。现颜面部及全身散在大小不等、形状不一的暗紫红色斑片，其特点斑片周边凸起，向心性逐渐消退，边缘清楚，斑片之间有明显界限，表面无破溃渗出，患处有灼热感，微痒，以双下肢为重。颜面部轻度浮肿，舌质红，苔薄黄，脉细数。体温37.5～38℃，脉搏85次/分，血压110/80mmHg。化验：白细胞11.8×10⁹/L，血红蛋白120g/L，血沉30mm/h，抗"O"1：500，类风湿因子（－），红斑狼疮细胞检查（－）。皮肤活检：表皮层未见明显改变，真皮层及皮下组织见多量淋巴细胞浸润，尤以血管周围及皮肤附件局围为著。细菌培养：猪丹毒杆菌（＋）。

西医诊断：弥漫型类丹毒。

中医诊断：类丹毒。

辨证审机：毒邪塞遏于肌肤，经络阻塞，血热毒盛，肌肤失养。

治法：凉血解毒，散结化斑，滋阴清热，健脾利湿。

处方：水牛角、大青叶各25克，黄柏20克，生石膏10克，生地15克，知母15克，麦冬15克，玄参15克，茯苓15克，苍术15克，地骨皮15克，大黄10克，赤芍10克，丹皮10克，甘草10克。5剂水煎服，日2次温服，嘱患者忌用生水洗患处。

二诊：服上方五剂后，周身无新生皮损，但原红斑消退不明显，仍有低热、口苦咽干，原方水牛角加至30克，大青叶加至40克，再加天花粉、龙胆草以增解毒化斑、生津泻火之功效。

三诊：服上方六剂后，皮肤斑片大部分消退，只剩面部、下肢仍有少许红斑，颜面部浮肿消失，体温正常，原方去苍术、茯苓，黄柏减为10克，继服4剂。

四诊：服后仅见右踝内侧有一鸡蛋大小淡红色斑片，考虑病事已明显好转，原方去生石膏、黄柏，水牛角、大青叶分别减至20克。服药5剂后，皮肤红斑全部消退。嘱患者守方继续服3剂，以巩固疗效。前后治疗时间为10个月。随访迄今，未见复发。

辨治思路与特色解析　弥漫型类丹毒临床鲜见报道，明代申斗垣《外科启玄》中"伤水疮"与此形似，其曰："误被竹木签破皮肤，又因生水洗之，溃而疼痛，或鱼刺诸骨破伤，久而不愈。"白郡符认为此患禀性不耐外受毒邪，壅遏肌肤，气血凝滞，营气不从，经络阻塞，素有肌肤之湿，湿蕴化热，邪毒与湿热相搏，郁于肌肤而发。由于其病机要点为邪毒壅遏于肌肤不得外泄，因此治疗关键在于凉血解毒、散结化斑，同时兼顾滋阴清热、健脾利湿。方中水牛角、大青叶为凉血解毒、清热杀虫之主药，《本草正义》云："疗诸虫螫者，盖百虫之毒皆由湿热凝结而成，故凡清热之品为解毒杀虫之品。"丹皮、赤芍、大黄、石膏、知母、黄柏助其凉血化斑、泻火解毒，其中黄柏有"泻火补阴之功"，防苦燥伤津，共为辅药；佐地骨皮、麦冬、生地、玄参共奏滋阴清热之效；茯苓、苍术健脾利湿；甘草为使可助其清热解毒，又因性甘平可制约寒凉之品，缓和药性。诸药合用，病达痊愈。

案例3

于某，女，21岁。初诊时间：1989年7月26日。

主症：双下肢红斑鳞屑7年余，近2周全身皮肤大片潮红。

病象诊察：7年前，该患者双下肢小腿外侧起红斑，上覆白色鳞屑，瘙痒，经省内某医院诊为"银屑病"，内服外用药治疗（药名不详），病情减轻，但始终未愈。2周前因感冒发热内服药后，全身泛发红色丘疹渐成片状红斑，大量脱屑，瘙痒剧增。伴有周身关节酸痛，大便干燥。检查：周身弥漫性红斑，大量白色细碎鳞屑脱落，呈红皮病样皮损。双下肢红斑鳞屑增厚。舌质红苔白，脉沉弦略数。

西医诊断：银屑病（红皮病型）。

中医诊断：白疕。

辨证审机：血热风燥，复感毒邪，风毒蕴积。

治法：清热解毒，凉血润燥。

处方一：大青叶 30 克，板蓝根 30 克，山豆根 20 克，白鲜皮 20 克，胡麻仁 20 克，金银花 30 克，紫草 15 克，紫花地丁 20 克，皂刺 10 克。7 剂，水煎服，1 日 1 剂。

处方二：配蜈蚣托毒丸，外用白癣油膏。

二诊：1989 年 8 月 2 日。上方服后，上肢、躯干皮肤潮红消退，便干缓解，舌质红苔白，脉沉弦。余症同前。继上方又投 7 剂，仍配服蜈蚣托毒丸，外用药同前。

三诊：1989 年 8 月 10 日。皮肤潮红日渐消退，鳞屑减少，二便调和，唯关节酸痛。舌淡红，苔白，脉沉略数。治以清热凉血、疏风通络之法。

处方一：地骨皮 30 克，牡丹皮 15 克，防风 15 克，羌活 15 克，蒲公英 30 克，桂枝 10 克，红花 10 克，皂刺 15 克，紫花地丁 20 克，甘草 10 克。14 剂，水煎服，1 日 1 剂。

处方二：蜈蚣托毒丸 1 日 1 次，外用药同前。

四诊：1989 年 8 月 24 日，内外用药后，皮损日趋渐减，关节疼痛缓解，舌淡，苔薄，脉沉。改蜈蚣托毒丸与苦参丸交替服用。

五诊：1989 年 9 月 10 日。除两小腿红斑消退慢，其余皮损全部渐复，诸症皆除，嘱其继服蜈蚣托毒丸至痊愈。

五诊后随访月余，诸症渐消。

辨治思路与特色解析 银屑病，现代医学认为其病因不明，与遗传、感染、免疫、精神等多因素有关。类属于祖国医学"白疕""白壳疮"等病的范畴。本患为红皮病型银屑病，因感冒服药而诱发，完好皮肤犹如分布在海洋中的岛屿，寥寥无几。全身呈弥漫性潮红，大量脱屑，瘙痒剧烈。治当清解邪毒，从标论治，药用大青叶、板蓝根、金银花、蒲公英、山豆根等，又加生地、丹皮、紫草、地骨皮等凉血滋阴润燥以顾其本。配服白郡符家传验方蜈蚣托毒丸，外用白癣油膏，2 个月后病情好转，续服蜈蚣托毒丸至痊愈。

四、医 案 今 鉴

案例 1

范君，男，35 岁。

主症：右上肢前臂漫肿，肿胀酸痛 1 周余。

病象诊察：1 周前因工作不慎，将右手第四指尖端碰破，破口极小，当时只按一般擦皮伤处理。次日手指全肿，红肿逐渐延至前臂，并有焮热疼痛。曾注射与口服抗生素，第 4 日红肿继续上延，患肢较健肢肿粗一倍，体温 39.8℃，白细胞 $18×10^9/L$，急住某医院，经过三日的大量抗生素治疗，红热疼痛已减轻，局部疮面也已愈合，但是右上肢肿胀不减，而且自觉胀痛。经过二日治疗，症状依然，酸胀重垂。右上肢从腕到腋下漫肿，皮色不变，粗于健侧同部位两倍，触之无灼热感，但有木硬样感觉，手指部已愈合。脉滑数，苔白腻。

西医诊断：右上肢淋巴管阻塞。

中医诊断：红丝疔。

辨证审机：湿痰阻滞，气血不畅，经络瘀阻，而成臂肿。

治法：活血散瘀，通经活络，解毒化痰。

处方：加味保灵丹汤剂。

炙甲珠 15 克，知母 20 克，白及 20 克，半夏 15 克，金银花 20 克，浙贝母 20 克，皂刺 20 克，乳香 15 克，天花粉 20 克，没药 15 克，桂枝 10 克，大蜈蚣 2 条。3 剂，水煎立服。

二诊：二日后复诊，肿胀明显消退，上方去大蜈蚣再服 2 剂。

三诊：四日后再诊，肿胀酸痛感消失，检查患肢与健肢平。嘱再服上方 2 剂。临床痊愈，未留其他遗痕。

案例 2

王某某，男，15 岁，初诊时间：1983 年 12 月 25 日。

主症：右侧前胸至后背肩胛下方红色斑丘疹、水疱，伴剧烈条状刺痛 4 天。

病象诊察：4 天前，突然在前胸偏右侧乳上方至腋下皮肤呈条状刺痛，随即在刺痛的皮肤上出现红色斑丘疹，第 2 天丘疹成为水疱，从前胸蔓延到后背，剧烈刺痛，自用紫药水外涂、口服止痛片无效。右侧前胸至后背肩胛下方呈半环形，宽约三寸的红色疱疹带，水疱大小不一，小如绿豆，大如豌豆般，水疱成簇集样，边界清楚，累累如串珠，疱疹周围有暗红色浸润，未见破溃及糜烂面，疱群之间肤色正常。纳差、二便和，脉缓，苔白腻。

西医诊断：带状疱疹。

中医诊断：蛇串疮。

辨证审机：脾湿内蕴，复感毒邪，湿毒外溢，循经而致。

治法：清热解毒，健脾利湿。

处方：金银花 30 克，连翘 30 克，生地 20 克，木通 10 克，茯苓皮 15 克，竹叶 10 克，细辛 5 克，紫花地丁 20 克，甘草 10 克，猪苓 10 克，柴胡 15 克，神曲 5 克，龙胆草 20 克。9 剂，水煎服，1 日 1 剂。外用二味拔毒散。

二诊：1991 年 1 月 3 日。上方服 7 剂加外用药后，疱疹消退，干燥结痂，刺痛减轻，未再新生疱疹。治以清解余毒。改用蜈蚣托毒丸口服。外用：先用二味拔毒散，等疱痂全部脱落后，用消风膏外涂以善其后，临床痊愈。

案例 3

郑某，女，30 岁，初诊时间：1986 年 8 月 5 日。

主症：全身起红色粟粒样丘疹，灼热剧痒 2 周。

病象诊察：因患盆腔炎而注射青霉素，当时无任何反应，1 周后突然皮肤瘙痒，遂即发生红色丘疹，灼热且剧痒。曾在本单位卫生所用抗过敏药物注射并口服，效果不明显。渐增多，蔓延到面部，伴有关节酸楚乏力。现面部、四肢、躯干有散在小如针尖，大如米粒样的红色丘疹，皮肤潮红，有抓痕。脉滑数，舌质尖红，舌苔薄黄。

西医诊断：药物性皮炎。

中医诊断：药疹。

辨证审机：湿热药毒内蕴，泛于肌肤。

治法：清热解毒利湿。

处方：板蓝根 30 克，茵陈 15 克，茯苓 20 克，大青叶 10 克，紫花地丁 20 克，蒲公英 30 克，金银花 30 克，地肤子 30 克，苍术 15 克，陈皮 15 克，连翘 30 克。3 剂，水煎服，每日 1 剂。

二诊：8月9日，上方服后，皮疹大部消退，未见新生，皮损渐恢复。舌淡苔白，脉滑。继上方又服3剂，诸症消失而痊愈。

案例4

李某某，男，24岁，汽车公司工人，初诊时间：1980年2月26日。

主症：头顶部一束白发6年余。

病象诊察：六年前因外伤而致头顶部脱发，后再生发则白色，曾经内服及外搽药多方治疗无效。头巅顶处有拇指粗一束白发，发下皮肤正常颜色，余发皆色黑而光泽，搔之有少量头屑脱落，近年头皮微痒，有头屑。脉沉弦而细，舌质淡，苔薄白。

西医诊断：局限性白发病。

中医诊断：白发症。

辨证审机：恶血留滞，经脉受阻，血瘀血虚。

治法：养血活血。

处方：生地30克，红花15克，川芎15克，桃仁10克，赤芍20克，丹参20克，黄芩15克，何首乌30克，黑芝麻20克，枸杞子20克，薄荷10克，菊花20克，升麻10克，甘草5克。21剂，水煎服，1日1剂。

二诊：服至21剂时，将生地30克改为20克。7剂，水煎服，1日1剂。

三诊：服至28剂时加桑椹15克。20剂，水煎服，1日1剂。

四诊：服至47剂白色发日趋转为黑色，痒止，头屑消失。而告痊愈。

案例5

尹某某，男，69岁，初诊时间：1990年7月5日。

主症：右腿肿痛，活动受限4月余。

病象诊察：4个月前曾被自行车撞倒，当时影像学检查无骨折及脱位，但右腿疼痛不能自行活动，遂卧床休息，口服跌打丸及配合针灸等方法。半个月后能下床活动，但觉右下肢负重无力，行动困难，渐见右腿粗于左腿，肿胀痛疼，行动困难。右腿肤色暗红，内侧有索条状硬结，静脉曲张，压痛明显，患肢较健侧肢体肿近一倍。有静脉炎病史。扶入病室，内科检查正常。舌质红边有瘀血斑点，脉沉弦。

西医诊断：右下肢深部静脉炎。

中医诊断：股肿。

辨证审机：瘀血阻络。

治法：行气导滞，活血化瘀。

处方一：蜈蚣2条，红花15克，桃仁10克，牛膝20克，丹参15克，苍术25克，黄柏30克，威灵仙20克，血竭3克，神曲20克。6剂，水煎服，每日1剂。

处方二：蒲公英50克，紫花地丁40克，大黄20克，赤芍30克。6剂，水煎汁2000mL，外浴，日一次，洗后外敷消瘀膏。

二诊：7月11日。用上方药治疗后，肿胀明显消退，疼痛缓解，已能自行走动，唯动作迟缓，继上方去血竭，加三棱10克，苍术10克，余之治法同前。

三诊：7月19日。患者自行来诊，查肿胀消退，肤色如常，索条状硬结渐软，继上方改蜈蚣为1条，去三棱加独活20克。停用其他药物。7剂，水煎服，每日1剂。

三诊过后，自述无其他不适，唯右腿略有沉重之感，嘱上方药改配丸剂，以巩固疗效。

第七章 妇 科 流 派

龙江医派妇科名家辈出，以于盈科、韩百灵、王维昌等为代表的医家为龙江地区妇女的健康做出突出贡献，屡起沉疴。如韩百灵、王维昌辨治妇科疾病均注重脏腑辨证，或从肝肾论治，倡导天癸学说，或从气血立法，或从肝郁论治，对现在的龙江医派妇科医家影响深远。

第一节 韩 百 灵

一、医 家 传 略

韩百灵（1909～2010），字秀宗，辽宁省台安县人，黑龙江省中医界"四大名医"之一，妇科之泰斗，国医楷模。

韩百灵生于医学世家，自幼即受父兄影响，熟读《雷公炮制药性赋》《濒湖脉学》等医学经典著作，8岁时随晚清秀才宋清儒学习四书五经及诸子百家，13岁时受业于当地名医臧鸿儒，学习中医四大经典及内、外、妇、儿临床各科，苦读六载，深得其传，18岁时经臧鸿儒推荐，再度投师于吉林省名医王化三门下，研习中医妇科理法方药及临床诊疗。1929年考取中医师资格，由吉林省民政厅颁发行医执照。1930年来哈投奔兄长韩秀实，在道外小六道街同顺堂诊所业医。1934～1958年于哈尔滨市道外北十四道街自设"百灵"诊所，同时身兼哈尔滨市中医工会、市医联、省卫生协会常务理事、监察部长、副主任委员、主任委员等多项社会公职。

1964年，韩百灵被调入黑龙江中医学院（现黑龙江中医药大学），先后担任医经教研室讲师、妇儿科主任，是全国首批中医教授，第一位获得中医妇科学博士学位授予权的导师，全国第一个国家重点学科中医妇科学学科带头人，全国首批中医药专家学术继承工作指导老师，第一批国务院政府特殊津贴获得者。曾两次被评为全国卫生文明先进工作者，荣获全国首届中医药传承特别贡献奖，开设全国首届名医工作室，多次荣获省、市劳动模范、先进工作者和优秀教师等荣誉称号。韩百灵是黑龙江中医药大学第一位终身教授，也是唯一的功勋教授；黑龙江省教育厅授予他"中医学家""教育学家"的称号，中华中医药学会授予他"全国名师""国医楷模"的称号。

韩百灵从医八十载，内、外、妇、儿兼修，尤以妇科见长，在崩漏、滑胎、不孕症等的诊疗方面见解独到，他遵从《内经》精血同源的理论，根据女性特殊生理、病理，创立了"肝肾学说"，临证中重视肝肾，突出乙癸同源，气血同调的原则，并将"同因异病、异病同治"的理论拓展到妇科领域，为发展中医妇科理论，规范中医证治类型模式开辟了新的广阔领域。并自拟经验方五十余首，效验临床，如百灵调肝汤、育阴汤、百灵止崩汤等，均已收录入国家规划教材。自1948年起韩老先后编写了《中医妇科学讲义》《医学入门八法》《妇产科护理学》；著有《百灵妇科》《百灵临床论文集》；主编了全国高等医药院校规划教材《妇产科学》（第三版）；主审《中医妇科学》（第五版）及《实用中医儿科临床手册》等。发表学术论文 60 余篇。其主要学术思想与临床经验，已收载于《国医楷模韩百灵学术经验集》。

二、学 术 思 想

（一）注重脏腑辨证，创立"肝肾学说"

韩百灵在长期的临证实践中注重脏腑辨证，认为虽然八纲辨证是明辨证候之纲领，病性辨证可分辨证候的性质，但不能确定病位，临证无的放矢。而通过脏腑辨证可以准确辨明病位之所在，其善从五脏病出发对妇科疾病进行辨证施治，此亦为脏腑辨证理论的具体体现。韩百灵认为女子因经、带、胎、产数伤于血，且更易受情志因素的影响，出现气血失调，精血不足，而精血互生，乙癸同源，最终导致肝肾同病，又以肝肾阴虚更为多见。肝肾经气互通，八脉共隶。张介宾《类经·藏象类》云："肝肾为子母，其气相通也。"足厥阴肝经与足少阴肾经均循行于身体内侧，并在经脉循行上通过肝、膈、肺、肾直接联系，通过三阴交、关元、中极穴间接联系。肝肾又和奇经八脉密切相关，肝肾同隶奇经，而冲任督三脉均起于胞中，胞胎为肝肾所主，故有"八脉隶于肝肾"之说。

在上述理论以及《内经》"精血互生，乙癸同源"论的基础上，结合妇女特有的生理病理特点，通过长期的理论与实践，韩百灵在实践过程中逐步形成了韩氏女科独特的学术风格，于 20 世纪 80 年代初期创立"肝肾学说"，提出妇科疾病主要在于肝、肾、脾、气、血五字，除此无外乎虚、实、寒、热、痰、郁、积聚之变化。

韩百灵指出：肾为先天之本，元气之根，天癸之源。肾气充盛，天癸至，下注于冲任，促进冲任二脉通盛及男女生殖之精的成熟。男精溢泻，女精降至，阴阳乃和，两精相搏，生命由始，故言肾主生殖。女子以肝为先天，肝藏血，调节血量；主疏泄，司血海，性喜条达；通调气机，体阴而用阳。肝所藏之血除营养全身外，并注入血海，故有"肝司血海"之说。其着重指出肝肾同源，肾藏精，肝藏血，精血同源，精血互生。肝血旺，肾精足，通过经脉转输达于胞宫，方能使胞宫发挥正常经、孕、产作用；反之则为病，但其病往往肝肾相兼而见。

肝肾二脏功能正常与否与妇人疾病的发生更为密切，妇人病机之要即为肝肾阴虚。在妇人生长、发育、衰老、死亡的生理过程中，都伴随着肾精的由盛转衰。又妇人以血为用，因经、孕、产、乳数伤于血，易处于"阴常不足，阳常有余"的状态。血本属阴，精血互生，而除先天禀赋，因外感六淫、七情损伤、摄生不慎、房劳多产、跌仆损伤等因素亦皆可致肾精渐虚衰，肝血屡伤，阴血亏耗，导致肝阴亏虚。当肾气渐衰，肝血渐亏，精血不能灌泽他脏，滋养诸经，可导致脏腑不和，发生妇科疾病。反之，机体其他脏腑发生功能改变亦会致肝肾阴虚为病。

《景岳全书》言："虚邪之至，害必归阴，五脏之伤，穷必及肾。"肝肾为母子之脏，情志不遂或素性抑郁，气郁化火，损伤肝阴，肝阴不足，下劫肾阴，引起肾阴亏虚。肝肾本同源，阴血相互滋生，同盛同衰。《灵枢·本神》言："肝藏血，血舍魂，肝气虚则恐""恐惧而不解则伤精，精伤则骨酸痿厥"。肾精匮乏，肝无血可藏，失于濡养，肝肾阴亏，继而还可出现肝阳上亢，如叶天士所述"精血衰少，水不涵木，木少滋荣，故肝阳偏亢"。故韩百灵尤为重视"肝肾阴虚"，常以此为指导进行妇科疾病的临床诊治。如其依照"养肾之阴，敛肝之阳，壮水之主"之大法，创立经验方百灵育阴汤，用于治疗肝肾阴虚诸多病证。

（二）发展"同因异病、异病同治"理论

韩百灵在"肝肾学说"基础上，又发展了"同因异病、异病同治"的学术思想。该思想肇端于仲景《金匮要略》。《金匮要略》中广泛运用"异病同治"一法，如《金匮要略·妇人产后病脉证治第二十一》言："产后腹中痛，当归生姜羊肉汤主之。"《金匮要略·腹满寒疝宿食病脉证治第十》言："寒疝腹中痛，及胁痛里急者，当归生姜羊肉汤主之。"产后腹痛与寒疝虽为不同疾病，但二者皆是血虚寒滞所致，病因相同，为"同因异病"的体现，处方均用当归生姜羊肉汤以养血散寒，补虚止痛，系"异病同治"的体现。韩百灵将疾病的发生和发展、转归和治疗看成相互联系，相互运动，且对立统一的整体，而非孤立和静止的个体。同中有别，各具特性；异中求同，寻其共性，这恰恰是中医辨证论治的精彩独到之处。其认为，中医证候虽千变万化，但总有其规律可循。

在此理论的指导下，韩百灵擅用一方加减治疗多病，主要体现在以下四个方面：①肝肾阴虚病证：崩漏、滑胎、子痫、胎萎不长、不孕、闭经、产后痉症、产后筋脉拘急、产后遍身痛九种疾病。治法当补肾养肝育阴，方用韩百灵临床经验方百灵育阴汤化裁。大凡阴虚之病均不宜辛散、苦寒之品，当以育阴生血之法收效，亦可阴中求阳，阳中求阴，但须慎重从事。②脾肾阳虚病证：崩漏、闭经、经期泄泻、月经衍期、痛经、经断前后诸症、带下、妊娠腹痛、滑胎、子肿、产后腹痛、产后小便频数等病，症见面白无泽，唇舌淡润，精神不振，语声低微，目眩头晕，记忆力减退，颜面浮肿，口淡不渴，四肢不温，夜尿频数等脾肾阳虚之象。治以补阳益气，益火之源，方用韩百灵临床经验方补阳益气汤化裁治疗。③气血两虚病证：崩漏、月经后期、痛经、闭经、妊娠腹痛、胎动不安、产后恶露不下、产后遍身痛、产后缺乳等疾病。治当益气补血，方用韩百灵临床经验方益气养血汤化裁。④气滞血瘀病证：崩漏、月经后期、闭经、痛经、妊娠腹痛、产后恶露不下、产后胁痛、产后遍身痛、癥瘕、不孕等疾病。治以调肝理气活血，方用韩百灵临床经验方调气活血汤化裁。

（三）注重气血辨证

气血是人体一切生命活动的物质基础，经、孕、产、乳均以血为本，以气为用。《女科经纶》言："血乃气之配，其升降、寒热、虚实，一从乎气。"气血相互依存、协调，相互为用。血赖气之推动，气行则血行，气赖血之充养，故曰气为血之帅，血为气之母。气血依赖脏腑的化生，调和于五脏，洒陈于六腑，女子在上为乳汁，在下为月经。气血充盛可以营养胎元，血濡气推可助分娩，产后气血随脉上行化生乳汁以哺育婴儿。气血在女子的生理病理变化中起到重要作用，若脏腑功能失调，气血生化乏源，或气血运行不畅，则见气血亏虚，气滞血瘀等病理性变化，最终可致各种妇科疾病。

韩百灵在临证中注重气血的重要性。如诊治崩漏时，根据病情轻重，将其分为两种。轻者，淋漓不断；重者，突然大下。如血崩日久，气血耗伤可成漏；久漏不止，中气下陷，冲任不固，病势日进亦可成崩，二者虽出血情况不同，但其病理机制一致，在疾病发展过程中互相转化。女子先天不足，肾气未充；郁怒伤肝，肝火妄动，迫血妄行；饮食不节，脾气亏损，统摄无力；惊恐、房劳、多产伤肾，胞脉受损；或外伤跌仆，冲任损伤均为本病发生的病理机制。据此，韩百灵以五脏功能失调和阴阳气血偏胜偏衰为辨证基础，提出崩漏七型中有五个证型与气血有关：气虚、气滞、血虚、血瘀、血热，并提出以"补、清、举、行"为纲的治法。

（四）治疗女性不孕多从肝郁立论

韩百灵认为，肝的疏泄功能正常，则气机通畅，气血和调，冲任相资，月经按月来潮，胎孕易成。情志活动正常与否，对机体的气血运行有一定影响，古云"百病生于气"，情志活动正常，气机亦畅。肝疏泄正常，脾胃之升降运化得司，则痰湿之液无以形成，从而胞宫受孕不受阻碍。反之，肝之疏泄失常，气机不畅，导致肝气郁结，可见胸胁、两乳、少腹胀痛不舒；升发太过，则心烦易怒、性情急躁。肝本在志为怒，其病理变化为情志异常，女子素性抑郁，再加社会、家庭等因素，情绪易于波动，从而影响身心健康，使得人体气机紊乱，干扰脏腑气血阴阳而致病，周身经络气机不畅，冲任受阻，焉能受孕？

对辨证属肝郁不孕者，立疏肝解郁、理血调经之法，此即种子先调经，调经必先疏肝，肝气调达，诸经通畅，胎孕乃成，自拟"百灵调肝汤"进行治疗。该方方药组成为当归、白芍、川楝子、枳实、王不留行、通草、皂刺、牛膝等。当归补血活血，调经止痛，补中有动，动中有补，诚血中气药，亦血中圣药也；白芍养血调经，柔肝止痛，主入肝经，既可养肝血以补阴之不足，又可柔肝止痛，泻肝之余；川楝子行气止痛，归肝经；枳实破气除热；妙用王不留行以活血通经，行血脉，性走行而不住；通草清热通气下乳；皂刺通气开闭，除乳胀；牛膝活血通经，补肝肾，引血下行。方中当归、白芍、牛膝三药合用，养血活血以和血，调经通络而无阻；川楝子、枳实疏肝理气，通行血运；王不留行、通草、皂刺三药下达血海，走而不守，通郁散结，效果颇佳。纵观全方，看似仅为调经所设，却达助孕之功。此即调经种子之义，盖调畅周身之气机，疏通脏腑经络，血液运行流利，冲任气血调达，胎孕可成。

三、验案赏析

案例1

赵某，女，34岁，已婚。

主症：近2年月经后期而至，现经水8个月未行。

病象诊察：既往月经规律，婚后正常产1男孩，后行人流术3次，此后月经量逐渐减少，并经期渐至错后，经西医院性激素检查及B超均未见异常，曾用雌孕激素调理月经周期，用药期间月经规律，停药后即月经闭止至今。平素患者自觉腰痛酸软，周身乏力，阴道干涩，口干，时有头晕耳鸣，记忆力减退，便秘。舌红少苔，脉沉细无力。

西医诊断：闭经。

中医诊断：闭经。

辨证审机：多孕、堕胎，肾精损耗，肝血不足，精亏血少，无血可下。

治法：补肾填精，养血调冲。

处方：熟地20克，山茱萸20克，山药20克，川断20克，桑寄生20克，龟板15克，牡蛎20克，杜仲20克，怀牛膝20克，生甘草5克，赤芍15克，女贞子20克。7剂，水煎服，日1剂，早晚分服。嘱其少食辛辣助热之品，以免耗阴损血。

二诊：腰痛、乏力减轻，大便已爽，但觉阴道干涩，时而见头晕耳鸣，舌脉同前。继上方减杜仲，加枸杞子20克，以加强滋阴之功。10剂，服法同前。

三诊：诸症减轻，唯月经未行，舌质正常，脉较前有力。继守上方，再服10剂。

四诊：1周前症状悉除，近2日觉腰痛，见有白带，脉微滑。此月事将行之象，守原方加川芎、益母草、红花以因势利导。

五诊：月经来潮，量中等，色红，无血条血块，小腹隐痛，余无不适。上方去川芎、益母草、红花、赤芍；加白芍、香附以调经缓急止痛。7 剂，水煎服。

六诊：复诊时告知此次经行 5 天，现如常人，嘱停汤剂，续服院内制剂育阴灵丸剂 1 月。

辨治思路与特色解析　此病案系因多孕、堕胎等以致肾精亏耗，精血同源，故精血不足，韩百灵认为无水则舟停故经闭。肾藏精，肝藏血，肝肾为母子脏，母病及子，一虚俱虚，一亏俱亏。精血匮乏，天癸生化无源，冲任失调，胞宫无血可下，而发经闭。《医学正传》云："月经全藉肾水施化，肾水既乏，则经血日以干涸。"《张氏医通》云："有因肾水不能生肝而血少者，损其肝者，缓其中；损其肾者，益其精。"此案初诊以原方去白芍、阿胶、海螵蛸以去其收敛止血之弊，加赤芍以活血通经，女贞子以补养肝肾之阴，且药力平和。药后遵效不更方之原则，或守原方，或随证加减，见月事将行之象，守原方加川芎、益母草、红花以因势利导。月事已行，但见小腹隐痛，则上方去川芎、益母草、红花、赤芍等活血之品；加白芍、香附以调经缓急止痛。此为百灵育阴汤用法之典型。

案例 2

王某，女，17 岁，未婚。初诊时间：1980 年 12 月。

主症：经期鼻衄，严重时见呕血。

病象诊察：曾闭经 6 个月，但每月出现鼻衄甚多。鼻衄量多则月经量少。末次月经 11 月 15 日，量少，经行 2 日，伴鼻衄，头痛，心中烦热，少腹胀满，腰痛，口渴喜饮冷，饮食可，二便正常。15 岁初潮，6～10 天/28～30 天，血量多，色正常。面色如常，舌红苔薄黄，脉弦细数。

中医诊断：经行吐衄。

辨证审机：肝郁化火，气火上逆，肝脉入颅颡，气火循经上犯，损伤阳络。

治法：疏肝清热，凉血降逆。

处方：生地 15 克，丹皮 10 克，栀子 15 克，白芍 15 克，当归 15 克，菊花 10 克，香附 15 克，川断 15 克，荆芥炭 10 克，怀牛膝 10 克。7 剂，日 1 剂，水煎服，早晚分服。

二诊：药后头痛腹胀减轻，但觉全身酸楚，腰痛，食后脘胀，嗳气。守上方加枳壳、瓜蒌、茯苓宽胸理气，健脾和胃。月经于 1 月 19 日来潮，量中等，色暗无血块，经行 3 天，腹部微痛，鼻衄未作。嘱其续服 7 剂，改服知柏地黄丸合逍遥丸。

辨治思路与特色解析　经行吐衄始见于《女科百问·卷上》，其言："诸吐血衄血，系阳气胜，阴之气被伤，血失常道，或从口出，或从鼻出，皆谓之妄行。"本病多因素体阴虚，郁怒伤肝，或过食辛辣，心肝之火偏亢，经期冲脉气盛，气火上逆，灼伤血络而致衄。此案属肝经郁火所致，经行时，冲气挟肝火上逆，热灼鼻络而衄，血走于上量多，则经量减少，甚至闭经；肝经实火，上扰清窍则发头痛，热扰胸膈则心中烦热，热盛伤津则口渴欲饮。则以清热降逆，引血下行为主。选用生地、丹皮以清热凉血；归、芍敛阴养血柔肝；栀子清热除烦；又配伍菊花清热活血止痛；香附疏肝行气；荆芥炭凉血止血；怀牛膝引血下行。全方配伍共奏平肝清热，凉血止血，引血归经之功。

案例 3

宫某，女，32 岁，医务工作者。初诊时间：1990 年 4 月。

主症：经期小腹疼痛，伴腰骶痛及肛周下坠。

病象诊察：患者 15 岁月经初潮，无痛经史，婚后正常产 1 次，行人流术 2 次，此后出现痛经现象。初起能够忍受，逐渐痛势加重，致不能正常工作。本院医生内诊检查：前位子宫，宫体略大，子宫颈及后穹隆处可触及大小不等的结节，触痛（++）。B超发现于右附件区探及52mm×48mm低回声区域，西医明确诊断为"子宫内膜异位症"，服用西药治疗多年，只能缓解控制疼痛，包块一直不减，一旦停西药疼痛如故。每临行经便紧张恐惧，情绪十分不稳，因本人在西医院校工作10余年，不愿接受中医药治疗，苦于无奈只好求治中医。该患性情急躁，头晕，经前头痛，乳房胀痛，不可近手，腰骶疼痛，小腹及肛周下坠，每于经前2天至经期以上症状加重。月经周期尚可，量不多，有血块，色紫暗，经行时间7～10日。舌质干红，苔薄黄，脉弦涩有力。

西医诊断：子宫内膜异位症。

中医诊断：癥瘕。

辨证审机：肾精不足，水不涵木，肝肾同病；冲任气血瘀滞，久而成积成聚，胞脉闭阻，不通则痛。

治法：疏肝解郁，活血散结；益肾调肝，软坚散结。

处方：三棱10克，莪术15克，丹参25克，当归20克，芍药25克，延胡索20克，金铃子15克，炒香附20克，桂枝15克，茯苓20克，怀牛膝20克，醋制鳖甲（先煎）30克，甘草10克。7剂，日1剂，水煎。

二诊：1周后复诊，自觉腹胀痛、腰痛减轻，近2日，头痛、乳胀痛明显。舌象同前，脉弦滑有力。问其月事何时，言再有3～5天应到正常周期。又拟一方：

三棱10克，莪术15克，三七粉（冲服）10克，当归20克，川芎15克，芍药25克，延胡索20克，金铃子15克，王不留行15克，通草10克，穿山甲15克，川牛膝20克，甘草10克。7剂，日1剂，水煎，待经期过后再诊。

三诊：此次月经行经7天，血量较前增多，血块减少，腰腹疼痛明显减轻。经后头晕，目干涩，舌红，苔薄白，脉弦细。血压140/100mmHg；B超复查包块36mm×28mm。患者十分高兴，坚持继续治疗。又以上方减王不留行、通草、穿山甲，川牛膝改为怀牛膝，加石决明20克，木贼草15克，枸杞子20克，菊花15克，醋制鳖甲（先煎）30克，14剂，服法同前。

四诊：月经来潮第一天，轻微腰腹疼痛，血量不多，色正常，无血块，头痛消失，诸症减轻，舌红而润，脉弦缓。本院妇检：子宫正常大小，宫颈及后穹隆结节明显缩小，触痛（±）。B超显示包块26mm×18mm，效不更法，先后共服药2月余诸症悉除，病获痊愈。

辨治思路与特色解析 子宫内膜异位症是指子宫内膜出现在子宫体以外的任何部位，中医并无此病名，从其临床表现来看，此病归属于中医"痛经"和"癥瘕"的范畴。韩百灵认为本病的发病机理主要是脏腑功能失调导致血瘀，同时瘀血又是其病理产物，多是气血同病。患者初诊时病程已久，系由水不涵木、肾虚肝郁所致癥瘕，加之素性急躁，气机郁滞，以及常年病痛折磨，情志不畅，加重气滞血瘀，胞脉闭阻，不通则痛。故治疗先以疏肝解郁、活血散结之品入手。用三棱、莪术破血行气，丹参养血活血，当归补血活血、调经止痛，白芍养血敛阴、柔肝缓中止痛，延胡索行气止痛，鳖甲软坚散结，桂枝温通血脉，共奏行气止痛、活血散结之功。二诊因经前患者头痛、乳胀明显，故加王不留行、通草、穿山甲，活血散结、通经止痛。三诊时诸症悉减，经后出现肝肾阴虚之证，故去王不留行、通草、穿山甲，改川牛膝为怀牛膝，加枸杞子、菊花、石决明、木贼草养肝阴、清肝火，继用鳖甲软坚散结。四诊效不更法，共服药两月，起沉疴、疗宿疾而见奇效。

四、医 案 今 鉴

案例 1

李某，20 岁，学生。

主症：月经闭止，精神异状。

病象诊察：由其母代述病情。该患数月前，正值经期触怒，一夜辗转，似睡非睡，晨醒后哭笑无常，随即月经闭止不行，两目上吊，瞳孔散大，口噤，颈项强直，舌强语謇，常常太息。面色晦暗无泽，唇角赤紫，切其脉弦涩有力。

中医诊断：狂证。

辨证审机：经期暴怒，肝气妄动，气逆上扰神明。

治法：镇肝息风，降逆通络，清心安神。

处方：石决明 20 克，石菖蒲 15 克，钩藤 20 克，当归 15 克，生地 15 克，怀牛膝 20 克，桃仁 15 克，红花 15 克，枳壳 15 克，白芍 20 克，甘草 20 克。7 剂，日 1 剂，水煎服，早晚分服。

二诊：服药 7 剂后患者与其母同行而来，观患者神采奕奕，听其语言清晰，问其饮食及睡眠均好转，经水复来，惟颈部不得转动，胸中烦闷，活动稍感不便，诊其脉象弦缓，知胃气将复，肝气缓解，惟疏泄失司，升降失常，又以原方加瓜蒌以开胸中滞气。又服药 7 剂后患者精神、语言如常，饮食倍增，睡眠安静，颈部活动自如。嘱停用药物，调节情志，避恚怒。

案例 2

韩某，女，27 岁。

主症：妊娠下肢及头面浮肿。

病象诊察：身怀有孕 6 月余，1 月前出现下肢及头面浮肿，逐渐加重，双足难以入鞋，晚上两足有胀裂感。平素腰酸腿软，喜淡食，饮水不多，小便亦不多，一昼夜仅 2~3 次，且排出量少，四肢不温，带下清稀。舌质淡润，脉滑缓。辅助检查：血压、尿常规、生化指标检查均未发现明显异常。

中医诊断：妊娠肿胀。

辨证审机：肾气素虚，孕后命火愈衰，阴聚于下，有碍肾阳敷布，脾肾两虚，水湿停聚。

治法：温肾助阳，健脾渗湿安胎。

处方：山药 20 克，白术 20 克，茯苓 20 克，泽泻 10 克，巴戟天 20 克，菟丝子 20 克，桂枝 10 克，黄芪 20 克，陈皮 15 克，防己 15 克，甘草 5 克。7 剂，日 1 剂，水煎，早晚分服。

二诊：服药一周后再诊，患者浮肿明显消失，手足稍温，小便较前增多，惟腰痛乏力不减，舌质如前，脉滑略有力。仍守原方加杜仲 20 克，续断 20 克，怀牛膝 15 克，再进 5 剂，而后诸证悉除。

案例 3

张某，29 岁，已婚。

主症：停经 60 天，呕吐不欲进食 20 余日。

病象诊察：既往经期正常，末次月经 6 月 6 日。停经 39 天出现择食呕吐，于某西医院确诊为"早孕"，日后呕吐渐重，近日不思饮食，食入即吐，呕吐酸苦，胸闷烦躁，大便数日不解。望其神疲倦怠，面容憔悴，唇焦舌红，苔黄而干，脉弦滑而数。

西医诊断：妊娠剧吐。

中医诊断：妊娠恶阻。

辨证审机：肝郁化热，冲脉气盛，相挟肝火犯胃。

治法：疏肝理气，和胃降逆。

处方：当归10克，白芍20克，茯苓15克，白术、竹茹各15克，大黄3.5克。水煎频服，日1剂。

二诊：服药2剂后呕吐大减，大便通，能进食少许。舌红苔薄黄，脉弦滑。守上方加芦根、麦冬各15克。

三诊：服3剂后神情如常，呕吐基本消失，饮食可，舌略红，苔白，脉弦滑而缓。知其病势已退，胃气已复。嘱其续服2剂以巩固疗效，并调情志，忌食辛辣。足月娩一健康女婴。

案例4

晋某，年31岁。初诊时间：1976年5月3日。

主症：妊娠36周，头痛、眩晕1周。

病象诊察：婚后自然流产2次，现妊娠36周余，近1周头痛眩晕，如立舟车，视物不清，心烦不宁，口干，手足心热。今晨突然神志不清，四肢抽搐，牙关紧闭，少许自汗，下肢轻度浮肿。舌绛红，无苔。辅助检查：血压210/170mmHg，无蛋白尿。

西医诊断：妊娠高血压疾病。

中医诊断：子痫。

辨证审机：素体阴虚，肝阳偏亢，肝风内动。

治法：滋阴清热，平肝潜阳。

处方：生地20克，牛膝15克，石决明20克，牡蛎25克，龟板20克，白芍20克，甘菊15克，钩藤15克，黄芩15克，木贼草20克，杜仲20克，山茱萸20克，麦冬15克。3剂，水煎服，早晚分服。羚羊角5克，单煎，频服。

二诊：药后自觉诸症减轻，近2日未出现抽搐，血压180/145mmHg，舌质润，脉弦滑。继受上方去麦冬，加桑叶以增强清肝泻热之力，加女贞子滋补肝肾，养阴明目。再服4剂。

三诊：诸症消失，血压134/90mmHg，接近平时血压，舌质正常，脉滑利。告知停服汤剂，续用杞菊地黄丸1周，以巩固疗效。5月22日自觉有动产迹象，家属考虑患者属于大龄产妇，为确保安全，行剖宫产术，产下一男婴，母子平安。

案例5

邓某，女，16岁，学生。初诊时间：1980年11月28日。

主症：不规则阴道流血2年。

病象诊察：月经不规则2年之久，自13岁月经初潮即有此疾，经水3~5个月一潮，潮则崩淋不止，延续月余，止则久停不行，行而其崩益甚。多方求医，几次住院接受中西医治疗，治皆罔效，近半年流血益甚，辍学求医，病竟不起，唯借输血苟全性命，有医院建议其切除子宫，患者及家属不允，遂经人介绍来求医。此次就诊时阴道已流血50余日，量时多时少，色红无块，面白如纸，两颧微赤，体瘦如柴，心悸气短，言语断续，气力不接，头晕耳鸣，五心烦热，自汗盗汗，口干不欲饮，腰膝酸软，足跟痛。舌红少津，脉弦细数。

西医诊断：异常子宫出血。

中医诊断：崩漏。

辨证：肝肾阴虚，热伏冲任，胞脉不固，气血耗伤。

治法：育阴补肾，益气固冲。

处方：生地 20 克，白芍 20 克，鹿角胶 25 克，山药 15 克，川断 20 克，桑寄生 20 克，杜仲 20 克，海螵蛸 25 克，蒲黄炭 20 克，炒地榆 50 克，黄芪 15 克，党参 20 克，当归 15 克，山茱萸 15 克。10 剂，水煎服，日 1 剂，早晚分服。

二诊：半月后复诊，告曰病势大转，虽血流未止，但量减半，精神日振，饮食知味，经脉诊辨证倍加地榆，嘱再服数剂，其血当止。

三诊：一周后复诊，果如其言，遂减去塞流之品，加入五味子、龟板、巴戟天各 15 克，令连服药月余后配制成丸药久服。

经 1 年余，月经以时而下，量质正常，病体康复，重返学校。

第二节 王 维 昌

一、医 家 传 略

王维昌（1936～2012），吉林省德惠县人，黑龙江省著名中医临床家，龙江医派优秀代表。王维昌出生于中医世家，祖上四代业医，其父为当地名医。其天资聪颖、思维敏捷，年少即能背诵《汤头歌诀》《医学三字经》及大段的《医宗金鉴》，后随父应诊，奠定了深厚的中医根基。1956 年，王维昌以全校第一的成绩考入黑龙江中医学院（即今黑龙江中医药大学），成为该校建校以来首届学生。在校期间，王维昌勤奋好学、手不释卷，对于中医经典条文倒背如流，且总能有独到见解，成为同侪中的佼佼者，其后跟随高仲山等多名中医专家临床实习，为其日后业医奠定了坚实的基础。1961 年毕业，以优异成绩留校任教，在当时的"时病教研室"从事教学、临床、科研工作，后担任黑龙江中医药大学附属医院妇科主任。

王维昌研读中医典籍颇多，上自《内经》《难经》，下至历代诸家及近代名家之著述，无不博览，并择其要者深入研究，细心体悟，用于临床。因《医宗金鉴》与临床实践非常贴近，且简明易记，王老对其尤为推崇，临证之时，王维昌面对患者之疾病，多与《医宗金鉴》相印证，原文随口而出，常获奇效。他在斟酌古今，融会贯通的基础上，从实践出发，见解独到，是仲景先师倡导"勤求古训，博采众方"的忠实实践者。其从不轻信妄断一证一方临床用之方效验，必经实践检验，务求脚踏实地。在诊疗过程中，其擅抓主症，根据主症进行问诊，结合四诊八纲灵活辨证，以病为纲，执中参西，了解疾病发生发展的过程及规律，在此基础上坚持中医辨证处方用药，且其思维极其敏捷，无论经方时方均能信手拈来，并根据自身经验灵活加减应用，疗效突出，受到同行和患者的广泛肯定。

多年来，王维昌根据平素的临床实践，用药多打破固有治疗条框，提出新颖的中医妇科用药思路和方法，极大提高了多种妇科疾病的临床治疗效果，建树颇多。其师古不泥古，认为好的临床验方必须加以总结提高，在中医教学、临床之余，非常重视中医科研和成果转化，早在 1984 年，王维昌将治疗妇女盆腔炎的"康妇消炎栓"研制成功，此药是国内首个治疗妇科疾病的直肠给药栓剂，在 1992 年获卫生部优质产品奖，投产至今产值逾亿，产生了巨大的经济和社会效益。另有"宫颈消炎栓"，亦为国内首创，后又筛选研制出疗效稳定的各种制剂 20 余种。其主要学术思想与临床经验，已收载于《龙江医派丛书·王维昌妇科学术经验集》。

二、学术思想

（一）倡导“天癸”学说

王维昌认为：“天壬地癸者，乃天地之元精元气也。”“天”是天真、天然之意，即非人力所为，来自先天，指先于身生之先天；“癸”古代用作事物序列排定的序号，为天干第十位，五行属水，故“癸”可作为“水”的代名词。字义本身含有阴阳互根，即是肾主先天，属水，癸为天干之一，亦属水，天干化五行，壬癸化水，一为阳水，一为阴水，故“天癸”乃为先天所生之阴水。十天干之中，阳以丙为最，阴以癸为极，癸水之性至柔，而代表水的坎卦，外为阴爻所附，阳爻居中，表明它并非纯阴之死水，而是潜含阳气生发之机的物质，万物闭藏，怀妊于下，揆然萌芽，虽蛰藏至深，而萌动之热最不可遏。一遇时机成熟，则产生神奇的效应。因此，“天癸”即天真之气化生的生机之水，先天即有，与生俱来，具有推动人体发育与生殖活动的功能。

王维昌根据对天癸的深入理解，撷取古方，融汇今论，自拟天癸汤，方中菟丝子、枸杞子平补肾阴肾阳；熟地黄、首乌填精益髓，温补肾肝；巴戟天温助肾阳；当归补血和血；麦冬养阴润肺，取金水相生之意，亦可防心火过亢导致心肾不交；阿胶味甘、性平，入肺、肝、肾经，有滋阴补血、润燥止血、安胎之用，养阴补血而不涩滞；鹿角胶益精血补肝肾，自古就有精不足者，补之以味，方用二胶补阴补血；覆盆子、五味子补肾固精，使所生之精血归藏于肾；再以小量仙茅、淫羊藿蒸化阴药而成肾精，为填补天癸提供物质基础；更药以王不留行，一防补药滋腻、二促血活经通，为天癸到达胞宫通畅道路。全方君臣分明，阴阳平补，阳生阴长，阴生阳旺，使天癸得以充足。广验中医天癸不足所致的诸多妇科疾患，疗显效彰。

（二）注重脏腑辨证和整体论治妇科疾病

王维昌整理《内经》五脏、女子胞、冲任督带、气血精津液、十二经脉流注次序等内容，以此为纲领，结合自己多年临证感悟，认为中医妇科以脏腑为本，以经络为根，以气血为用。提出必须注重脏腑辨证和整体论治之辨治思想，以脏腑为纲，定位定性辨证论治，正如“三才者，天地人，天道阴阳以化万物，地道五行以运万事，人道五脏以应万类”之所述。“以定性明辨伤者为何物，以定位虑查伤患于何处”，以明阴阳寒热之虚实，以查五脏六腑之羸虚，明晰病之本、病之标、病之变。八纲辨证、气血津液辨证、六经辨证无不以脏腑为中心。

王维昌诊余涉猎河洛，研究数理，常言祖先伟大，以河图洛书外映宇宙万物，内应人体脏腑，人以五脏为本，各司其职，在天应风寒湿燥火，在体合筋骨脉肌皮，在味品酸苦甘辛咸，在音闻角徵宫商羽。人生秉于五脏，人长依于五脏，虚邪贼风害人，莫不累于五脏，故中医辨证虽繁杂，然需以脏腑为核心。

他尤其重视肝、脾、肾三脏在妇科整体治疗中的协调关系及核心地位，并独树一帜创立了温中健脾汤、理金逐瘀汤、清心逐瘀汤、调经各半汤、去脂通经方、天癸汤、益气止血方、固肾止崩汤、补肝汤、七七汤、新七七汤、止带汤、安胎饮、保胎丸、茯苓导水汤、产后血肿方、盛乳汤、化乳癖汤等以脏腑辨证、整体论治为核心的代表方剂，用治月经病、围绝经期综合征、带下病、妊娠病、产后病、乳房疾病等，常常屡试不爽，如鼓应桴，不仅为后世医家留下了宝贵的学术思想和经验，而且对中医学尤其是龙江中医妇科的发展产生了深远的影响。

（三）主张三位一体用药

王维昌在临床或教学过程中，不忘强调选药用药的重要性。在对单味中药之药性药效烂熟于心的基础上，更将"定性—定位—定向"相结合的三位一体系统用药思维灵活地用于妇科病证诊疗之中。所谓"三位一体"用药，即是根据对病证的病性、病位、病势进行综合分析，以中药"气味""归经""升降浮沉"等药性特征为考量维度，从而适当选择药物以应病证。

其临证时，重视推敲药性，以偏纠偏。妇人之病，每多寒化热化之变，常常因寒而凝结留瘀，导致经迟、经闭、痛经、癥瘕、宫冷不孕等，王维昌治妇人病寒，常以肉桂、吴茱萸、小茴香、桂枝、艾叶、炮姜等温热药物为用，藉以温暖血脉，畅达血行；妇人多郁，易于生热化火而伏留冲任，以致经早、崩漏、胎动等，故治妇人病热，常以丹皮、赤芍、旱莲草、丹参等寒凉药物为先，实为"纯于治血，少加清火之味"以获良效。

归经是中药性能中的定位概念，为描述药物作用部位而提出的性能特征，这为准确用药提供极具参考价值的线索。王维昌诊疗妇科病证从妇人生理、病理特征着眼，治疗总不离调补肝、脾、肾，调理冲、任、督、带之旨。因此，药物的定位、归经为重要的选药依据，如墨旱莲、女贞子、龟板、阿胶等药善入肝肾，能滋肾固冲，用治冲任不固之经多、崩漏，以收摄止血之效；鹿茸、紫河车等血肉有情之品，以及紫石英、肉桂、巴戟天、杜仲、沙苑子、菟丝子之辈，善入奇经八脉，有调冲温督、调补肝肾之能，宫冷不孕及产后冲任虚损者常有用之；而柴胡、香附、川芎、郁金、益母草、地龙等味，善疏肝郁、理冲任、调奇经，有疏理通调之力，多用治气滞血瘀、冲任不通之月经不调、乳胀等；又如芡实、莲子、桑螵蛸、金樱子、山药、鸡内金等，善入脾肾，功可固涩带脉，脾肾不足、带脉不固之带下过多、绵绵不尽者常以用之。

药物升降浮沉之性，以描述药物在人体的作用趋向，利用药物在体内效用走向，可以纠正机体功能之失常，是指导临床用药的又一重要依据。顺应病位是王维昌依据药物升降浮沉选择用药的原则之一。病位在上者，常选用或配以具有升浮之性的药物；病位在下者，常选用或配以具有沉降之性的药物，以引诸药，使药物效用直趋病所。如王维昌治疗某经行头痛患者，辨属血虚肝旺证，药用夏枯草、炒栀子、龙胆草、炒白芍、制首乌等，以清肝养血，尚用川芎、菊花、蔓荆子等上行升浮之品以清利清窍，经治效佳；又如治疗产后便秘，产后本当补益精血，润肠通便为宜，王维昌不忘因势利导之旨，又加苦泄下降之枳壳推浊气下行以开通闭道。而逆其病势是王维昌依据药物升降浮沉选择用药的又一原则，元气下陷则升之使上，病气上逆则抑之使下，利用药物作用的趋向纠正病势发展的趋向而达到治疗目的，如王维昌治疗某妇人崩漏之疾，出血长时不止，量时多时少并挟瘀块，面色苍白，精神萎靡，伴头晕心慌，舌淡苔薄白，脉沉弱。病有下陷之势，因此治疗大补中气，益气摄血的同时，又用黄芪、升麻、柴胡等升提之品，以举而升之。

（四）用药刚猛而无流弊

王维昌自拟临床经验方大多数用药剂量大，药性刚猛，但常获良效而无流弊，如破血散结之品，临床医生多以其峻猛而不敢多用，王维昌临床却经常使用，且用量甚重。其在治疗乳癖之时，常用自拟化乳癖汤，其中干鹿角片50克，莪术40克，甲珠10克，皂刺15克，延胡索25克，王不留行25克，钩藤50克，商陆10克，白芍25克，橘核50克，荔枝核50克，制川楝子15克。王维昌对方中橘核、荔枝核、川楝子，习惯上称为"三核"，常作为药组应用，效果颇佳。橘核性味苦平，归肝经，有理气散结止痛之效；荔枝核味甘、性温，具有温中行气，散寒止痛作用，为治疗寒疝之要药；川楝子味苦、性寒，有小毒，具有行气止痛之功效，王维昌治疗乳癖，常三药同用，每味用量均在 15 克以上，橘核、荔枝核亦可用至 50 克，远远超过普通医生的临床用量。其认为，治疗肝气郁结肿块之时，其症如拦道之石，所用的行气散结药必须量大，以洪水磅礴之力方可破之；若量小，如小溪潺潺，虽有用，但其效甚微，化乳癖汤中的鹿角，为梅花鹿或马鹿等雄鹿的老角，味咸，性温，入肝、肾经，功效温补肝肾，强筋骨，活血消肿，临床常用量为 6 克至 15 克，而王维昌常用 50 克，因鹿角散结力较强，倍用鹿角，攻坚散结，势不可挡，可缩短乳癖疗程。《药性歌括四百味》云："王不留行，调经催产，除风痹痛，乳痈当啖。"王不留行味苦，性平，能活血止痛，调经催产，除痹消痈，其苦能开泄，走而不守，上通乳脉，下通经血，兼消肿止痛、利膀胱之功，可治乳汁不通所致乳房胀痛并已成乳痈等，王维昌常用 25 克，多至 50 克，如此大剂量方能充分发挥其通经消肿之效，合以大量三核、鹿角等，共奏行气散结消肿之效，以刚猛之力，治愈乳癖之证。对于乳癖重症，王维昌亦加甲珠 10 克，漏芦 50 克，取其消肿溃痈、软坚散结之功，以增强化乳癖汤通络止痛之效。

在治疗冲任二脉精血不调而致女性不孕时，王维昌认为本病若以寻常补益气血之品难以起效，须以大剂量调补冲任之品，方可达冲任精血充盛之目的。由此创制天癸汤，用大剂量调补冲任之品。其中重用菟丝子 50 克、枸杞子 50 克，此二药为君药，取其补肝肾、益冲任精血之意；合用覆盆子 15~30 克，甘温益肾，补冲任精血。王维昌将以上三药称为"三子"，都以大剂量使用，以峻补冲任，临证治愈不孕症患者不可胜计。

黑龙江地处中国最北端，天寒地冻，民众多发寒疾，故王维昌临证常重用温药以散寒，所创温中汤温经散寒以止痛，治愈寒凝血瘀痛经患者无数。他认为，诊病必须用思专注，精确辨证，认准病机之后，则需大胆放手用药，不可过于拘谨。如治疗寒凝血瘀证之痛经，王维昌认为该病由于寒凝客于胞宫，行经之时，寒邪使气血阻滞而作痛，若不重用温药，怎可拔除病根？因此针对患者发病之病机，以大量温药为主要组成，创立"温中汤"，方中肉桂、小茴香、吴茱萸、炮姜为主要药物，有温经散寒、暖宫止痛之功，王维昌习称为"四温"。肉桂味辛、甘，性热，既能温通经脉、运行气血，又能补火助阳、散寒止痛，为治疗痛经之要药，王维昌常用至 15 克，取其温养胞宫、散寒止痛之效；吴茱萸味辛、苦，性热，一般情况下临床每剂药用量常在 5 克以下，而王维昌则用量为 10~15 克，取其疏肝、暖肝、止痛作用，治寒凝及下焦虚寒之痛经，与肉桂共成散寒止痛之效；小茴香辛散温通、温胞止痛，常用于女性寒凝所致脘腹疼痛或少腹冷痛，盐制后辛散作用稍缓，专行下焦，长于温肾祛寒，疗痛经腹痛，故常用盐炒小茴香 10~15 克，取其散寒止痛之功；炮姜温中散寒，暖胞宫止痛，功似干姜而温里之力更强，常用 10~15 克。王维昌认为此四味药若单独使用难以达到温经散寒止痛作用，如果配成药对形成"四温"，整体用量提高，以大剂量的药组出现，散寒止痛力度大增，寒凝胞宫，不易祛除，只有药力刚劲，方可起到驱寒止痛之功。

三、验案赏析

案例 1

朱某某，女，32 岁，初诊时间：2009 年 10 月 28 日。

主症：未避孕 1 年未孕。

病象诊察：结婚 1 年未避孕，未孕，伴经前乳胀一周余，腰痛。14 岁月经初潮，月经周期延后，1~3 个月一行，持续 3~7 天，量中等，色紫暗，有血块。经前乳胀，腰酸。曾诊断为盆腔炎，抗炎治疗后症状有所缓解，停药一段时间后复发。末次月经 2009 年 10 月 3 日。经前乳胀 1 周余，平素腰酸乏力，腰痛，小腹畏寒，隐隐作痛，面色青白，舌淡润，苔薄白，脉沉细无力。

中医诊断：不孕症。

辨证审机：血虚气滞，胞脉虚寒。

治法：养血理气，温经散寒。

处方：当归20克，白芍25克，熟地黄25克，川芎20克，乌药20克，鹿角霜50克，钩藤50克，莪术35克，延胡索25克，王不留行20克，商陆10克，青皮35克，皂刺15克，吴茱萸10克，炮姜10克，小茴香10克。14剂，水煎，日1剂，早晚分服。嘱其服本方期间避孕。

二诊：2009年11月16日。月经未至，尿妊娠试验（-），否认妊娠。乳房胀痛，痛甚不可沾衣，腰酸乏力症状缓解，余症均减，舌淡，苔薄白，脉沉弦。

处方：前方加卷柏25克，水蛭5克。7剂，水煎，日1剂，早晚分服。嘱其服本方期间避孕。

三诊：2009年11月23日。末次月经2009年11月17日，持续4天，月经量稍少，色暗，有血块。经期腰背酸痛，舌淡红，苔薄白，脉弦微数。

处方：仙茅15克，巴戟天25克，淫羊藿15克，首乌25克，熟地黄25克，菟丝子50克，枸杞子50克，麦冬15克，五味子15克，当归20克，王不留行10克，覆盆子15克，阿胶15克，鹿角胶10克。30剂，水煎，日1剂，早晚分服。

四诊：2009年12月25日。月经未至，自查尿妊娠试验（+），症见小腹坠胀，阴户下红，伴倦怠乏力，舌淡，苔薄白，脉沉细。

处方：黄芪25克，太子参25克，当归10克，熟地黄25克，白芍25克，川断25克，桑寄生25克，杜仲炭25克，羌活15克，阿胶15克，苎麻根25克。7剂，水煎，日1剂，早晚分服。

五诊：2010年2月26日。2010年1月15日阴道大量出血，保胎未果，后行刮宫。末次月经2010年2月19日，行经期间自觉体温升高，肢体酸痛，鼻塞，流涕，状似外感，舌质红，苔薄黄，脉弱。

处方：柴胡15克，黄芩15克，西洋参15克，清半夏15克，当归25克，生地黄25克，丹皮15克，甘草10克。7剂，水煎，日1剂，早晚分服。

六诊：2010年3月6日。服药后诸症缓解，但出现恶心，心前及后背痛，小腹坠胀，舌质淡，苔薄白，脉细缓。

处方：黄芪50克，生晒参15克，当归25克，川芎15克，炒白芍50克，熟地黄40克，旱莲草50克，阿胶15克，巴戟天25克。14剂，水煎，日1剂，早晚分服。

七诊：2010年3月22日。服上药后诸症消失，舌质淡，苔薄白，脉缓。处以天癸汤化裁。

八诊：2010年7月23日。服药期间患者来复诊3次，根据患者不适症状予以天癸汤加减化裁。现末次月经2010年7月6日，量中等，色深红，无血块。此后又经过3个月的调治，月经周期基本恢复正常。2011年11月8日复诊时月经未至，自查尿妊娠试验（+），查盆腔彩超提示宫内妊娠。嘱其注意起居休息，按时产检。一年后随访，患者已产下一子。

辨治思路与特色解析　不孕症与月经不调关系极为密切，朱丹溪云："求子之道，莫如调经。"可见经不调则不易受孕，而调经之法，重在辨证求因，审因论治。本案属气血亏虚，胞脉虚寒。由于气血不足，血海不充，胞脉虚寒，失于温煦，故不能凝精成孕。王维昌以养血理气汤加入温阳之品，益气养血，温经散寒，气血调和则经水以时下，胞脉温煦方能凝精成孕。二诊经未至，故加入卷柏、水蛭活血破瘀，通经活络。三诊经水至而见经期腰背酸痛，予以天癸汤滋补肝肾，补益先天之本。四诊胎孕成，然小腹坠胀，阴户下红，可见胎动不安之象，治以益气养血，补益肝肾，固涩止血，以固胎元，然保胎未果。五诊、六诊根据患者证候表现因症施治，脉症合参，所谓"正气存内，邪不可干；邪之所凑，其气必虚"，可见患者是由于流产后正气大伤，邪气乘机侵袭机体所致。

此后，治疗上以天癸汤为主，补益肝肾，调补冲任，一为调经，一为种子，经细心调理，患者终乃受孕。

案例2

李某某，女，47岁。初诊时间：2005年6月11日。

主症：月经淋漓不净半月余。

病象诊察：患者近半年月经淋漓不净，月经周期规律，月经量少，色淡红，质稀，大便数日一行，现月经淋漓半月余，色红，量多，有块，口干欲饮，小便正常，大便五日未行，舌尖红，苔中部白厚，脉沉细。

中医诊断：经期延长。

辨证审机：阴血亏虚，虚热内生，热伏血分，迫血妄行。

治法：滋阴凉血止血。

处方：生地黄30克，女贞子15克，旱莲草15克，阿胶10克，炒白芍25克，白茅根30克，贯众炭15克，棕榈炭10克，蒲黄炭15克（包），牡丹皮10克，三七粉5克。5剂，水煎，日1剂，早晚分服。忌食生冷及辛辣热物。

二诊：2005年7月20日。自诉药尽血止便畅。血止20余日后月经又至，带经10日，量较前少，前日方止。刻下饮食、二便、睡眠均正常。惟感神疲乏力，腿酸，小腹作痛，舌淡有齿痕，脉沉细。

处方：生黄芪20克，党参10克，生地黄15克，白芍10克，牡丹皮10克，香附10克，茯苓15克，三七粉3克，当归10克，丹参15克，川断15克，炙甘草10克。10剂，水煎，日1剂，早晚分服。

三诊：2005年10月3日。自诉上方连服20剂，月经基本恢复正常，因故未及时就诊。刻下乏力，多汗，头晕，腰酸，纳差，二便正常，脉细无力，舌质淡，苔白薄腻。治以补气养血，益肾止汗，佐以和中开胃之法。

处方：生黄芪30克，党参15克，当归10克，炒白芍10克，茯苓20克，川断15克，桑寄生30克，煅龙骨30克，陈皮10克，生姜10克，煅牡蛎30克，炙甘草10克。14剂，水煎，日1剂，早晚分服。并嘱其调畅情志，慎起居。后随访知服药后诸症基本消失。

辨治思路与特色解析 此患者自诉既往体健，因为平日喜食辛辣咸卤之味，加之日夜操劳，导致阴血亏虚，阴虚生热，热伏血分，血室不宁，胞脉不利，故见经行半月不止，色红，量多，有块。邪热伤津，故见口干，大便五日未行。舌尖红，说明心火偏旺，苔中部白厚，中焦有湿浊。脉沉主里，脉细主血气虚少。故治以滋阴凉血止血。

案例3

姓名：胡某，女，30岁。初诊时间：1983年3月20日。

主症：未避孕未孕8年。

病象诊察：因未避孕未孕8年就诊，配偶正常，17岁月经初潮，月经周期40～50天，时有月经3个月至半年一行，量少色暗有血块，末次月经1月30日，2年前诊断为多囊卵巢综合征，并行双侧卵巢楔形切除术。患者现停经40余天，形体肥胖，带下量多，胸闷不舒，善太息，经前乳房胀痛，舌暗，苔薄腻，脉细弦滑。

中医诊断：不孕症。

辨证审机：肝郁肾虚，痰瘀阻滞。

治法：补肾疏肝，祛痰化瘀。

处方：苍术 15 克，茯苓 15 克，香附 20 克，党参 20 克，陈皮 15 克，益母草 30 克，柴胡 15 克，当归 25 克，胆南星 15 克。10 剂，水煎服，日 1 剂分早晚 2 次服。

二诊：1983 年 3 月 27 日。服药 1 周，月经来潮，血色稍转红，量略多。

处方：前方加覆盆子 30 克，菟丝子 30 克，淫羊藿 15 克。10 剂，水煎服，日 1 剂，早晚分服。

三诊：1983 年 5 月 2 日。月经来潮，周期 35 天，量明显增加，诸症明显减轻。

处方：前方去胆南星、益母草，加枸杞子 30 克，巴戟天 15 克。服药至月经来潮。10 剂，水煎服，日 1 剂，早晚分服。

四诊：1983 年 6 月 7 日。月经来潮，周期 37 天，量增多，体重减轻 3.5 千克。

处方：前方水煎服，日 1 剂，早晚分服。

五诊：1983 年 7 月 12 日。月经来潮，周期 36 天，停药。

六诊：停药后 3 个月，尿妊娠试验阳性。

辨治思路与特色解析　患者自幼形体肥胖，月经稀少，为肾虚痰湿之体，加之婚后多年不孕，情绪不畅，肝郁气滞，血行不畅，痰瘀互结，冲任阻滞，故不能摄精成孕。该患患多囊卵巢综合征，先生治疗以疏肝化痰祛瘀、补肾调经为先，初诊方中北柴胡、香附、当归、疏肝柔肝活血，调理肝脾；茯苓、胆南星、苍术、陈皮醒脾化痰湿；益母草祛瘀调经、利水消肿，可助祛瘀化湿。先生在方中适宜取舍，加巴戟天、淫羊藿、枸杞子、覆盆子等温补肾阳、滋养肾精之品，共奏补肾疏肝、祛痰化瘀助孕之效。

四、医 案 今 鉴

案例 1

张某，女，43 岁，已婚。初诊时间：2007 年 3 月 18 日。

主症：阴道不规则流血 1 年余。

病象诊察：患者平素月经正常，2 月 8 日行经，至 2 月 15 日血止，18 日阴道流血，23 日血止，以后间断出血，淋漓不尽至今，量多，色红有块，伴小腹疼痛、拒按、腰痛。舌质红，苔淡黄，舌边有瘀点，脉沉弦细数。

中医诊断：崩漏。

辨证审机：瘀血阻滞，血不归经，瘀而化热，迫血妄行。

治法：活血化瘀，清热止血。

处方：莪术 10 克，艾叶炭 10 克，泽兰 10 克，红花 10 克，五灵脂 10 克，赤芍 10 克，炙甘草 10 克，川芎 10 克，桃仁 10 克，续断 10 克，蒲黄炭 10 克，棕榈炭 10 克，牡丹皮 15 克，栀子 10 克。

二诊：2007 年 3 月 21 日。患者服上方后，腹痛减轻，阴道出血量减少，色红，头晕眼花，心悸气短。舌质淡红，舌苔薄，舌边有齿痕，脉沉细弱。继续活血化瘀再加甘温益气之品。于上方加党参 40 克，姜炭 10 克。共 5 剂。

三诊：2007 年 3 月 25 日。患者服上药后，血明显减少，仅有少量褐色分泌物，其余诸症自觉明显减轻，舌质淡红，苔薄黄，脉沉细，此乃瘀血得以疏通，但血虚未复。继用补血活血止血之法。

处方：胶艾汤加减。

川芎 10 克，当归 10 克，白芍 10 克，荆芥炭 10 克，熟地黄 10 克，白术 10 克，炙甘草 3 克，艾叶炭 10 克，阿胶（烊化）10 克，姜炭 10 克，陈皮 10 克。5 剂，水煎服，日 1 剂，早晚分服。

经随访，患者称病愈，月经正常。

案例 2

姜某，女，32 岁。初诊时间：2002 年 4 月 18 日。

主症：子宫肌瘤术后复发 1 年余。

病象诊察：患者两年前因月经量增多 7 个月，于外院就诊，盆腔彩超检查示：子宫后壁肌瘤 10cm×8.3cm×7.8cm，随后行子宫肌瘤剥除术，术后每 6 个月盆腔超声随访。2001 年 3 月，盆腔超声复查示：多发子宫肌瘤；子宫前后壁见回声不均区，较大者位于后壁，2.4cm×2.5cm×2.1cm，由于工作繁忙，未予治疗。患者易觉疲乏，下腹部时有刺痛及压迫感，劳累后频作，时有腰酸；平素带下正常，纳寐可，大便偏硬，小便调。末次月经 3 月 29 日，7 天净，量适，有血块，经行腹痛，经前乳胀。面色无华，两颧色斑，舌淡苔薄，脉弦。盆腔超声：子宫壁回声欠均匀，可见多个低回声团块，较大者位于后壁 4.2cm×2.4cm×3.5cm。

中医诊断：癥瘕。

辨证审机：气血失和，冲任失调。

治法：益气活血，化瘀消癥。

处方：炒党参 20 克，炒白术 15 克，土鳖虫 15 克，莪术 25 克，夏枯草 25 克，牡蛎（先煎）50 克，水蛭 5 克，鳖甲（先煎）15 克，杜仲 15 克，生地黄 15 克，当归 25 克，赤芍 15 克，牡丹皮 15 克，白芍 25 克，川芎 15 克，柴胡 10 克，广郁金 15 克，制香附 10 克，全瓜蒌 15 克，黄芩 10 克，山慈菇 30 克，土茯苓 30 克，女贞子 30 克，墨旱莲 30 克。水煎服，日 1 剂，早晚分服，经期停用。

二诊：患者以上方随症加减坚持服用 3 个月，面部色斑减少色淡，情绪颇佳，无明显不适。彩超复查：肌瘤较前减小，子宫后壁见低回声区，大小 3.1cm×2.6cm×2.0cm，嘱继服原方 3 个月后复查彩超，提示子宫肌瘤进一步缩小。

案例 3

陶某，女，30 岁，初诊时间：2010 年 9 月 29 日。

主症：未避孕 1 年未孕。

病象诊察：患者结婚 1 年余，未避孕，未怀孕，无流产史。14 岁月经初潮，月经周期规律，30 日左右一行，持续 6 日左右，量中等，经行小腹胀痛，经前半个月乳房胀，颜面痤疮，末次月经 2010 年 9 月 15 日，平时带下清稀量稍多，手足不温，腰酸腹冷，小便清长，夜尿多，舌淡暗，苔白滑，脉沉紧。盆腔彩超示：盆腔未见异常。

中医诊断：不孕症。

辨证审机：胞宫寒凝，冲任失于温煦，不能成孕。

治法：温阳化瘀，调补冲任。

处方：当归 15 克，生地黄 15 克，玄参 10 克，阿胶 10 克，知母 10 克，红花 5 克（酒洗），桃仁 5 克（研泥）。14 剂，水煎，日 1 剂，早晚分服。嘱其服本方期间避孕。

二诊：2010 年 10 月 15 日。末次月经 2010 年 10 月 14 日。服上药后经前乳胀减轻，经行小腹胀痛亦缓解，带下量减少，余症均减，舌淡，苔白滑，脉沉弱。

处方：仙茅 15 克，巴戟 25 克，淫羊藿 15 克，首乌 25 克，熟地黄 25 克，菟丝子 50 克，枸杞子 50 克，麦冬 15 克，五味子 15 克，当归 20 克，王不留行 10 克，覆盆子 15 克，阿胶 15 克，鹿角胶 10 克。14 剂，水煎，日 1 剂，早晚分服。

三诊：2010 年 11 月 1 日。药后诸症均除。上方续服 1 个月后妊娠，停药 1 个月后查盆腔彩超提示宫内妊娠，可见妊娠囊及胎心搏动。嘱其注意休息，避免劳累，定时产检。

案例 4

原某某，女，33 岁，初诊时间：2011 年 5 月 2 日。

主症：未避孕 3 年未孕。

病象诊察：患者 3 年前人工流产术，后未避孕，未孕。结婚 4 年余，夫妻生活正常，2008 年 2 月曾流产 1 次，之后未避孕，一直未再受孕。末次月经 2011 年 4 月 27 日，现月经周期规律，经量少，平素抑郁，不善与人交流，偶有一侧小腹隐痛。舌淡暗，苔薄白，脉弦涩。盆腔彩超提示：两侧卵巢旁均可见弯曲管状暗区，内见皱襞，壁厚，内径分别为 12mm、15mm，双侧输卵管旁管状暗区（输卵管积水？）。子宫输卵管造影术提示：双侧输卵管积水。妇科检查：外阴发育正常，阴道通畅，子宫后位，大小正常，活动度好，无压痛，双附件区增厚，压痛（＋）。

中医诊断：不孕症。

辨证审机：水瘀互结，胞脉不通，冲任阻滞，不能凝精成孕。

治法：行气温中，散结逐水。

处方：丁香 10 克，木香 10 克，小茴香 10 克，炙川楝子 15 克，青皮 35 克，莪术 25 克，三棱 15 克，橘核 25 克，荔枝核 25 克，通草 10 克，茅根 50 克。14 剂，水煎，日 1 剂，早晚分服。嘱其服本方期间避孕。

二诊：2011 年 5 月 16 日。小腹隐痛缓解，感寒后出现腰酸，舌淡暗，苔薄白，脉弦涩。继服上方 30 剂。

三诊：2011 年 6 月 16 日。末次月经 2011 年 5 月 28 日，持续 4 日，量中等，色红，无血块，经前无明显不适。余症均除。守上方加减治疗 2 个月后，嘱其可以求子，后妊娠，盆腔彩超提示：宫内妊娠，活胎，大小与孕周相符。嘱其慎起居，调情志，避免过度劳累。

案例 5

侯某，女，52 岁。初诊时间：2004 年 2 月 20 日。

主症：月经紊乱 9 个月，伴有烘热汗出。

病象诊察：患者自 2003 年 5 月停经 3 个月后出现月经紊乱。2004 年 1 月 13 日，不规则阴道出血，量多，色红，9 天血止。2 月 24 日再次出现阴道出血，量多，色红有块，心悸而烦，夜寐欠安，五心烦热，腰酸，小腹坠胀。妇科检查未发现明显异常，宫颈活检未见癌变。舌质暗红，脉沉弦。

中医诊断：经断前后诸证。

辨证审机：肾气渐衰，天癸将竭，阴阳平衡失调。

治法：平肝固冲，养阴清热。

处方：黄芩 15 克，白芍 25 克，女贞子 20 克，生地黄 25 克，旱莲草 20 克，炒菟丝子 30 克，川断 10 克，阿胶块（烊化）10 克，煅牡蛎 30 克，珍珠母 30 克，百合 20 克，知母 10 克。7 剂，水煎，日 1 剂，早晚分服。

二诊：2004 年 2 月 26 日。上方服 6 剂后，诸症减轻，继服前方。3 月 14 日，月经来潮，行经 7 天，量较前减少，血块减少，舌脉同前。继服前方，诸症基本消失。后以芩心丸调养半月余，经水断绝。

第八章　儿　科　流　派

龙江医派医家汪秀峰、杨乃儒、钟玉衡、刘清、孙文庭、邹德琛等在辨治小儿疾病方面积累了丰富的临床经验，理论上亦见解独特。其中以《龙江医派丛书·邹德琛学术经验集》影响颇深。

邹　德　琛

一、医　家　传　略

邹德琛（1930～2005），黑龙江省青冈县人，黑龙江省名老中医，龙江医派杰出医家。

邹德琛出生于中医世家，自幼聪慧静敏，勤奋好学，深得父母喜爱，跟从其父从小耳濡目染，对传统文化儒家之四书五经、杂学之天文地理，无不涉猎研读。邹德琛在多年读诵思悟，学有所成之后，15 岁时正式开始随父出诊，昼则侍诊抄方，体悟脉证方药；夜则挑灯读书，反思一日所接触的病患及其证治，有困惑之处，便多方查阅书籍，若仍不能解决，便向其父请教交流，或求教于同里名医，直到通透为止。在其刻苦努力和父亲的精心指导下，邹德琛不仅掌握了较扎实的中医基础理论知识，而且临床诊治经验也得以不断提高。

1950 年以后，邹德琛年过二十，即已独立诊治患者，疗效很好，两年之内在县里小有名气。1953年 5 月，县里著名老中医吕鸿勋和时任县卫协主席的李树人商议，共同发起成立青冈县第一中医联合诊所。于是邹德琛离开自家诊所，参加第一中医联合诊所工作。在联合诊所工作期间，邹德琛牛刀小试，求诊者逐渐增多。1958 年在其父和亲友鼓励下，以优异成绩考入黑龙江省卫生干部进修学院，在校期间，寸阴必争，学习刻苦，很快成为班级里佼佼者。1959 年黑龙江中医学院成立。建校之初，师资力量匮乏，四大名医之首高仲山，在全省各地遍访人才，招贤纳士。邹德琛在卫生干部进修学院结业后，随即调入黑龙江中医学院工作。此时，恰逢全国第一届伤寒师资培训班在四川成都举办，学校委派邹德琛赴川参加培训，为期一年。邹德琛由此得以重新系统学习中医理论，特别是《伤寒杂病论》，为其日后的经方理论研究及临证实践打下坚实基础。1961 年 10 月，邹德琛培训结束后返回学校，即被分配到伤寒教研室任教。后由于学校停课，其被调至附属医院儿科工作。1972年学校恢复招生，邹德琛重回伤寒教研室担任主任，从事教学工作。因其用药精方小效高，慕名求医者络绎不绝，于是邹德琛利用教学之余，无偿为患者诊脉看病，坚持几十年之久，可谓医湛德高，为百姓所敬仰。从 1979 年起，邹德琛指导近二十名伤寒专业硕士研究生，其言传身教，培养后学从不保守，毫无保留地将自己的学问和临床经验传授给学生，其甘为人梯，无私传授的风范使很多人受益终身。

邹德琛一生诊务繁忙，以致著述不多，却不乏真知灼见，撰有《〈伤寒论〉之辨证》《对发热证候的辨证施治》《扶阳法在〈伤寒论〉中的辨证运用》等论文，并留存大量临证医案。其主要学术思想与临床经验，已收载于《龙江医派丛书·邹德琛学术经验集》。

二、学 术 特 色

（一）尊经重典，阐发素灵奥义

邹德琛倡导《内经》之因人制宜，其治儿科疾病，尤重小儿体质特点以及临床用药与成年人的差异。例如其临床治疗外感病，发汗解表喜用药性平和的苏叶、桑叶；如外感引起的咳喘喜用款冬花、紫菀、杏仁、平贝、桔梗、桑皮、半夏、茯苓、陈皮等；同时兼顾小儿正气之恢复，常加焦白术、黄芪、防风、炙甘草等。

《内经》云："五脏六腑皆令人咳，非独肺也。"后世亦云："脾为生痰之源，肺为贮痰之器。"因此，邹德琛治疗小儿咳喘疾病，常用补土生金法，正胜邪祛，脾健而咳止，药虽简约而能直达病所，常取捷效。在疾病属以外感证为主阶段，邹德琛常用紫苏、荆芥、薄荷、葛根、柴胡等解表；以石膏、栀子清热；杏仁宣肺；少佐扁豆健脾。如果外感证已轻，而以脾虚痰阻，肺失宣降为主要病机，邹德琛则喜重用茯苓、焦白术、山药、芡实健脾除湿祛痰；以平贝、桔梗、白蔻祛痰湿止咳；柴胡、紫苏解表；白芍防其辛燥太过。

（二）临证重先、后天之本

邹德琛十分重视后天脾胃在疾病发病机制中的作用，认为《伤寒论》奠定了脾胃观的临床证治基础，在其诊疗中，尤喜用仲景、东垣方药，重视培补后天，所用之法亦大多从脾胃论治，所用方剂中炙甘草、大枣所占比例很大，以顾护脾胃，这种扶正培本思想尤其体现在其治疗儿科疾病过程中。小儿脾常不足，饮食稍增、不节或不洁等，易引起运化功能失常，故临床多见小儿厌食。邹德琛认为，此多因小儿形气未充，脏腑娇嫩，易于受伤，如乳食失节或寒温失调，导致脾胃受损，饮食停滞，传化失司而发病。其治疗儿科疾病常用药为白参、山药、焦山楂、焦白术、砂仁、槟片、胡黄连、炮姜、莱菔子等。其中参、苓、术、草四君等相协以健脾益气；砂仁芳香醒脾；焦山楂、槟片、莱菔子等以消食导滞，快气悦脾；再加炮姜、胡黄连一寒一热，一升一降，即仲景之辛开苦降法。炮姜味辛能温脾阳，散寒邪，助脾升清，治疗由于小儿贪食冷饮所致脾阳虚；胡黄连味苦，能坚肠胃，清疳热，助胃通泄，治疗小儿脾胃虚弱饮食积滞导致的疳热。如此补泄兼施，寒热并用，升举并行，共奏健脾开胃之效。

又如，小儿发病易虚易实，易寒易热，但总以热证实证为多，并往往兼夹里热或食滞，形成表里同病。单独使用解表药虽初起汗出热退，但汗后复发热，所以用解表药的同时，须佐清里热，消积滞之品；若体虚感冒常合用玉屏风散、参苏饮，即在解表药基础上加党参、黄芪、白术、茯苓、陈皮等以健脾益气；若夹食积，则常合用平胃散、消食散、枳实导滞散等方，即在解表药基础上加陈皮、厚朴、枳实、鸡内金、白豆蔻、山楂等以消积导滞。

邹德琛亦崇尚景岳之学，命门之说，重视先天肾气之盛衰。其医案中多用熟地黄、肉桂、附子、杜仲、山茱萸、枸杞子等以补肾之阴阳。如张景岳《景岳全书·肿胀》曰："水肿证以精血皆化为水，多属虚败，治宜温补脾肾，此正法也。"发展《内经》治疗水肿之法，强调补益脾肾的重要性。由此，邹德琛认识到阳气之消长存亡，与人体生理、病理以及疾病预后有重要关系。因此，其在临床遣方用药上，崇尚景岳学说，注重甘温扶阳而治水肿，常用真武汤加黄芪、山药等。又如张景岳

《大宝论》指出："天之大宝，只此一丸红日；人之大宝，只此一息真阳。"肾阳衰惫，不能温煦精液、温暖胞宫，可致精液清冷、胞宫虚寒，从而引起不育不孕。邹德琛以景岳"命门"学说为指导，拟温肾助阳、益髓填精法，用右归丸加减治疗男性不育。常用药物如补骨脂、续断、炒杜仲、山药、山萸肉、熟地黄、菟丝子、覆盆子、枸杞子、巴戟天等，效果理想。

（三）儿科重望诊，治宜轻灵平和，方小量轻

小儿难以准确自述病情，多不能配合医生诊查。邹德琛认为望诊在儿科疾病诊断中尤为重要。望诊首先是望神色形态，即观察小儿精神状态、面部神色、形体动态等，以此判断小儿生长发育状况，亦能推断出小儿五脏六腑的生理病理变化。由于面色、孔窍有相应的病理表现，则可了解疾病之所在，对诊断和治疗均有重要价值。邹德琛尤其重视小儿望舌与查指纹。其中望舌诊主要观察舌体的神色形态和舌苔的苔色、苔质，是辨别阴阳寒热、表里虚实、内伤外感、轻重进退、痰凝血瘀、食积火盛的主要依据。查指纹不仅当注意"浮沉分表里，红紫辨寒热，淡滞定虚实，三关测轻重"，还应参考小儿平时的纹形，这对诊断治疗疾病都有一定的价值，所以查指纹时定要以纹形作参考。

小儿肌肤薄弱，卫外功能较差，寒温不能自调，所以易患外感病。但小儿脏腑娇嫩，形气未充，用药必须仔细审慎，稍有不当，即可脏腑受损。故邹德琛治疗小儿疾病提倡用药轻灵，慎用大辛大热，大苦大寒之品，药味亦不宜过多过杂。其常用平和之药，如小儿外感发热，邹德琛喜用紫苏、桑叶、荆芥、前胡、生姜、金银花、薄荷、菊花等，有时甚至只用一二味药（如生姜、陈皮）治风寒表证较轻者。又如辨治小儿咳嗽，邹德琛认为肺失宣发肃降，咳必由是而生，盖胃浊脾湿为痰嗽之本，肺脾不足，且形气怯弱，易感外邪，肺气被束，宣降失司，咳必生焉，故以宣肺理气化痰法，用辛开苦降之方药，条达气机，疗效显著。常用方为止嗽散加减：紫苏、紫菀各15克，款冬花20克，荆芥、前胡、杏仁、桔梗、枇杷叶、陈皮、甘草各10克。方中紫苏、荆芥、前胡辛温解表散风寒之邪；杏仁、桔梗一苦一辛，一升一降，宣肺降气，调畅气机，助肺宣发肃降；款冬花、紫菀止咳平喘化痰；陈皮健脾理气，甘草和中，调和诸药。临证加减：若咳急呕吐者加清半夏、青皮各10克，以增豁痰破气之力；若发热而咳嗽者，加薄荷10克，以助辛散解表发汗之功；若胸闷者加瓜蒌10克、枳壳10克，使开郁降气之力盛；咳喘重者加苏子、莱菔子各10克，使降气之力雄；咽干而痛者，加麦门冬15克、山豆根10克，使清咽润喉之效强；痰燥难咳者加川贝10克，以润肺化痰；表虚汗出多者去荆芥、紫苏，加黄芪20克，桂枝、白芍各10克，以调营和卫，益气固表；痰多者，加茯苓15克，半夏10克，以健脾化痰。

（四）治外感热病，伤寒温病并重

邹德琛用药灵活，无门户之见，寒温并用，多法并施，以见效为原则。其认为，仲景方药质朴，法度严谨，故其在临床中常运以经方原方，或稍加变化，或多个经方合方，不一而足。例如邹德琛治疗哮喘、咳嗽等，善用《伤寒论》麻杏石甘汤加减治疗。麻杏石甘汤在《伤寒论》中主治证候病机为"寒包火"，以肺热为主，表证已轻。原方主治喘、汗出、身热。因哮喘病是发作性痰鸣气喘疾患，多为宿痰伏肺，肺气上逆所致。而慢性咳喘类疾病之病机往往又与痰饮密切相关，故邹德琛常在此基础方之上佐化痰顺气之品。麻黄辛苦温，宣肺解表而平喘；石膏辛甘大寒，清泻肺胃之热以生津，石膏用量倍于麻黄，以佐制麻黄温热之性，麻黄得石膏既宣肺平喘又不助肺热。杏仁味苦，降利肺气而平喘，与麻黄宣降相合，顺应肺之本性。痰多者加桔梗、半夏化痰；正气不足者，加山药、百合、枸杞；若久病伤肾，则常用补肾之品，如桑寄生、五味子，上敛肺气，下滋肾精，并加补气之黄芪等。因病情不断变化，治疗亦要灵活变通，不能拘泥，方能奏效，故邹德琛在临证中始

终贯穿仲景"观其脉证，知犯何逆，随证治之"的辨证论治精神。

邹德琛虽为伤寒大家，但亦善用温病之方，认为小儿外感单纯的风寒或风热均较少见，多为寒热夹杂，表里同病。非辛温则表寒不能透达，非辛凉则表热不能清解。温病传变迅速，易入里化热，常常表未解而胃已伤，此外小儿多胃肠积食，脾胃虚弱，内外合邪，最易表里同病。外感患者常有高热、鼻塞流涕、无汗并有恶寒、四末欠温之症，实为表寒实证，但又有咽痛、脉数，可见其有风寒郁而化热之象，又见腹痛、干呕、食少，因其素有食积，脾胃虚弱，以致表里同病。所以，邹德琛治疗上述病症常用麻杏甘石汤合桑菊饮加健脾化痰之药。方中麻黄、紫苏辛温透达，宣肺平喘而祛表寒；生石膏清泻肺热，与麻黄相伍，二药一温一寒，宣降并用；金银花、薄荷、菊花，清热解毒，疏散风热之品，辛温辛凉同用；款冬花、紫菀化痰止咳；炙甘草缓峻护正，兼和诸药为使；半夏、白豆蔻健脾化痰。全方辛温辛凉并施，表里同治，伤寒温病之方并重，实合伤寒温病于一炉。

邹德琛对吴鞠通三焦辨治非常推崇，正如"治上焦如羽，非轻不举；治中焦如衡，非平不安；治下焦如权，非重不沉"之述。邹德琛结合伤寒之学，治上焦之病提倡轻灵、宣散，常寒温并用，用温如麻黄、紫苏、桂枝之类，用寒如金银花、薄荷、菊花之流。治外感咳嗽等上焦肺系疾病，无论用药寒温皆守非轻不举之原则；治中焦之病重视脾胃之寒热，中焦易寒易热，寒热错杂，以伤寒之半夏泻心汤为主方，辛开苦降，调阴阳之平衡，亦守治中焦非平不安的原则；治下焦之病重肾之元阴元阳，常用八味肾气丸、六味地黄丸、真武汤等方调肾之阴阳气化，亦守治下焦如权，非重不沉的原则，总以取效为主。

三、验 案 赏 析

案例1

陶某，男，14岁。初诊时间：1995年5月4日。

主症：胸闷半年，"心肌炎"确诊2天。

病象诊察：现仍胸闷，短气，时心悸，胸痛，脉稍数。

中医诊断：胸痹。

辨证审机：气虚致痰浊闭阻心胸，不通则痛。

治法：补益气血，理气化痰。

处方：四君子汤合瓜蒌薤白半夏汤。

白参10克，茯神15克，白术15克，瓜蒌20克，半夏20克，枣仁10克，白豆蔻15克，炙甘草10克，香附20克，黄芪20克，当归10克。7剂，水煎服。

二诊：1995年5月11日，服5月4日方后，胸闷痛已减，余同前。

处方：白参10克，熟地黄20克，川芎10克，茯苓15克，瓜蒌20克，白豆蔻10克，延胡索15克，香附20克，川楝子20克，黄芪20克，当归15克。10剂，水煎服。

三诊：1995年5月21日，服5月11日方后，唯觉胸闷，余同前。

处方：茯苓15克，半夏10克，枳壳15克，桔梗15克，瓜蒌20克，香附15克，桂枝15克，砂仁10克，葛根15克，黄芪20克，炙甘草15克，当归10克。7剂，水煎服。

四诊：1995年5月28日，服5月21日方后，胸闷痛已减，唯夜间有时闷痛，余同前。

处方：党参20克，茯神15克，半夏10克，瓜蒌20克，香附20克，砂仁10克，枣仁15克，麦冬15克，枳壳15克，炙甘草15克，柴胡10克。7剂，水煎服。

辨治思路与特色解析 小儿心肌炎大多病情较重，病程较长，治疗困难。因为久病也常伤及脾胃，从而伴有脾虚之症，因此邹德琛常用八珍汤加瓜蒌、薤白、枣仁、远志、麦冬等。本证应与真心痛相鉴别：真心痛是胸痹的进一步发展，常见心痛剧烈，伴有汗出、肢冷、面白、唇紫、手足青至节，脉微或结代等危重证候。邹德琛用四君子汤合瓜蒌薤白半夏汤。其中白参、黄芪补气生津；茯苓、白术、白蔻化湿行气；瓜蒌清热化痰、宽胸散结；加半夏增强祛痰散结之功效；当归、枣仁补血；佐以香附疏肝理气。方药相互为用，以奏其功。因药证相符故见效显著，七剂胸闷痛已减。二诊诸症大减，药证相符。现唯觉胸闷，故在原方基础上加入四物汤，与四君子汤组成八珍汤双补气血。三诊用二陈汤合瓜蒌薤白桂枝汤加减，增强涤痰开胸之功效。四诊胸闷痛已减，唯夜间有时闷痛，劳役伤气，大气虚陷不能冲达，则见胸闷而痛，故加党参益气补虚；加柴胡升阳举陷。历时近一个月，方药随证加减变化，终获显效。

案例2

黄某，男，9岁。初诊时间：1993年11月5日。

主症：厌食数月。

病象诊察：形瘦，面黄，舌淡，脉缓而浮。

中医诊断：小儿厌食。

辨证审机：小儿脏腑娇嫩，进食不当，损伤脾胃，脾胃虚弱，运化失权，致使厌食。

治法：健脾和胃，消食化滞。

处方：白参5克，山药15克，焦白术15克，枸杞子10克，炮姜7.5克，胡黄连5克，焦山楂10克，榔片10克，白扁豆15克，炙甘草10克。7剂，水煎服。

二诊：1993年11月12日，口淡乏味，余同前。

处方：上方加砂仁7.5克。7剂，水煎服。

三诊：1993年11月19日，食欲转佳，余同前。

处方：上方砂仁增至10克。7剂，水煎服。

四诊：1993年11月26日，舌暗红。

处方：上方加麦冬15克，白豆蔻15克。7剂，水煎服。

辨治思路与特色解析 本病以厌食、形瘦为主要表现，临床诊断为小儿厌食，属于"疳证"早期范畴。《医宗金鉴》云："乳食伤脾是病原。"脾喜燥恶湿，胃喜润恶燥，故以健脾和胃，消食化滞为原则。方以白参、焦白术、炮姜温养脾胃，健壮中气；山药、白扁豆补脾气，益脾阴，补而不滞；榔片、焦山楂消食化滞以增进食欲；枸杞子、胡黄连甘润多津，清泻虚热，一则考虑小儿脾胃虚弱较容易积滞化热，二药微微清火，不伤胃气。二则小儿易虚易实、易寒易热的生理阶段，配伍二药使组方药性趋于平和。二诊、三诊加芳香之品砂仁，醒脾进食。四诊加麦冬养胃阴以治伤中之病因，加白豆蔻行气和胃，促进脾胃运化。整个治疗过程以辨证论治为依据，标本兼顾，药精效宏，故而疗效显著。

案例3

郭某，女，6岁。初诊时间：1995年5月22日。

主症："血尿"近1月。

病象诊察：现目虚浮，尿赤，头面微浮，面色萎黄少泽，尿量尚可，舌淡红苔白，脉稍数。

中医诊断：血尿。

辨证审机：心火下移小肠，迫于膀胱。

治法：清热凉血止血。

处方：小蓟饮子合导赤散化裁。

小蓟 20 克，栀子 15 克，生地黄 20 克，茯苓 15 克，藕节 15 克，白茅根 20 克，大黄 5 克，玄参 15 克，灯心草 10 克，竹叶 10 克，蒲公英 20 克，甘草 10 克。4 剂，水煎服。

二诊：1995 年 5 月 26 日，尿色变淡，浮肿渐消，余同前。

处方：玄参 15 克，生地黄 20 克，地骨皮 15 克，牡丹皮 15 克，麦冬 15 克，茯苓 15 克，泽泻 15 克，焦白术 15 克，白茅根 20 克，蒲公英 20 克，滑石 10 克，甘草 10 克。15 剂，水煎服。

三诊：1995 年 6 月 23 日，服 5 月 26 日方后，现尿色变淡，面色转佳，唯化验改善不明显。

处方：玄参 15 克，地骨皮 20 克，牡丹皮 15 克，黄芪 20 克，麦冬 15 克，茯苓 15 克，白茅根 25 克，瞿麦 15 克，旱莲草 20 克，白芍 20 克，牛膝 15 克，当归 15 克。15 剂，水煎服。

四诊：1995 年 7 月 12 日，证已轻，唯镜检还有 9 至 10 个红细胞，余同前。

处方：玄参 15 克，桔梗 10 克，葛根 10 克，侧柏叶 10 克，焦白术 15 克，茯苓 15 克，白茅根 15 克，旱莲草 15 克，阿胶（冲）10 克，薏苡仁 20 克，甘草 10 克。15 剂，水煎服。

五诊：1995 年 7 月 28 日，服上方 10 余剂，化验红细胞已消失，继服上方十剂以巩固疗效。

辨治思路与特色解析　血尿病因病机主要有热移膀胱，迫血妄行；心脾两虚，脾不统血；阴虚火旺，血不归经等。本证应与血淋相鉴别，二者虽都有血尿，但血淋有尿频、尿急、尿痛，而血尿则无以上症状。本例血尿近一个月，病程较长，治疗难度较大。除尿赤外，舌质舌苔无明显变化，但脉稍数，数为热，故辨证为心经之火下移小肠又迫于膀胱，损伤脉络而出现尿血色赤；目胞虚浮，头面微浮肿，此属热移膀胱，导致膀胱气化不利，水气内停之故；面色萎黄少泽为病久伤脾之象。故应以清热凉血止血为主，导热从小便排出。方用小蓟饮子与导赤散合方加减。其中用生地、玄参、白茅根清热凉血止血；小蓟、藕节、大黄清热止血；灯心草、竹叶、栀子清心经之火，引火下行；蒲公英清热解毒；茯苓健脾利水；甘草调和诸药。因药证相符，故见效明显，服用四剂，尿色变淡，浮肿渐消。二诊减止血药，加清热养阴的地骨皮、丹皮、麦冬，另加焦白术健脾。三诊间断服用上方近一个月，症状逐渐好转，但化验改善不明显，因病程较长，故治疗难度较大。但药已对证，仍仿前方加减，继服十余剂。四诊镜检也明显好转，继在前方基础上酌加升提举陷之桔梗、葛根，以及健脾祛湿养血之薏苡仁、阿胶等，继服十余剂，终于完全治愈。

四、医案今鉴

案例 1

牛某，男，4 岁。初诊日期：1998 年 9 月 29 日。

主症：发热 3 日。

病象诊察：偶咳，体弱易感冒，平均每月 1 次，今年曾高热抽搐 2 次，厌食，面色白，时腹痛，舌淡苔白，脉缓。

中医诊断：发热。

辨证审机：脾胃受损，饮食停滞。

治法：健脾和胃，消食导滞。

处方：白参 10 克，焦白术 15 克，黄芪 20 克，紫苏 15 克，炮姜 10 克，胡黄连 10 克，焦山楂 15 克，榔片 15 克，白扁豆 10 克，白豆蔻 10 克，葛根 10 克，炙甘草 10 克。5 剂，水煎服。

二诊：1998 年 10 月 6 日。热退，纳增，时流涕，舌淡。

处方：上方去葛根，加藿香 10 克。3 剂，水煎服。

案例 2

秦某，女，8 岁。初诊日期：1998 年 11 月 17 日。

主症：哮喘 4 年余。

病象诊察：每至冬季则作，现喘促夜甚，喉有痰鸣，甚则不能平卧，咳逆气急则呕，鼻干，咽肿，多汗，舌淡苔白厚，脉缓。

中医诊断：哮喘。

辨证审机：外感风寒，肺失宣降。

治法：辛凉清肺平喘。

处方：蜜麻黄 10 克，杏仁 10 克，桔梗 10 克，半夏 10 克，生石膏 20 克，五味子 10 克，山药 15 克，百合 15 克，桑寄生 10 克，款冬花 20 克，白果 15 克，炙甘草 10 克。5 剂，水煎服。

二诊：1998 年 11 月 24 日。服药后，喘促已减，已能平卧，继服上方 5 剂以巩固疗效。

案例 3

庞某，女，11 岁。初诊日期：1997 年 6 月 2 日。

主症：眨眼，抽搐。

病象诊察：出生 1 年后至今阵发抽搐，现发作较频，耳根处发青，口臭，便干，烦躁少寐，舌尖红苔厚，脉弦滑。

西医诊断：儿童多动综合征。

中医诊断：躁动。

辨证审机：痰热上扰，筋脉失养。

治法：化痰清热，濡养筋脉。

处方：白芍 15 克，桂枝 10 克，柴胡 10 克，黄芩 10 克，半夏 10 克，玄参 10 克，黄连 5 克，酸枣仁 10 克，天竺黄 10 克，甘草 5 克，夜交藤 10 克，生姜 5 片，大枣 5 枚。7 剂，水煎服。

二诊：1997 年 7 月 3 日。服 6 月 2 日方后，未再抽，神情如常，脉缓。

处方：小儿保元丹 10 袋，每服 1 粒，每日 3 次。

案例 4

严某，女，9 岁。初诊日期：1998 年 11 月 20 日。

主症：咳嗽 2 个月。

病象诊察：现咳嗽未止，有痰，不发热，食纳尚可，夜咳甚，舌淡苔白，脉缓少力。

中医诊断：咳嗽。

辨证审机：邪气外感，肺失宣降。

治法：宣肺解表，化痰止咳。

处方：苏叶 10 克，桑叶 10 克，杏仁 10 克，桔梗 10 克，款冬花 20 克，紫菀 15 克，川贝 10 克，白豆蔻 10 克，麦冬 15 克，陈皮 15 克，苏子 10 克，甘草 10 克。3 剂，水煎服。

二诊：1998 年 11 月 24 日。咳轻未止，便干结。

处方：上方去桑叶，加生白术 20 克，5 剂，水煎服。

案例 5

孙某，女，7 岁。初诊日期：1990 年 11 月 23 日。

主症：抽搐 5 年余。

病象诊察：现发作频繁，日 5～6 次小发作，幻视，脑 CT 正常，脑电图异常。

中医诊断：癫痫。

辨证审机：脾虚痰盛，风痰内扰。

治法：健脾化痰，息风止痉。

处方：党参 15 克，干姜 10 克，白术 10 克，陈皮 10 克，半夏 10 克，茯苓 15 克，甘草 10 克，柴胡 10 克，枳实 10 克，白芍 15 克，僵蚕 10 克，天麻 10 克。6 剂，水煎服。

二诊：1990 年 11 月 30 日。服上方后，抽搐未作，继服上方 6 剂。

三诊：偶有小发作。

处方：半夏 10 克，陈皮 10 克，茯苓 15 克，甘草 10 克，竹茹 10 克，枳实 10 克，胆南星 10 克，钩藤 15 克，天竺黄 15 克。6 剂，水煎服。

四诊：1990 年 12 月 14 日。服药后仅有 2 次小发作，未作抽搐，舌尖红苔白。

处方：柴胡 10 克，黄芩 5 克，半夏 10 克，桂枝 10 克，白芍 20 克，甘草 5 克，天竺黄 10 克，麦芽 15 克，天麻 10 克。6 剂，水煎服。

第九章 骨伤科流派

龙江医派骨伤科医家擅长理伤续断，中西医结合，主要以陈占奎、何子敬、樊春洲、黄殿栋、邓福树等为代表，其不仅传承了一代代龙江骨伤医家的宝贵学术经验，还创新了许多骨伤治疗技术，并自制了系列效方。

邓 福 树

一、医 家 传 略

邓福树（1936～2002），汉族，辽宁省锦县人，黑龙江省著名中医，骨伤科学家，龙江医派杰出代表。

邓福树祖籍辽宁锦县，生于黑龙江省绥棱县上集镇，1956年考入黑龙江中医学院（现黑龙江中医药大学）中医专业，1960年以优异的成绩、突出的临床技能，提前入职黑龙江中医学院附属医院骨伤科，并师侍于樊春洲、陈占奎两位名医。1963年3月，在医院开设骨科门诊，开展骨折、脱位、软组织损伤等诊疗工作。邓福树曾任黑龙江中医学院（即今黑龙江中医药大学）附属第一医院副院长，黑龙江省第一批名中医、中医骨科学术带头人，为黑龙江骨伤学科的建设做出重要贡献。

邓福树在骨伤科疾病诊疗中遵古不泥，博采众长，中西汇通，治法灵变，在骨折、脱位、软组织损伤、骨病等方面有深入的研究，常根据患者病情、病势、体质、脉症等，择机选择中药、手法、外固定、功能锻炼、西医手术等方法，取得满意疗效。同时对骨折畸形矫治和腰骶扭伤复位等传统中医手法进行改革，并不断开拓新疗法、新药物，拟方配制"消瘀膏""朱红膏""脊痛消Ⅰ号、Ⅱ号、Ⅲ号""骨宝Ⅰ号、Ⅱ号、Ⅲ号""骨蚀灵""健骨灵""骨增灵""骨炎灵"等内服外用药及注射液，临床疗效肯定，沿用至今。其主要学术思想与临床经验，已收载于《龙江医派丛书·邓福树骨伤科学术经验集》。

二、学 术 思 想

（一）自制系列效方，改良药物剂型

1. 自制软膏，逐瘀消痈

急性闪挫扭伤或劳损、撞击，常出现局部肌肉、韧带拉伤，小血管破裂，血液渗出，各种炎性细胞渗出，出现肿胀疼痛，若兼感染，则红赤发热。邓福树认为，病于筋肉局部，无须内服汤剂扰动脏腑，可外用通、行之品直达病所。由此，邓福树研制出由大黄、栀子、木瓜、蒲公英、姜黄、

黄柏、蜂蜜等组成的消瘀膏，此方疗效卓著，且制作简单，使用方便。方中大黄、栀子逐瘀泻热，通经散滞；蒲公英清热解毒消肿，有抗炎之效；木瓜、姜黄柔筋活络止痛，全方共奏逐瘀解毒、消肿止痛之功，不仅适用于外伤跌打损伤（皮肤无破损者），亦可用于痈疽、流注、术后丹毒等疾患。对于慢性筋骨劳损，邓福树研制出朱红膏，用于治疗胫骨结节骨骺炎、桡骨茎突狭窄性腱鞘炎、网球肘等；又研制骨筋贴治疗颈椎病、腰椎间盘突出症、股骨头坏死、骨性关节炎、强直性脊柱炎、肩周炎、肱骨外髁炎、骨关节结核等。对于开放性骨折、局部皮肤、肌肉破损者，古人早有煨脓生肌之说，邓福树研制生肌玉红膏以疗之，效果较好。

2. 分期设药，脊痛潜消

颈椎病、腰椎间盘突出症是骨科的常见病、多发病。邓福树根据患者发病时间长短、年龄、症状表现特点、手术与否，分别研制出脊痛消Ⅰ号和Ⅲ号，前方由当归、川芎、延胡索、丹参、杜仲、地龙、红花、芍药等组成，以活血化瘀，理气止痛为主，少佐补肾强筋，适用于颈椎病、腰椎间盘突出症轻症、早期椎管狭窄、神经根炎等；后方由杜仲、三七、蒲黄、大黄、茜草、蒲公英、黄芩等组成，侧重于活血化瘀止血、清热解毒，主要用于预防术后感染。而对于颈腰椎病急性期的患者，邓福树研制脊痛消Ⅱ号胶囊，该方由当归、泽泻、川芎、泽兰、白芍、防己、杜仲、黄芪、地龙、延胡索、三棱、五灵脂、莪术、车前子等组成，侧重于活血利水、破结软坚、消肿止痛，适用于椎间盘突出的急性神经根水肿，疼痛明显者。

3. 骨蚀疑难，逐实益虚

股骨头缺血性坏死为骨科疑难病，治疗棘手。邓福树根据该病虚实夹杂的病机特点，研制了骨宝系列和骨蚀灵胶囊。骨宝Ⅰ号胶囊由木瓜、延胡索、地龙、威灵仙、秦艽等组成，共奏活血通脉、除湿消肿止痛之功，主要用于疾病初期，临床表现为局部酸胀不适，未见明显瘀血者。骨宝Ⅱ号胶囊由土鳖虫、三七、延胡索、乳香、没药、丹参等组成，显增活血化瘀、祛瘀生新之力，故而适用于外伤型。骨宝Ⅲ号胶囊则重用补肾强骨生髓药物，少佐活血药，由杜仲、山药、熟地黄、淫羊藿、枸杞、蛤蚧、山茱萸、鹿角霜等组成，具有提高机体免疫力及修复能力、补充各种营养因子、降低血糖和调节改善脂肪代谢的作用，故适用于因血管和血液本身病变，或激素应用引起的股骨头坏死的治疗。而骨蚀灵胶囊主要适用于无明显诱因发病者，该方由血竭、儿茶、乳香、没药、苏木、红花、白芍、当归、土鳖虫、香附等组成，功可活血行气、疏通经络、祛瘀生新健骨，临床观察本方可扩张股骨头血管，防止血栓形成、促进栓子溶解，增加血液供应，从而促进坏死骨吸收，同时通过补充成骨所需物质而促进成骨，促进坏死骨的修复。

4. 发掘宝库，改良剂型

邓福树根据骨伤科临床实际，不断开发新制剂，提高临床疗效。如联合本院药剂科研制成骨增灵、骨炎灵注射液，用于治疗骨关节炎的疼痛和慢性骨髓炎。其中，针对关节病变，邓福树提出使用关节腔内给药的方法，采用中药提纯技术，制成纯中药混合水针，即骨增灵注射液。该针剂侧重于理气活血、通络止痛，因是关节腔内给药，可以直接作用于病灶，迅速缓解症状。骨炎灵注射液主要用于慢性骨髓炎术后循环灌注，可消炎止痛，促进伤口愈合。此外，邓福树研制的骨筋宝注射液治疗股骨头缺血性坏死，脊痛舒注射液硬膜外腔留管注入，治疗腰椎间盘突出症，在临床中均取得了显著疗效。

病异机同，则药可通用。鉴于骨折、骨关节炎、股骨头坏死常兼见痰瘀阻络的病机，故邓氏常以骨宝Ⅰ、Ⅱ号胶囊治疗上述疾病属痰瘀互阻型的疼痛。同理，骨蚀灵胶囊亦可治疗血瘀气滞、脉络郁闭型儿童骨骺炎、骨折，骨宝Ⅲ号胶囊亦可治疗肾虚精弱所致的骨质疏松症。

（二）理伤续断，中西医合璧

1. 按压翻屈法整复外翻外旋型踝部骨折

踝关节在人体运动系统中所处位置和作用的重要性不容忽视，对踝部骨折的治疗要求，不但要准确度高，而且强调一次性成功。对有移位骨折行手法复位外固定，其原则是采取与受伤机制相反的方向，手法推移使之复位。传统手法复位不能完全达到复位标准。

在整复手法单一且不健全的时代背景下，基于踝部骨折受伤机制的复杂性及踝部关节活动的重要性，邓福树运用按压屈翻法整复，兼顾轻重两症，用传统解剖结构、生物力学机制和复位标准的指导，结合中医正骨手法，将踝部骨折的手法复位加以提高。具体操作步骤和核心思想体现在压翻屈推四法中。压翻屈推法顺连有序，动静结合，利于踝部骨折解剖复位。

压法在复位距骨及外踝骨移位的同时，尚可复合胫腓分离及恢复腓骨的正常长度，可谓一法多用。翻法与压法同时内翻踝关节，可达到两种效果，即配合压法使距骨及贴邻的内踝更好地向内侧横向错动复位，矫正距骨及下连的跟骨的外翻畸形。以上两步的施行紧密相连，环环相扣，运用层次分明。在达到主要目的的同时，兼顾次要目的，并为下一步的施行作好铺垫，严密有序地完成每一步，最终实现理想的复位效果。

屈法则着眼于恢复踝穴的宽度、矫正内踝的向后旋转畸形和因手法的作用靠踝关节后方关节囊的牵拉，使后踝骨折块下降复位。此步不仅对复位简单的外翻外旋型踝部骨折有良好的指导，而且对于复杂性骨折的复位，同样具有指导意义。

为了进一步矫正内踝的旋后移位，并使内踝骨块与原分离部位紧密接触，使踝穴恢复解剖复位，最后一步对应用外固定固定踝部、维持踝穴稳定性具有重要意义。

每一法均兼容其他三法，并依据解剖关系，将骨折所致的病理错位准确复位，精确度明显高于其他传统手法。

2. 足踏法矫治桡骨远端伸直型陈旧性骨折的畸形愈合

对于桡骨远端伸直型陈旧性骨折的畸形愈合，为了避免再次手术造成创伤，邓福树认为足踏法作为一种简单、安全、有效的整复手法，具有一定的交流和推广价值。此手法在臂丛神经阻滞麻醉下展开，简单实用，主要用于早期畸形愈合的矫正。

足踏固定近折端与之形成的挤压力，更增加双人直立牵引固定的稳定性。松动折断的过程中，折旋的弧度应逐渐增大，防止突然强力。此过程主要利用所产生的拉应力和剪应力，松动后避免再强力折旋，以防止拇长肌肌腱及其他软组织卡压在两断端。在恢复尺偏角和掌倾角的时候，需要将断端持续牵引 3 到 5 分钟，待软组织松解后，逐渐屈曲腕关节恢复掌倾角，并向尺侧挤按骨折的远折端恢复尺偏角，直至骨折部畸形完全得到矫正。

3. 床缘折旋法矫治股骨干骨折畸形愈合

在矫正折旋步骤中，邓福树始终非常重视骨折近端固定的稳定性，此举一方面避免折骨时可能造成的关节内骨折及粉碎性骨折，另一方面提高了折骨的准确度。床缘折旋法矫正股骨干骨折畸形愈合与足踏法矫正桡骨远端骨折畸形愈合是同理。

对骨折后形成的成角畸形和重叠畸形予以纠正，折法用于成角畸形，旋法在折法基础上适用于重叠畸形。

对于股骨干骨折畸形愈合施行此手法的适应症必须为：骨折重叠畸形在 2~3 个月以内者，成角畸形在 4~6 个月以内者、儿童在 1 个月以内。从理论上，需在骨折端新生骨的强度未达到邻近正常骨质强度之前施行。

折法不适用于长螺旋形或长斜形等不稳定性骨折的畸形愈合，此类不稳定性骨折畸形愈合的矫正主要应用旋法。折法易使断裂线偏离原骨折线，达不到原畸形矫正的要求，又会出现新的骨破坏，因此折旋法的适应症是相对的，而非绝对的。

4. 整复骨盆移位性骨折的三种手法

骨盆骨折后，出血量较大。对新鲜性骨盆骨折应先行患侧股骨髁上牵引1周，待出血灶稳定后再行手法整复。这样不仅可以阻止骨折断端的出血，而且有利于移位骨块的复位和变形的矫正，继而维持量牵引配合外固定有助于骨折的愈合。对于2～3周的陈旧性者，可直接手法整复。

术者及助手协同配合，俯卧位复位法，矫正半侧骨盆上移畸形；侧卧位复位法用以矫正髂翼的外旋畸形；仰卧位复位法则是适当矫正髂翼的内旋畸形。三法均强调施行时要稳健有力，忌用强力，术者与助手配合要同步默契。

骨盆移位性骨折确定复位后，可维持量股骨髁上牵引，并给与骨盆弹力带保护。内旋型移位弹力带的应用则应视为禁忌。

邓福树强调，任何手法的施行都要求稳健有力，忌粗暴。骨盆骨折及其并发症对机体的损伤本已严重，整复时，如用力过度，必然造成新的损伤，重者危及生命。

5. 治疗腰骶小关节扭错的三步法

三步法的核心思想在于恢复小关节之间的脱位和纠正关节面内软组织的嵌顿。三步法的使用，将复位小关节脱位和纠正关节囊的嵌顿融于一体，兼顾彼此。第一步使腰骶小关节在脊柱纵轴上旋转，一方面可恢复小关节之间的侧方移位，另一方面，拉紧关节囊的目的在于使两侧的关节囊从小关节之间解脱出来，解除部分嵌顿。第二步使双侧腰骶小关节产生横轴上的旋转复位，同时关节囊的后部被拉紧，解除后部分嵌顿。第三部双侧腰骶小关节产生纵轴上的开大，关节囊整体被拉紧，如此三步法完成，同时解决小关节的脱位与关节囊嵌顿问题。

此法对诊断准确的单纯腰骶小关节扭错可以收到立竿见影的效果，但不排除部分患者，因关节囊的创伤性炎症反应，整复后腰部仍会遗留轻度疼痛，卧床休息几天后即可缓解。该手法力度大，活动范围大，故对合并有其他腰椎疾病的患者或非腰椎小关节扭错的患者一定禁用。

6. 陈旧性踝部骨折距骨移位手法治疗

外踝冠状位陈旧性骨折，主要由于受到外旋及外翻暴力所致，远折端向外移位，常伴有距骨向外侧倾斜移位并踝关节内侧副韧带的断裂。恢复踝关节间隙的正常解剖关系，不论是手法复位，石膏外固定，还是钢板内固定或外固定架结合有限内固定，都是复位的基本要求也是最终要求。对于两个月以内的陈旧性骨折，复位手法得当，即可折断纤维骨痂，达到骨折及距骨复位。石膏与夹板配合的外固定方法，需使关节保持内翻内旋及背伸位置，定期复查及更换外固定。

7. 胸椎小关节错缝的手法复位

胸脊肋关节脱位的病理改变为3个关节单一或多个共同发生扭错，或关节滑膜嵌入引起局部或放射性疼痛。若使关节恢复正常位置，疼痛则完全消除。

（1）牵引按压法：患者俯卧硬床上，双手握住头端床沿，一助手站立头顶侧，双手拉患者腋窝向上，另一名助手双手分别握持患者左右小腿，进行对抗性牵引3～6分钟。术者站立床边一侧，双手重叠放在疼痛部位，急骤向下压迫，有时可听到咔嚓响声，表示复位成功。

（2）旋转扳推法：患者坐于椅上，双手抱肩端坐。以棘突向右偏斜者为例，术者坐在其背后，左手从偏斜棘突右侧向左推，而右手经患者胸前握住左肩，使患者向前屈及右侧旋转，在此前屈旋转和推扳动作过程中有可听到复位响声。

（三）见微知著，提出新病种

经过多年的观察体悟，在现有骨科疾病基础上，邓福树发现前人所未涉及的疾病，并根据疾病的机理和症状，命名为闭膜管综合征。该病是由于闭膜管内容积减少或压力增高，使闭孔神经在管内受压，造成髋关节前内侧痛麻，外展、外旋受限。

闭膜管由耻骨上支下面的闭孔沟、闭孔膜上缘以及闭孔内肌和闭孔外肌构成，自后外上方向前内下方斜行，闭膜管的内外口均成椭圆形。闭孔神经可分为腰段，盆内段和管内段，管内段紧贴管内沟下面，位于闭孔动脉和静脉的上方，它们的位置关系从上向下依次则为神经、动脉、静脉。

无论是闭膜管内的内容物增加，还是闭膜管容积减小，都可导致管内压力增高。最常见的原因是特发性闭膜管内腱周滑膜增生和纤维化，其发生机理尚不明了。亦可见到其他少见病因，如滑膜炎症，创伤或退行性变导致管内软组织肿物，如腱鞘囊肿等。

本病患者多数无明显外伤史，缓慢发病。髋关节前内侧隐痛反复发作，逐渐加重。部分患者疼痛向大腿内侧（甚至向膝关节内侧）放散。久卧后可有髋关节"脱节感"。盘腿动作受限，走路迈步时患肢在后位牵掣痛。检查：内收肌紧。髋关节外展、外旋、后伸受限。内收长肌外缘与腹股沟韧带下缘交点压痛。少数患者髋关节后侧面深部压痛。大腿内侧中下段皮肤感觉轻度减退。"4"字试验阳性。X线检查：骨与关节无异常改变。本病需与髋关节炎症、结核、肿瘤、类风湿、股骨头无菌性坏死等疾病鉴别。

根据患者的发病时间和疼痛程度具体施行以下三种治疗方法：①局部中药外熨法；②局部封闭结合中药外熨法；③闭孔神经干部分切除术。

三、验 案 赏 析

案例1

姓名：刘某某，性别：男，年龄：44岁，职业：干部。入院时间：1994年5月24日。

主症：颈部疼痛伴双上肢麻木1年，加重3个月。

病象诊察：患者1年前因干活时不慎扭伤颈部，出现颈部疼痛不适，之后逐渐出现双上肢麻木无力，曾去香坊区医院行抗炎治疗，并口服活血化瘀中药治疗后症状好转。3个月前因长期低头工作，再次出现颈部疼痛，活动受限，伴双上肢无力。颈部广泛压痛（+），颈椎各向活动受限，颈部后伸30°，侧屈40°，旋转50°，臂丛神经牵拉试验（+），颈偏斜压头试验（+），有双上肢放散痛，生理反射存在，病理反射未引出。舌质暗红，苔薄白，脉弦滑。X线片示颈椎生理曲度变直，有唇样改变。

西医诊断：颈椎病（神经根型）。

中医诊断：颈椎病。

辨证审机：颈部劳倦日久，气血凝滞不通，瘀血阻滞于脉络。

治法：活血祛瘀，通络止痛。

处方：（1）脊痛消Ⅱ号胶囊，每次5粒，日3次口服。

（2）电脑中频治疗，日1次。

（3）颈椎牵引按摩治疗，日1次。

第一次查房：5月30日。患者颈部及双上肢麻木疼痛减轻，但时发时止，电脑中频治疗后好转，臂丛神经牵拉试验（+），沿颈椎纵向叩击痛，舌质暗红，苔薄白，脉弦。处方处置如前。

第二次查房：6 月 6 日。患者颈部疼痛减轻，时觉左上肢麻木，双上肢肌力正常，CT 见颈椎后纵韧带钙化，舌质暗红，苔薄白，脉弦。处方处置如前。

第三次查房：6 月 13 日。患者颈部活动自如，双上肢无麻木感，活动良好，舌质淡红，苔薄白，脉弦。处方处置如前。

第四次查房：6 月 20 日。患者颈部活动正常，双上肢感觉正常，活动良好，舌质淡红，苔薄白，脉弦。经近一个月治疗，颈椎病症状消失，治疗效果良好。

于 1994 年 6 月 24 日治愈出院，住院日数 30 天。

辨治思路与特色解析 《灵枢·本脏》曰："是故血和则经脉流行，营复阴阳，筋骨劲强，关节清利矣。"颈部闪挫，加之长期劳损，伤及气血，气血受阻，脉络受伤，经脉不畅，瘀滞不通，不通则痛，故颈部疼痛不适，活动受限；气血不通，筋脉失养，拘急不通，故肌肤肢体麻木不仁。应治以活血化瘀，通络止痛。邓福树自制脊痛消 II 号胶囊的主要功效为益气、活血、利水。用气做动力，同时血水兼理，使血运水行，则经脉畅通并得以滋养。方中重用黄芪等药补气升阳，以助血水运行。以川芎、当归等药活血祛瘀，通调血脉。应用车前子、泽泻等药利水消肿除湿，疏通经脉。选择五灵脂、延胡索等药缓急止痛，治疗腰腿痛之标，兼助活血益气利水之药效。诸药配伍，相得益彰，共同调理气、血、水的运行输布，疏导并滋养经脉。

案例 2

姓名：吴某，性别：女，年龄：22 岁，职业：学生。入院时间：1994 年 11 月 15 日。

主症：右膝关节疼痛 10 小时。

病象诊察：患者今日晨起走路时不慎将右膝关节扭伤，当时疼痛较重，被同学扶回宿舍卧床休息，症状不见减轻，傍晚时疼痛加重。为求明确诊断及治疗来我院就诊。右膝关节屈伸活动明显受限，右膝关节固定于屈曲 90°位置，关节周围肿胀明显，内侧广泛压痛，行走时困难，麦氏征（＋）。入院时患者表情痛苦，面色晦暗，舌质暗红，苔薄白，脉弦数。辅助检查：X 线片示：右膝关节骨质、关节间隙未见异常。

西医诊断：右膝关节半月板损伤。

中医诊断：膝痹。

辨证审机：风寒挟湿，气滞血瘀。

治法：活血化瘀，疏风除湿，通络止痛。

处方：（1）关节腔穿刺抽出积液，局部制动。

（2）消瘀膏，少量外敷患处。

（3）0.9%氯化钠注射液 500mL+丹参注射液 40mL，日 1 次静脉滴注。

第一次查房：11 月 18 日。右膝关节肿胀疼痛，膝关节周围压痛明显，舌质暗红，苔薄白，脉弦数。处方如前。

第二次查房：11 月 24 日。患者右膝关节疼痛明显减轻，右膝关节稍肿胀，内侧间隙压痛明显，屈伸活动范围 50°至 150°，舌质暗红，苔薄白，脉弦数。处方如前。

第三次查房：11 月 29 日。患者右膝关节无明显肿胀，屈伸活动范围 30°至 160°，按压膝关节周围无明显压痛，下地行走正常。

于 1994 年 12 月 1 日治愈出院，住院日数 16 天。嘱患者出院后加强股四头肌功能锻炼。

辨治思路与特色解析 《黄帝内经》言："风寒湿三气杂至，合而为痹。"风寒湿邪乘虚侵入，寒性收引，湿性黏滞，寒湿之邪侵袭，流注经络，凝滞经脉，气血痹阻，《血证论·阴阳水火气血论》曰："运血者，即是气，守气者，即是血。"气为血之帅，血为气之母，气滞则血瘀，血瘀则气滞，气血瘀滞，则经络闭塞不通，滑膜失养，外邪复乘，致生本病。日久寒邪化热，耗伤气血，腐筋蚀骨，局部肿胀化脓；舌质暗红，舌苔薄白，脉弦数，证为气滞血瘀，治以活血化瘀，温经通脉，则经脉通畅，通则不痛。消瘀膏是邓福树的自制方，此方具有良好的清热解毒，凉血活血，消肿止痛的效果。方中栀子、蒲公英、大黄、黄柏，性苦寒善清邪热，泻火解毒，兼以凉血，配姜黄破血行气，活血止痛；木瓜善舒筋活络，有疏导邪热外出之功；蜂蜜为基质，软坚化滞，防止干燥，有助于诸药充分发挥效能。

案例3

姓名：董某某，性别：男，年龄：24岁，职业：干部。入院时间：1994年12月23日。

主症：左髋部疼痛加重4天。

病象诊察：患者于4天前，无明显诱因突发左侧髋部疼痛较重，明显影响行走劳动，遂就诊于哈尔滨医科大学附属第二医院，给予ECT检查，定诊为"左侧股骨头缺血性坏死"，拟行手术治疗，患者因恐惧手术而来我院求治，经门诊收治入院。表情痛苦，左侧髋部疼痛。查体：步入病室，跛行步态。左腹股沟压痛（+），左髋前屈压痛（+），左髋关节被动活动受限，以外展和内旋为主，屈120°伸0°，外展40°内收35°，外旋15°内旋10°。无大转子上移征，"4"字试验（+），直腿抬高试验（−）。舌质暗红，苔白腻，脉沉迟。辅助检查：自带X线片示：左股骨头未见明显密度改变，无半月征，髋关节间隙正常，无增生性改变。自带ECT片示：左侧股骨头缺血性坏死。

西医诊断：左侧股骨头缺血性坏死（Ⅰ期）。

中医诊断：骨蚀症。

辨证审机：肝肾亏虚，气滞血瘀，寒凝筋脉。

治法：滋补肝肾，活血化瘀，祛风散寒，温通经络。

处方：（1）骨蚀灵胶囊，每次5粒，日3次口服。

（2）骨增灵5mL+2%利多卡因2mL，隔日1次，关节内封闭。

第一次查房：12月26日。患者经治疗，左髋部疼痛有所缓解，查体无明显改变，继续如前治疗。

第二次查房：12月29日。患者自述左髋部疼痛减轻，活动较前灵活，查体左髋部前屈压痛有所减轻，余查体同前，继续如前治疗。

第三次查房：12月31日。患者疼痛明显减轻，活动较前自如，查体左髋前屈压痛明显减轻，目前治疗有效，继续口服药物和骨增灵封闭治疗。

第四次查房：1995年1月6日。患者疼痛较前明显减轻，无皮疹、腰痛等不适症状，患髋活动较前改善。继续如前治疗。

第五次查房：1月18日。骨增灵封闭治疗一个疗程，疼痛明显减轻，活动亦明显改善，按Baltimore髋关节内功能评定，打分为72分，较治疗前明显改善，有明显效果，继续目前治疗。

第六次查房：1月24日。给予患者骨蚀灵，配合骨增灵患髋封闭治疗，左髋无明显疼痛，活动现已恢复，无跛行，病情明显好转。于1995年1月25日出院，右髋痛消失，行走基本自如，住院日数33天。嘱患者出院后定期随诊，避风寒，少负重；3个月后复查ECT。

辨治思路与特色解析 《素问·五脏生成》载："肾之合骨也。"《素问·痹论》言："骨痹不已，复感于邪，内舍于肾""肾痹者，善胀，尻以代踵，脊以代头""痹在于骨则重"。《素问·痿论》言："肾气热，则腰脊不举，骨枯而髓减，发为骨痿。"髋部外伤，必伤气血，肝肾同源，精血互生，血虚精无以生，肾虚而不能主骨，髓失所养，肝虚而不能藏血，营卫失调，气血不能温煦、濡养经脉，致生本病。《灵枢·贼风》又云："恶血在内而不去，卒然喜怒不节，饮食不适，寒温不时，腠理闭而不通，其开而遇风寒，则血气凝结，与故邪相袭，则为寒痹。"气滞则血行不畅，血瘀也可致气行受阻，营卫失调，闭而不通，骨失所养，为"肝肾亏虚，气滞血瘀"之征。骨蚀灵胶囊为邓福树自制药，可活血行气，疏通经络，祛瘀生新，健骨，由血竭、儿茶、乳香、没药、苏木、红花、白芍、当归、土鳖虫、香附等构成，该方能扩张股骨头血管，防止血栓形成、促进栓子溶解，增加血液供应从而促进坏死骨吸收，同时通过补充成骨所需物质而促进成骨，促进坏死骨的修复。

四、医案今鉴

案例 1

姓名：梁某某，性别：男，年龄：31 岁，职业：农民。入院时间：1994 年 8 月 24 日。

主症：腰部疼痛 2 年。

病象诊察：患者于 2 年前无明显诱因自觉腰部疼痛，当时未在意，未治疗。此后腰部疼痛时轻时重，均未治疗。1 周前因劳累再次出现腰部酸痛，腰椎活动受限，四肢无力，双下肢放射性疼痛。遂来我院求治。查体：腰椎生理曲度变直，腰 4 至骶 1 椎旁及棘突间压痛（+），腰部腰肌紧张，酸痛，腰椎活动受限，纵向叩击痛（+），双下肢感觉减退，双下肢直腿抬高试验（+），肌力Ⅳ级。生理反射存在，病理反射未引出。舌质暗红，苔薄白，脉弦。辅助检查：自带 X 线片示：腰椎退行性病变。

西医诊断：腰椎间盘突出症。

中医诊断：痹症（寒湿型）。

辨证审机：寒湿困阻脉络，筋脉凝滞，不通则痛。

治法：活血化瘀，消肿止痛。

处方：（1）独活寄生汤加减。

制首乌 10 克，制草乌 10 克，芡实 15 克，薏苡仁 20 克，升麻 10 克，生白术 30 克，威灵仙 15 克，独活 15 克，木瓜 15 克，延胡索 15 克，桃仁 10 克，当归 20 克，防己 15 克，甘草 15 克。水煎服。

（2）脊痛消Ⅱ号胶囊，每次 5 粒，日 3 次口服。

第一次查房：8 月 26 日。脊柱生理曲度变直，腰部疼痛，活动受限，腰 4 至骶 1 椎旁及棘突间压痛（+），双下肢感觉减退，舌质暗红，苔薄白，脉弦。方药如前。处置电脑中频治疗每日 1 次，局部推拿按摩治疗。

第二次查房：8 月 30 日。患者腰部疼痛症状减轻，腰部活动较前灵活，腰 4 至骶 1 棘突间压痛（+），双下肢感觉减退有所恢复。处置同前。

第三次查房：9 月 4 日。患者腰部疼痛症状明显减轻，腰部活动无明显受限。双下肢感觉稍减退，活动不受限。直腿抬高试验（−），舌质淡，苔薄白，脉弦。处方处置如前。

第四次查房：9 月 8 日。目前患者腰部无明显疼痛，查腰 4 至骶 1 棘突旁压痛（+），屈颈试验（−），拾物试验（−），双下肢直腿抬高试验（−），舌质淡，苔薄白，脉弦。

于 1994 年 9 月 8 日治愈出院，住院日数 15 天。

案例 2

姓名：张某某，性别：男，年龄：40 岁，职业：工人。入院时间：1995 年 1 月 20 日。

主症：左髋疼痛活动受限 3 年，右髋疼痛活动受限 1 年半。

病象诊察：患者于 3 年前无明显诱因出现左髋部疼痛，左髋关节不敢活动，症状逐渐加重，行走跛行，1 年半前右髋出现同样症状，症状逐渐加重，1 年前于当地医院就诊，诊断为"双侧股骨头坏死"，给予中药内服、针灸等治疗，症状无明显改善。患者有嗜酒史，精神紧张不安，表情痛苦。查体：步入病室，跛行步态，双下肢轻度屈曲内收畸形，双下肢等长，双侧腹股沟压痛（+），双髋关节被动活动范围明显受限，左侧：屈 65°伸-5°展 5°收 15°，右侧：屈 85°伸 0°展 10°收 15°，双侧"4"字试验（+），大转子上移征轻微。舌苔薄白，舌质暗红，脉迟缓。辅助检查：自带 X 线片示：双侧髋关节间隙狭窄，轻度增生性改变，双侧股骨头均已坏死，塌陷，呈扁平，且密度明显不均，颈变粗，其中左侧改变重于右侧，无脱位。

西医诊断：双侧股骨头缺血性坏死（Ⅲ期）。

中医诊断：骨蚀症（风寒湿痹型）。

辨证审机：肝肾素虚，气血瘀滞，风寒湿邪阻滞筋脉。

治法：滋补肝肾，活血化瘀，祛湿散寒，温通经络。

处方：（1）骨蚀灵胶囊，每次 5 粒，日 3 次口服。

（2）骨增灵 5mL+2%利多卡因 2mL，隔日 1 次，关节内封闭。

第一次查房：1 月 23 日。患者双髋部仍感疼痛，双下肢活动受限明显。处方如前。

第二次查房：1 月 25 日。患者自觉双髋部疼痛有所减轻，关节注射骨增灵及口服骨蚀灵胶囊无过敏、发热等不适症状，查体同前。处置如前。

第三次查房：1 月 31 日。患者经骨增灵注射治疗，疼痛有所减轻，但仍有跛行，查体如前。嘱患者在无负重条件下进行患髋部功能锻炼。处方如前。

第四次查房：2 月 6 日。患者经骨增灵注射治疗，疼痛已明显减轻，查体双侧腹股沟压痛（+），双髋关节被动活动受限范围较入院时有所改善。处置如前。

第五次查房：2 月 14 日。患者经封闭和口服药物治疗，现一个疗程，按 Baltimore 髋关节内功能评定，左：49 分，右：57 分，较治疗前明显改善，效果显著，无不良反应。继续第二疗程治疗。

第六次查房：3 月 1 日。患者症状明显改善，无不适反应，查体髋部前区压痛未引出，双髋关节活动范围接近正常。处方如前。

第七次查房：3 月 8 日。患者经骨增灵封闭治疗，配合骨蚀灵胶囊口服，共两个疗程，按 Baltimore 髋关节内功能评定，左：70 分，右：72 分，较治疗前明显改善，症状有明显改善，且无不良反应。

于 1995 年 3 月 8 日病情明显好转出院，住院日数 47 天。出院后继续口服骨蚀灵胶囊，定期随诊，避风寒，少负重。

案例 3

姓名：冯某某，性别：女，年龄：62 岁，职业：无。入院时间：1994 年 11 月 23 日。

主症：右膝关节疼痛 1 年半，加重 10 个月。

病象诊察：患者于 1 年半前无明显诱因出现右膝关节疼痛，活动受限，曾自行口服大活络丹治疗，效果不佳。10 个月前不慎跌倒，造成右股骨干骨折，于哈市骨伤医院行卧床牵引、固定治疗。牵引 3 个月后，右膝关节屈伸不利，未进行功能锻炼，至今右膝关节屈伸活动受限、疼痛。查体：扶入病房，跛行步态，右膝关节明显肿胀，右膝关节屈 40°伸 5°，屈伸过程中右膝关节内侧疼痛，右膝关节周围广泛压痛，以两侧膝关节间隙明显，膝上及膝周围压痛，膝上股内侧肌、股直肌广泛压痛，髌骨研磨试验（−）。患者面色萎黄，舌质暗红，苔薄白，脉弦紧。辅助检查：自带 X 线片示骨质疏松，右膝关节面不规则，边缘唇样增生。

西医诊断：右膝关节骨性关节炎，右膝关节强直。

中医诊断：骨痹（瘀血阻滞）。

辨证审机：血瘀气阻，不通则痛。

治法：活血祛瘀，通络止痛。

处方：（1）骨蚀灵胶囊，每次 5 粒，日 3 次口服。

（2）右膝关节功能锻炼。

（3）骨科洗药：艾叶、红花、赤芍等外用，熏洗，早晚各 1 次。

第一次查房：12 月 1 日。患者症状体征如前，右膝关节屈伸不利，屈 40°伸 5°，屈伸过程中右膝关节内侧疼痛，右膝关节周围广泛压痛。处方处置如前。

第二次查房：12 月 5 日。患者一般状态良好，右膝关节屈伸不利，屈 50°伸 5°，屈伸过程中右膝关节内侧疼痛，右膝关节明显肿胀，广泛压痛，以两侧膝关节间隙明显，髌骨研磨试验（−）。处方处置如前。

第三次查房：12 月 12 日。患者一般状态良好，右膝关节屈伸不利，屈 50°伸 5°，屈伸过程中右膝关节内侧疼痛，右膝关节明显肿胀，广泛压痛，以两侧膝关节间隙明显，髌骨研磨试验（−）。处方处置如前。

第四次查房：12 月 16 日。患者一般状态良好，右膝关节屈伸不利，屈 50°伸 5°，余症状同前。处方处置如前。

第五次查房：12 月 26 日。患者一般状态良好，右膝关节屈伸不利，屈 50°伸 5°，屈伸过程中右膝关节内疼痛，右膝关节肿胀减轻。继续功能锻炼。

处方：（1）骨蚀灵胶囊，每次 5 粒，日 3 次口服。

（2）骨增灵 5mL+2%利多卡因 2mL，隔日 1 次关节内封闭。

第六次查房：12 月 31 日。患者一般状态良好，右膝关节屈伸不利，屈 60°伸 5°，屈伸过程中右膝关节内侧疼痛，右膝关节肿胀减轻。处方处置如前。

第七次查房：1995 年 1 月 6 日。患者一般状态良好，右膝关节疼痛、肿胀减轻。处方处置如前。

第八次查房：1 月 9 日。患者右膝关节疼痛明显减轻，无明显肿胀，右膝关节屈伸活动轻度受限，屈 90°伸 0°，右下肢纵轴叩击痛（−），余未见异常。处方处置如前。

第九次查房：1 月 18 日。患者右膝关节疼痛明显减轻，无明显肿胀。屈伸活动轻度受限，右膝关节屈曲 100°，步态近正常，余未见异常。处方处置如前。

于 1995 年 1 月 20 日病情明显好转出院，住院日数 58 天。

◊ 案例 4

姓名：雒某某，性别：男，年龄：8 岁，职业：学生。入院时间：1994 年 5 月 27 日。

主症：右膝肿痛半个月，加重 5 天。

病象诊察：该患儿半个月前玩耍时不慎跌倒，并被玻璃片刺伤右膝关节外侧部，当时疼痛难忍，流血不止，右下肢不敢着地行走，急由家人送至当地卫生所行清创缝合术，术后 10 日发现伤口周围红肿，伤口愈合不良，当时予以拆线，拆线后 3 日伤口裂开，且伤口少量脓性分泌物，处置以每日 1 次局部换药、先锋V号 2.5g 每日 1 次静脉滴注。现伤口周围红肿，仍未愈合，伤口内仍有少量脓性分泌物。查体：右膝关节外侧部红肿，可见一长约 2.5cm，深约 2cm 伤口，伤口内有少量淡黄色脓性分泌物，伤口周围压痛（+），右膝关节不强迫屈伸，活动受限。患者面色萎黄，表情痛苦，形体瘦弱，舌质红，苔黄腻，脉沉弦。辅助检查：血常规：WBC 8.0×10^9/L，RBC 3.99×10^{12}/L，Hb113g/L，分叶中性核粒细胞 70%，淋巴细胞 30%。

西医诊断：右膝关节外侧部刺伤后感染。

中医诊断：疮疡。

辨证审机：血瘀日久未愈，郁而化热。

治法：活血化瘀，去腐生肌。

处方：（1）生肌玉红膏，少量外敷，每日 1 次局部换药。

　　　（2）0.9%氯化钠注射液 500mL+先锋霉素 3.0 克，日 1 次静脉滴注。

第一次查房：6 月 4 日。患者伤口处疼痛，周围红肿，伤口长约 1.0cm，深约 0.5cm，内无脓性分泌物。处方如前，消瘀膏少量外敷患处周围，日 1 次更换。

第二次查房：6 月 8 日。右膝部伤口完全愈合，无渗出液，肿胀减轻，右膝关节强迫屈曲位。

第三次查房：6 月 12 日。伤口愈合良好，但右膝关节仍肿胀，屈曲达 20°，舌质淡，苔薄白，脉弦。加强右膝关节屈伸练习。

处方：骨科洗药。

桑枝 15 克，桂枝 15 克，伸筋草 15 克，透骨草 15 克，怀牛膝 9 克，木瓜 9 克，乳香 9 克，没药 9 克，红花 9 克，羌活 15 克，独活 30 克，落得打 9 克，补骨脂 9 克，淫羊藿 9 克，萆薢 9 克。水煎外熏洗，每日 3 次。

第四次查房：6 月 20 日。经进一步的膝关节屈曲功能锻炼，现右膝关节屈曲达 60°，仍轻度肿胀，局部不红、不热，舌质淡，苔薄白，脉沉。加强右膝关节屈伸练习。

处方：（1）骨科洗药，每日 3 次，熏洗。

　　　（2）骨增灵 5mL+2%利多卡因 2mL，隔日 1 次关节内封闭。

　　　（3）电脑中频治疗，每日 1 次。

第五次查房：7 月 2 日。患者每日进行膝关节功能练习，现可下床少许活动，屈曲达 120°，局部微肿，皮温皮色正常，无压痛，舌质淡，苔薄白，脉沉。处方处置如前。

于 1994 年 7 月 7 日治愈出院，住院日数 40 天。

案例 5

姓名：佟某某，性别：男，年龄：43 岁，职业：干部。入院时间：1994 年 8 月 30 日。

主症：颈部疼痛伴双上肢麻木疼痛 1 个月。

病象诊察：患者于 1 个月前不慎扭伤颈部，当时颈部疼痛，随即出现双上肢麻木疼痛，双小腿部位时有疼痛，偶有脚踏棉花感。患者精神不振，表情痛苦，形体消瘦。查体：颈椎各向活动受限，颈部前屈 60°，后伸 20°，侧屈 20°，旋转 30°。颈 5、颈 6 椎旁压痛（+），并向双上肢放散痛，屈颈试验（+），臂丛神经牵拉试验（+），压顶试验（+），双上肢皮肤痛觉存在障碍区，生理反射存在，病理反射未引出，双手及下肢肌力无明显改变。舌质暗红，苔薄白而腻，脉迟缓。辅助检查：颈部磁共振显示颈椎间盘后突压迫脊髓。

西医诊断：颈椎病（混合型）。

中医诊断：颈椎病。

辨证审机：血瘀气滞，风寒挟湿。

治疗：活血利水，通络补肾。

处方：（1）桃红四物汤加减。熟地 15 克，当归 15 克，白芍 10 克，川芎 8 克，桃仁 9 克，红花 6 克，车前子 15 克，汉防己 15 克。水煎服。

（2）电脑中频治疗，日 1 次。

（3）颈椎牵引按摩治疗，日 1 次。

第一次查房：9 月 4 日。患者颈部及双上肢麻木疼痛明显减轻，舌质暗红，苔薄白，脉滑。前方加三棱 10 克，莪术 10 克。

第二次查房：9 月 8 日。患者颈部无明显疼痛，活动自如，双上肢皮肤感觉正常，各肌腱反射存在，舌质淡红，苔薄白，脉滑。处方处置如前。

于 1994 年 9 月 10 日治愈出院，住院日数 11 天。

第十章 针灸流派

龙江医派针灸医家擅长用针灸诸法治疗中风、痛症等多发病、常见病、疑难病。以张尔多、刘瑞丰、张玉璞、姜淑明、张缙、于致顺、孙申田等为代表的龙江医派针灸医家精研针灸典籍，学识渊博，针术精湛，并结合现代技术创制了许多临床用之效卓的针灸方法。

孙 申 田

一、医 家 传 略

孙申田（1939～），汉族，黑龙江省呼兰县人，首届全国名中医，第四届国医大师，龙江针灸学科创始人之一。

孙申田出生于黑龙江省呼兰县，16岁时因两膝关节红肿经呼兰县知名中医诊治痊愈，由此对中医药产生浓厚兴趣。1956年，牡丹江卫生学校首次招收中医专业，孙申田以优异成绩被录取。1959年，黑龙江中医学院正式成立，孙申田又以优异成绩成为第一批在校中医学员，学习期间对中医经典反复揣摩研读，倒背如流，打下扎实的中医学功底。

1961年，孙申田毕业于黑龙江中医学院医疗专业，同年留校，到针灸教研室从事教学与临床带教工作。1963年，孙申田被派至天津中医学院针灸科研修针灸临床。1971年，在哈尔滨医科大学神经内科研修，系统学习现代医学理论。1972年，孙申田结合北方地区多发脑病特点，组建黑龙江中医药大学第一个针灸神经内科病房，系统地将中药、针灸疗法引入神经内科学领域，创建针灸学新式临床、教学及科研模式。其先后担任黑龙江中医学院（即今黑龙江中医药大学）针灸教研室主任、附属医院（即今黑龙江中医药大学附属第一医院）针灸科主任、附属第二医院暨针灸推拿学院院长等职，为第一、二、三、四、五、六、七批全国名老中医药专家学术经验继承工作指导老师，首批国家二级教授，享受首批国务院政府特殊津贴，2017年被评为首届全国名中医，并捐资百万元创立"孙申田青年人才培养基金"，2019年被授予"全国中医药杰出贡献奖"，2022年被评为第四届国医大师。

孙申田从医六十余载，学术造诣深邃，临床经验丰富，科研硕果累累。其擅长应用针灸与中药治疗神经内科疾病、神经症以及其他各科疾病，对脑卒中、痴呆、帕金森病、小脑共济失调、运动神经元病、原发性震颤等均有较好疗效，曾担任《经络学》副主编，出版《一针灵》《神经系统疾病损害定位诊断及检查方法》《新编实用针灸临床歌诀》《孙申田针灸医案精选》《孙申田针灸治验》《经颅重复针刺刺激疗法》等十余部专著。其主要学术思想与临床经验，已收载于《龙江医派丛书·国医大师孙申田针灸学术经验集》。

二、学术思想

（一）凡用针灸，重视经络，分经辨证

孙申田认为，辨证是祖国医学中的精华，一种疾病可因人、因时、因地等因素应用不同的治疗方法，中医的辨证符合疾病的客观发展规律。一种病在不同时期，其病理改变也不尽相同，因此，临床表现症状也各有所异。在不同病理改变时期选择符合其最佳治疗方案，最恰当的治疗方法，是符合疾病客观发展规律且具有科学性的。这是现代医学所无法比拟，也是现代医学中需要借鉴与完善的理论部分。在数千年的发展过程中，中医学形成了许多独特的辨证方法，而经络辨证是以经络学说为理论基础，用以指导针灸选穴配方的主要辨证方法，是针灸临床辨证论治体系的核心和主体。

分经辨证、循经取穴，是针灸治疗学上的一项重要原则，而针灸治疗的腧穴，又是经气输注出入之所，所以不论在辨证施治、选穴配穴、手法施术等各方面，都不能离开经络学说的指导。正如《灵枢·刺节真邪》曰："用针者，必先察其经络之虚实，切而循之，按而弹之，视其应动者，乃后取之而下之。"若没有经络学说，针灸治疗的现象便难以理解。此外，经络学说在妇科、儿科、外科、五官科等其他各科领域内，也有着重要的应用价值。临床中，孙申田以经络理论为指导，根据经络循行、功能特性、病理变化、经络与脏腑的相互联系，对四诊内容进行辨证分析、辨别病机，从而指导临床治疗。其临床运用经络辨证之时，常将经脉病、络脉病、奇经病、经筋病区分开来，分而治之。

（二）取穴尊经典，重视动静结合

孙申田临证选穴主要运用局部、远道及经验三部取穴法，取穴具有如下特点：一者取穴精少，在治疗诸如痛症等病症的针刺穴位选择上，常以单穴或者循经首尾两穴相应较为多见，根据病情病位，分经辨证，合理选穴，充分体现出选穴少而精的特点。二者重视运用特定穴，如五输穴、下合穴、八会穴、八脉交会穴等，多以循经远取为主。三者重视运用腧穴特异性，如根据《四总穴歌》所载"肚腹三里留，腰背委中求，头项寻列缺，面口合谷收"取穴施治，又如痰多取丰隆、腰痛取养老、热盛取大椎等，均为利用腧穴特异性施治的典范。四者重视标本、根结理论的应用，孙申田临证时常用的配穴法包括上病下取、下病上取、左病右取、右病左取等，既体现出标本、根结等理论在针灸临床中的具体应用，充分发挥经络对机体的调整作用，又反映中医的整体观念。

在临床治疗中，孙申田重视动静结合，指出"神"在防治疾病、诊断疾病及疾病的预后中占有极其重要的地位。祖国医学认为"神"是生命的主宰，神的物质基础是气血，气血又是构成形体的基本物质，而人体脏腑组织的功能活动，以及气血的运行，又必须受神的主宰，神不但调节改善形体内环境的变化，在内外环境协调方面也起重要作用。若神受损，调节机能失常，即可导致多种疾病的发生。早在《内经》中即有"粗守形，上守神"之说。因此，在临床治疗中孙申田依据"凡刺之法，必本于神""用针之要，无忘其神"之理论，倡导防病治病先调其神，提出应用"调神益智法"以静心安神，此法不仅对于现代医学的多种神经精神科疾病有很好的治疗作用，对其他疾病中所出现的神经精神症状亦有很好的调节和改善作用。在临床中遇到各类症状表现的患者时，在治疗器质性疾病的基础上，运用"调神益智法"调节其情志，往往可获得意想不到的疗效。

同时，在治疗痛症、中风偏瘫及其他运动功能障碍性疾病中，孙申田又提出"运动针法"一词。"运动针法"是在循经远取基础上，在针刺过程中嘱患者做主动运动，患者可根据疼痛及瘫痪程度

主动调整相应部位的活动范围，其不仅可减少及避免患者因被动牵拉而造成的痛苦，还能够即刻观察到针刺是否有效。经数十年临床实践证实，"运动针法"对某些疼痛性疾病及运动障碍性疾病确有立竿见影之效，即刻效应明显，大大增强患者治愈疾病的信心。

（三）手法精湛，量效结合

针刺手法是取得疗效的关键。孙申田指出，运用针刺补泻手法，必须充分掌握补泻的机理和意义，明确补泻手法的应用原则。如《素问·调经论》载："刺法言，有余泻之，不足补之。"《灵枢·九针十二原》载："虚实之要，九针最妙，补泻之时，以针为之。"又云："凡用针者，虚则实之，满则泄之，宛陈则除之，邪胜则虚之。"其中所述"补""泻"，是针对"虚""实"，即"不足"与"有余"而确立的相应治疗原则和方法。

针刺补泻包含两层意思：一者针对虚实，是在治疗上的一种原则性提示。针刺补泻不同于药物，药物如大黄、芒硝有泻无补；人参、黄芪有补无泻。而针刺却有所不同，腧穴具有双向调节作用，其手法施术运用不同，腧穴的主治亦有不同，如合谷可发汗也可止汗；足三里既可以促进肠蠕动，也可以抑制肠蠕动。宜补还是宜泻，其关键在于辨证论治，根据辨证结果而应用不同补泻手法，腧穴的双向调节作用才能更有效地发挥作用。二者指具体的针刺手段。临证之时，孙申田强调得效之要，在于得气，气至而有效。要求：对于病者而言，毫针刺入腧穴一定深度后，或在针刺局部产生酸、麻、胀、痛感，或以经络循行路径扩散，或以神经传导出现触电样的感觉；对于施术者而言，针刺后常感针下如鱼吞钩饵之沉浮。一般来说，针感出现迅速容易传导者疗效较好，反之则疗效较差。若针刺后未能得气，常采用催气、候气、调气、逼气等辅助手法，以促气至。当针刺得气后，就必须慎守勿失，根据患者的体质、病情的虚实状态，施以相应的补泻手法。此外，孙申田临证针灸施术之时，亦特别强调针刺的刺激频率、刺激强度及刺激时间等参数。针刺时必须要达到一定的刺激量，尤其是在头针的临证施术中，捻转提插速度（频率）加上捻转提插的时间累积达到一定程度，方能够达到一定的刺激量，而获得最佳的治疗效果。同时，孙申田认为针刺手法操作很难量化，其易受到包括患者的体质差异、就诊体位、精神状态、所患疾病状态等因素的影响，故要因人、因病而异。

（四）兼收并蓄，推陈出新

数十年来，孙申田本着继承、实践与创新的原则，从针灸治疗疑难杂症的思路出发，以神经系统疾病为中心，从临床神经病学、病理学、神经生物学、神经行为学等角度，揭示针灸治疗神经系统疾病的机理，丰富现代针灸学理论，为针灸学科的发展创造新模式，也为现代神经病治疗学增添新内容。

通过"经颅重复针刺运动诱发电位研究""电针运动区不同强度对脑影响"等一系列研究成果，从实践与理论研究证实了大脑机能定位与头皮对应关系选穴的正确性，强调手法与疗效的重要性，扩大头针疗法治疗范围，提出头针疗法是我国自主创新的中西医结合新疗法；又提出"经颅重复针刺刺激技术"即在大脑皮质功能区的头皮体表投射区针刺，施以"孙氏经颅重复针刺法"使针刺刺激达到一定的刺激量，所产生的刺激信号穿过颅骨而作用于相对应的大脑皮质功能区，调节大脑功能而产生治疗效果的一种针刺技术，为揭示头针机理提供新的科学假说；并首次证实头穴对周围神经损伤有治疗作用，他主持的针刺促进神经损伤修复研究，从周围神经损伤、脊髓、脑研究，客观证实了针刺促进神经损伤修复作用机制。

于针刺选穴配方基本原则与方法方面，首次提出根据疾病损伤部位与解剖生理学相对应选穴方法，为临床针灸选穴配方提供新的理论依据；调神为要，首创"孙氏腹针疗法"，以腹脑学说和脑肠肽理论为基础，将腹部看作是大脑的全息影像，结合大脑皮质功能定位在腹部选穴（区），通过影响脑肠肽的分泌、释放和利用，对大脑相应部位进行靶向性调节，使腹部与大脑协调配合，以达到治疗疾病的目的。

三、验 案 赏 析

案例 1

冯某某，女，62 岁。

主症：右侧肢体活动不利 1 个月。

病象诊察：患者于 1 个月前无明显诱因突然出现右侧肢体活动欠自如，心慌时速含服速效救心丸，不适症状缓解，自测血压 180/100mmHg。次日晨起遂现右侧肢体完全性瘫痪，家人急送其至哈尔滨医科大学附属第一医院就诊，诊其为脑梗死，收入院治疗，十余日症状得缓。现右侧肢体活动不利，伴倦怠乏力，大便二三日一行。既往高血压病史，无家族病史。察其神志清楚，面色少华，形体适中，扶入病室。双侧瞳孔等大同圆，对光反射存在，眼球各项运动灵活。右上肢肌力Ⅲ级，手指完全不能活动。右下肢肌力Ⅳ级，肌张力略高，腱反射活跃，病理征（＋）。舌质淡，舌苔白，脉沉细。

西医诊断：脑梗死。

中医诊断：中风（中经络）。

辨证审机：老年正气衰弱，气血不足，气虚不能鼓动血脉运行，血行乏力，脉络不畅，气虚血瘀，瘀阻清窍，窍闭神匿，神不导气。

治法：疏通经络，行气活血。

处方：主穴：运动区^双；情感区；配穴：肩髃^{患侧}、曲池^{患侧}、手三里^{患侧}、外关^{患侧}、合谷^{患侧}、外劳宫^{患侧}、中渚^{患侧}、髀关^{患侧}、梁丘^{患侧}、阳陵泉^{患侧}、足三里^{患侧}、阴陵泉^{患侧}、悬钟^{患侧}、丘墟^{患侧}、太冲^{患侧}。取穴处常规皮肤消毒，采用 0.30mm×40mm 毫针，运动区、情感区手法要求捻转稍加提插，由徐到急，捻转速度 200r/min 以上，连续 3～5min。其余腧穴常规针刺，施以平补平泻手法。诸穴得气后使用 G6805-Ⅱ型电麻仪，连续波刺激 20min，后静留针 20min。每日 1 次，2 周为 1 个疗程。

初诊疗效：行针 5min 后，患者右上肢肌力已达Ⅳ级，手指可以屈曲，呈半握拳状，不用人扶持，可在病室内行走，但行动缓慢。行针 40min 后，患者自己走出病室。

针灸 4 个疗程显效，患者可自理，行走基本正常。

辨治思路与特色解析 孙申田在治疗中风偏瘫的头针应用中，主穴取双侧运动区，其为中央前回在大脑表面的投影区。针刺运动区并捻转达到一定刺激量时，令患者做肢体活动，常出现肢体活动立即改善，表现为肢体活动范围增加，或肌力增加一到两个级别的即刻效应，并且此效应一旦出现即可保留。患病日久多郁，情感区可以改善其情志。肢体局部取穴多选阳经穴位，以助阳起痿，调畅气血，从而使气血充盛，经络通畅，肢体活动恢复自如。

案例 2

蔡某某，男，64 岁。

主症：右侧额纹变浅、口角下垂 3 月余。

病象诊察：患者 3 个多月以前某日中午当窗而睡，醒后即觉面部紧绷感，至傍晚发现嘴角向左侧歪斜，右眼睑不能闭合，次日遂到个体诊所就诊，头部 CT 无异常，时给予局部药物贴敷治疗，具体药物不详。敷药治疗 1 个半月效果不显，改用局部挑刺法治疗 1 个月，症状仍未见改善。后采用针刺治疗近 1 个月，病恙依旧。现面肌向左侧歪斜，右侧面颊、口角下垂，右眼闭合不全伴流泪，不会做抬额、蹙眉、鼓腮、示齿、噘嘴等表情动作，右耳憋闷，听力减退。既往高血压病史。察其神志清楚，面色无华。静止状态下，右侧面部表情肌瘫痪，眼裂扩大，鼻唇沟变浅，口角下垂，歪向右侧。面部表情运动时，额纹消失，眼睑闭合不全，不能做皱眉、蹙额、闭目、露齿、鼓腮等动作，余无阳性体征，血压 175/110mmHg。舌质红，舌苔白腻，脉弦有力。

西医诊断：特发性面神经麻痹。

中医诊断：面瘫。

辨证审机：患病日久，经气不利，脉络不通，经筋失用，面肌弛缓不收。

治法：调和气血，疏通经络。

处方：主穴：百会、颔厌透曲鬓[左侧]、翳风[右侧]、下关[右侧]；配穴：四白[右侧]、攒竹[右侧]、阳白[右侧]、迎香[右侧]、地仓[右侧]、颊车[右侧]、听会[右侧]、合谷[左侧]、腹二区。百会、颔厌穴手法要求捻转稍加提插，由徐到急，捻转速度 200r/min 以上，连续 3～5min。四白穴采用滞针提拉法，取 2.5 寸毫针于四白穴向下透刺地仓穴，进针 2 寸左右，然后单向逆时针捻转，使针体与肌纤维缠绕，捏紧针柄向上外提拉，使面肌随着针的提拉被动向上牵引，然后松手使面肌恢复原状，如此反复提拉 30 余次，最后在向上外提拉的状态下用另一根针穿过该针尾部的小孔，并且将另一根针刺入瞳子髎并透刺太阳穴以固定提拉针，这时瘫痪的面肌由于牵拉而被基本矫正。腹二区在腹正中线上，剑突至肚脐分成四等份，在第二区段（相当于第二等份）的中间位置，距腹正中线旁开 1.5 寸，左右各一，针刺时，针尖于腹二区向外以 15°角平刺入皮 1.0～1.5 寸，施以捻转手法 1min，勿提插。其余腧穴常规针刺，诸穴得气后使用 G6805-Ⅱ型电麻仪，先用断续波治疗 10min，攒竹、阳白为一对通电组，四白、迎香或四白、地仓为一对通电组，通电后使面部肌肉被动牵拉，出现额纹上抬、口角上提等动作时效果最佳，刺激强度以患者耐受量为度，后静留针 30min。每日 1 次，4 周为 1 个疗程。

初诊疗效：行针 40min 后，患者额纹已略显，血压降至 140/85mmHg。针灸三十三诊痊愈。

辨治思路与特色解析 孙申田指出面瘫发病中期，先当以滞针提拉法起废复用，使瘫痪的肌肉迅速恢复肌力。当瘫痪侧面肌肌力明显增强之时，再循常法针刺。取百会穴以提补正气、扶正祛邪；颔厌透曲鬓穴施以经颅重复针刺手法，可使其针刺信号穿过高阻抗的颅骨，作用于大脑皮质中央前回面部代表区，以促进面神经的修复与再生。同时，患者多年来高血压居高不降，取孙氏腹针腹二区可以调节血压，改善循环，故而收效。

案例 3

王某某，男，59 岁。

主症：语言表达困难 1 月余。

病象诊察：患者于 1 个多月前突然出现语言表达和理解困难，伴右侧肢体麻木无力。在当地医院以脑梗死收入院，治疗过程中，第三天开口说话时，发现其口音由原来的普通话转变为山东地方口音。经 1 个月的治疗，患肢的运动及感觉障碍基本痊愈，对语言的理解能力明显提高，但语言的表达依旧困难，发病后由普通话转变的山东口音依然存在。既往高血压病史，其母亲患有高血压病。察其面色晦暗，形体适中，性情急躁。右侧肢体肌力 V^-级，深反射亢进，Babinski 征（+），不完全运动性失语。舌质淡，舌苔白腻，脉沉弦，两尺脉弱。

西医诊断：脑梗死；外地口音综合征（FAS）。

中医诊断：中风（中经络）；风懿病。

辨证审机：肾精不足，髓海空虚，脑失所养，罹患中风；下元虚损，阳失温化，痰浊内生，蒙蔽清窍，神明扰乱。

治法：通窍活络，化瘀祛痰。

处方：主穴：百会、情感区、额厌透曲鬓[左侧]；配穴：金津、玉液；地仓[右侧]、廉泉；风池[双]、内关[双]、通里[双]、三阴交[双]、太溪[双]、太冲[双]。百会、情感区、额厌穴手法要求捻转稍加提插，由徐到急，捻转速度200r/min以上，连续3～5min。金津、玉液舌下快速点刺，不留针。其余腧穴常规针刺，施以平补平泻手法，诸穴得气后使用G6805-Ⅱ型电麻仪，连续波刺激20min，后静留针20min。每日1次，4周为1个疗程。

此后治疗方案同前。三诊时察其对语言的理解能力较好，主动语言少。山东口音依然存在，口音略有恢复。十诊时察其对语言的理解能力基本正常，语言表达能力改善，主动语言增多，对话错误减少，口音恢复正常。二十二诊时察其语言表达能力基本正常，语言交流已基本正常，余症消失。巩固治疗六次，二十八诊痊愈，随访半年未见复发。

辨治思路与特色解析　孙申田针灸治疗时，取百会、情感区以调神益智，安神醒脑；额厌透曲鬓相当于大脑皮质运动性语言中枢在头皮表面的投影区，施以经颅重复针刺法后，可作用于大脑皮质的语言中枢，促使其功能快速恢复，并重新调整语言整合通路与语言中枢的关联性，从而达到纠正口音记忆功能紊乱，恢复正常口音的作用。点刺金津、玉液以化瘀祛痰，通窍解语；地仓、廉泉以养阴活络，通滞利窍。风池为足少阳与阳维之会，可疏通经络，调畅气血；内关为手厥阴心包经之络穴，可养心安神，沟通气血；通里为手少阴经之络穴，其络脉直通心包，向上络于舌本，为治疗失语之要穴，可宣通心气，开窍解语；三阴交、太溪及太冲以滋阴补肾，舒筋活络。诸穴相伍，清心醒脑，通经活络，达到开通舌窍、恢复语音及构音功能的效果。

四、医案今鉴

案例1

徐某某，女，34岁。

主症：跌仆闪挫致尾骨痛20天。

病象诊察：患者20天前不慎跌倒时蹲坐在地上，此后即感尾骨处疼痛，行走、站立均痛，坐卧尤甚，遂到某医院就诊。X线检查诊断为"尾骨挫伤"，经治疗和休息后疼痛有所减轻，但仍不能蹲坐，坐则尾骶部痛剧。刻下见痛苦面容，精神不振，坐立时速度缓慢，时痛苦呻吟。舌质淡红，舌苔薄白，脉弦滑。察其尾骶骨压痛（＋），无放射痛，站立行走痛轻，坐时痛剧。

西医诊断：尾骨挫伤。

中医诊断：痛痹。

辨证审机：跌仆闪失，伤及筋骨气血，气血不和，督脉闭阻，筋骨失养。

治法：通调督络，化瘀止痛。

处方：水沟。嘱患者放松，针尖向鼻根方向刺入0.5寸深，小幅度提插捻转泻法，得气即可，同时嘱患者活动，做拮抗性动作（即做何种动作疼就做何种动作）。每10min行针一次，留针30min。

行针后活动5min，可以端坐在椅子上，疼痛感消失，嘱继续活动，30min后坐卧自如，未见痛发。

二诊：察其面色如常。尾骶部偶发隐痛。此乃跌仆闪失，伤及筋骨气血，气血不和，督脉受损，筋骨失养，故尾骨隐痛。治疗方案同前。针刺后嘱患者做拮抗性动作。

三诊：察其精神愉悦，面有光泽。疼痛症状消失，坐、卧、立、行自如。此乃督脉经气通畅，通则不痛。法当同前。三诊而痊愈。

案例2

钱某某，男，55岁。

主症：腹皮瘙痒，昼夜不休2年余。

病象诊察：患者近2年以来，腹部皮肤剧痒难忍，搔抓后不但不能止痒，反而越抓越痒，入夜尤甚，影响睡眠，一年四季均无减轻。屡用各种抗过敏药物及中药凉血祛风、清热解毒之剂治疗，皆未取效。伴食少纳呆，倦怠乏力。刻下见表情痛苦，情绪不稳。腹部皮肤有明显抓痕及血痂，皮肤粗糙。舌质暗红，舌苔少，脉沉弦。

西医诊断：皮肤瘙痒症。

中医诊断：腹皮痒。

辨证审机：气血不畅，任脉络脉空虚。

治法：补络通经，安神止痒。

处方：鸠尾、百会、情感区。采用快速捻转进针法将针逆着任脉循行方向，向下方平刺入腧穴，行提插捻转补法3～5min，刺激强度以患者能耐受最大量为度，使针感直达腹部。百会、情感区手法要求小幅度、轻捻转，偶伴提插法，捻转速度达200r/min以上，连续3～5min。留针过程中，每10min行针一次，共留针30min。

此后治疗方案同前。二诊时察其面色无华。腹皮瘙痒减轻，夜间虽痒，但能入睡。此乃络脉渐通，症状得缓。六诊时察其腹皮瘙痒轻微，睡眠基本正常。十诊时察其腹皮瘙痒症状消失，恢复正常。巩固治疗一次，十一诊而痊愈。

案例3

李某某，男，47岁。

主症：左肩部疼痛半个月，加重2天。

病象诊察：患者半个月前无明显诱因突然出现左侧肩关节前部疼痛，且三角肌及上臂外侧亦感疼痛，肩关节各方向活动受限。近两日肩痛尤重。现左侧肩关节连及三角肌、上臂外侧疼痛，左侧肩关节前后部压痛点明显，做肩部活动时，疼痛加重。睡眠尚可，饮食、二便正常。刻下见神志清楚，面色少华，左侧肩关节连及三角肌、上臂外侧前后缘疼痛，左侧肩关节前后缘压痛点明显，上肢背伸、前屈及上举时疼痛加重。肩关节各方向活动受限。舌质淡，舌苔白，脉弦细。

西医诊断：肩关节周围炎。

中医诊断：肩痹病。

辨证审机：日久劳损，经气不利，气血阻遏，加之外邪侵袭，阻滞经络，不通则痛。

治法：通经活络，活血止痛。

处方：主穴：丝竹空^{左侧}、迎香^{右侧}、鱼际^{左侧}、后溪^{左侧}；配穴：阿是穴。丝竹空、迎香、鱼际、后溪穴针刺入1.0～1.5寸深，行小幅度提插捻转泻法3～5min，刺激强度以患者能耐受最大量为度，分别使针感直达肩关节部，或向肩关节部位传导。留针过程中鱼际、后溪穴采用弹法、飞法，以增强针刺感应。阿是穴应用"合谷刺法"，出针后嘱患者活动肩部。每10min行针一次，共留针30min。同时嘱患者活动，做拮抗性动作。

初诊疗效：行针30min后，疼痛基本消失。针灸三诊痊愈。

⫙ 案例 4

常某某，男，30 岁。

主症：右眼内眦部位疼痛引发右侧偏头痛 14 年。

病象诊察：患者常因感冒、劳累或生气等因素诱发，每次发作前眠差，恶心呕吐。血常规、脑电图、头部 MRI 检查无异常。近年来，疼痛每日频发，进行性加重，口服去痛片、西比灵等疗效不佳，亦曾出现发作性失神症状。现右眼目内眦处疼痛剧烈，右侧头部胀痛，不敢睁眼及活动颈部。伴心烦失眠，焦虑倦怠，头脑不清，记忆力差，恶心呕吐。既往健康，无家族史。刻下见神志清楚，面色黯淡。疼痛发作时结膜无充血、流泪，按压右眼目内眦睛明穴处局部疼痛缓解，右眼能够睁开。舌质暗红，舌苔白腻，脉沉滑。

西医诊断：偏头痛。

中医诊断：少阳头痛。

辨证审机：饮食劳逸失节，损伤脾胃，脾失健运，痰浊内生，足少阳经经脉不通，不通则痛，故发头痛。

治法：疏通经络，调和气血。

处方：主穴：百会、情感区、足临泣^{右侧}、外关^{右侧}、内庭^{右侧}；配穴：丝竹空透太阳^{右侧}、头维^{右侧}、攒竹^{右侧}、完骨^{右侧}。头针捻转稍加提插，由徐到急，捻转速度 200r/min 以上，连续 3～5min。足临泣、内庭穴施以泻法，刺激强度以患者能耐受最大量为度。其余腧穴常规针刺，诸穴得气后使用 G6805-II 型电麻仪，连续波刺激 20min，后静留针 20min。每日 1 次，2 周为 1 个疗程。嘱百会、情感区长留针，达 8 小时以上。

针灸一次明显好转，针灸一疗程痊愈，随访 1 年未见复发。

⫙ 案例 5

韩某某，女，49 岁。

主症：入夜双腿麻木、疼痛不适 1 年余。

病象诊察：患者 1 年多前无明显诱因出现双侧足底麻木不适，开始时并未注意，后逐渐发展为双侧下肢肌肉酸楚麻木、困重疼痛，莫可名状，且以小腿为重。白天活动时症状不明显，夜间休息时症状尤甚，腿动不安，难以入眠，常需起身活动或拍打挤压才能得以暂时缓解。双下肢肌电图、血流图及 X 线检查均未见异常。口服西比灵、舒乐安定等药物治疗，效果不显。伴彻夜不眠，倦怠乏力，记忆力差等。既往健康，无家族史。刻下见面色无华，表情痛苦，倦怠乏力。双下肢皮色正常、无红肿，膝关节无肥大、无畸形，动脉搏动正常，皮肤温度正常，神经系统检查未见异常。舌质淡，舌苔白，脉沉细无力。

西医诊断：不宁腿综合征。

中医诊断：痹病。

辨证审机：气血两虚，络脉空虚，日久血行不畅，经气不利，筋脉、肌肉失养所致。

治法：益气活血，调神通络。

处方：主穴：足运感区^双、百会、情感区；配穴：足三里^双、三阴交^双、丘墟^双、太冲^双。头针手法由徐到急捻转，捻转速度 200r/min，连续 3～5min。其余腧穴常规针刺，诸穴得气后使用 G6805-II 型电麻仪，连续波刺激 20min，强度以患者耐受为度，后静留针 20min。每日 1 次，2 周为一疗程。嘱足运感区、百会及情感区长留针，达 8 小时以上。

针灸一疗程痊愈。

第十一章　推拿流派

　　龙江医派推拿科医家擅长应用中医理论辨证施术，推崇道法自然，主要以毛林高、王选章、栾汝爵等为代表，特别是王选章，创"点穴调脉法"，并在"形气""五部"等辨证法应用方面做出突出贡献。

王　选　章

一、医　家　传　略

　　王选章（1937～2021），男，汉族，黑龙江省讷河市人，黑龙江省名中医，硕士研究生导师，教授，主任医师，龙江医派推拿名家，黑龙江省中医推拿事业奠基人之一，中华中医药学会推拿分会第一届委员会委员，黑龙江省中医药学会推拿分会第一届委员会主任委员。

　　王氏一家祖籍为山东省五定府惠民县，后迁居至黑龙江省齐齐哈尔市讷河市，系中医世家，王选章自幼便随家人学习中医，背诵《药性歌诀》《汤头歌诀》《药性赋》《濒湖脉学》《医宗金鉴》等诸多医学书籍。1956年起，到黑龙江中医学院读书，在校读书期间，系统学习《脉学》《中药学》《黄帝内经》《伤寒论》《金匮要略》《温病学》等基础课程及内外妇儿等中西医各科课程。王选章尤为注重自学和临床实践，曾跟随齐齐哈尔市中医院刘化一、张尔多等名医学习临床经验。

　　1962年黑龙江中医学院附属医院建立，王选章先后在内科、针灸科出诊，并于1963年牵头建立推拿科，正式开始了从事推拿专业诊疗疾病的道路。于1964年至1966年间担任黑龙江省政府领导的保健医生。于1975年赴京参加第一期"全国中西医结合治疗骨关节损伤学习班"。1985年7月，被聘为黑龙江中医学院副教授，1989年担任针灸推拿系副主任，1990年获苏联阿穆尔州中国医疗队荣誉奖、中国百名专家特邀门诊荣誉奖。1992年起担任黑龙江中医药大学附属第二医院副院长。于1993年被聘为教授，于1995年被聘为硕士研究生导师，并于1997年在黑龙江中医药大学退休。退休后，王选章仍坚持从事中医教育和医疗等工作，开展推拿学术讲座，创办各类针灸推拿学习班。在王选章的带领和影响下，黑龙江中医药大学推拿学科形成了独具学术特点的推拿派系——龙江推拿学派。

　　王选章擅长运用推拿手法治疗骨伤科、皮肤科及内科疾病，在治疗银屑病、过敏性紫癜、荨麻疹、药疹、截瘫、急症等方面疗效独到，创立"形气辨证法"和"点穴调脉法"，并将推拿手法按照阴阳五行进行分类，在治疗中常推拿、针灸、中药并用。王选章曾主持国家中医药管理局"推拿治疗银屑病手法选穴及作用机制研究"等课题，并获黑龙江省科技进步奖等奖项。发表学术论文《按摩手法之我见》《皮脉肌筋骨辨证在推拿中的应用》《点穴调脉法介绍》等10余篇，编写推拿系列教学丛书《中国推拿练功学》《中国推拿手法学》等，编写本、专科及留学生教材《推拿学》《推拿三字经》等，并编审《中华推拿医学志·手法源流》。其主要学术思想与临床经验，已收载于《龙江医派丛书·王选章推拿学术经验集》。

二、学术思想

（一）倡导道理学说，尊崇道法自然

道理学说系王选章重要的学术思想和理论纲要，其认为"道在于一，一分为二即阴阳，阴阳合则为一体"。在临床中，王选章运用中医之"道"治疗疾病，主张以"全"为基础，即针、药、手法必全懂，以专为重点，以中西医道理结合为导向，发展中医，努力使中医理论与临床科学化，明其道而穷其理，努力使中医道理清楚明了。

王选章认为，中西医的差别是依医生对人体认识角度的差异而界定的。中医学认为人是自然界的一部分，人体的生理和病理变化与自然关联密切，并符合自然变化的道理，这个道理就是中国古代思想家老子所说的"道"。而西方医学从微观角度出发，以实验的方法来讨论医学，其探索的是人体内在联系与变化方式。从中医的观点上看，西医学研究的是大道之下演化出的路径，也就是"理"的研究，由于"理"的可验证性，导致其研究方法更直观，更便于重复，因此也更易于被接受，从而研究得更深入。但其只局限于人体内部的研究，忽略了对"道"的探索，故始终不能发现生命健康的真谛，同时也限制了"理"的发展。

（二）按阴阳、五行进行推拿手法分类

推拿以手法治疗为主要手段，王选章认为，手法操作体现了阴阳学说的基本内容。"推拿""按摩"之所以能作为手法的代表，是因为二者之间有着共同蕴义。推则行之，拿则持之。一推一拿代表一动一静，即是一阳一阴；一按一摩也是同样，按为以手安其上的静法，属阴；摩为环转运行的动法，属阳。任何一种手法按阴阳学说均可分成动静两类，比如平推，既有动的作用，又有静的制约。从手法、辨证、诊断到治疗，都可以从阴阳两方面进行分析。手法以动静为纲，辨证以形气为纲，诊断以切循为纲，治疗以抑扬为纲，均体现了阴阳学说在推拿中的指导作用。

王选章强调"法分动静，力分刚柔"。按摩之法必用力，用力之法分五向六法，向为"上、下、直、环及不定向的关节活动（转动）"，六法有"振、动、拍、打、叩、颤"。向上者拿，向下者按，上下者振动，直行者推，环行者摩，环转者关节活动，这就是按摩手法分类的纲目。

王选章提出："手法何以用五行分？行者动也。物法运动，一动一静，故分阴阳，其动有向，向分上下直环，以计动态，以与人体结构相应为用。向上者拿，用于皮表，以解表邪以通卫气，皮在五行属金，若天之星，若人之肺，通天气，主杀伐，可通可止；直行通血，在五行属君火，推擦可发热，可通血脉，可制拿法之静，故拿后当推。按法向下属水，按法必深按至骨；摩法属土，主治肌肉、胃肠疾病。按后必摩，以解按压之痛。关节活动法属木，木曰曲直。"

王选章在临床应用推拿手法时亦以五行学说为纲，如治疗胃脘痛用拿法于肝俞至脾胃俞之间，拿法提起皮部，取其金曰从革，金能制木，金为土之子，故可扶脾；用按法于心俞、神道以治痒疹，取其"诸痛痒疮，皆属于心"。按法向下故类水象，以水制火，如此类推，说明五行也可用于手法。根据五行的生克制化，将推拿手法与五脏、腧穴结合起来，应用五行规律进行辨证施治体现了中医学的特点。

（三）注重中医伤科形气辨证法应用

王选章总结多年治疗伤科疾病的临床经验，结合古典医籍中的相关理论，提出了用于伤科疾病诊断的"形气辨证法"。其形气辨证法来源于《素问·阴阳应象大论》，其曰："气伤痛，形伤肿，先痛而后肿者气伤形也；先肿而后痛者形伤气也。"王选章认为伤科是以形态学为特点的学科，同时又特别注意气机变化，其不同于中医内科主论气化，而是在辨证用法中将形态和气机并重。

王选章强调，中医治病"必求其本"，本就是阴阳，阴为体，阳为用，阴阳在人的活体表现即是形气。伤科的病因是"力"，在力的作用下，人体产生了机械性损伤。其治疗方法一为固定，一为活动（包括活血、逐瘀）。值得一提的是，力的强度或轻或重，轻伤则及气，重伤则及形，凡伤形者必然及气，单伤气者未必全都及形。如果仅为伤气，单纯调理气机即可使伤痛恢复。比如腰肌扭伤疼痛，无小关节紊乱，仅表现为肌肉张力高，点按手部腰痛点便可立即消除疼痛，此为气伤用远调的原则。而伤形的治疗原则为局部治疗，如骨折脱位等形伤都必须局部整复，远位治疗必然无效。如果形气俱伤，必先在局部正形，然后远端调气；先伤气后及形者，必先调气，然后正形。有了形气辨证法，可进一步确定具体有形部分（即皮、脉、肌、筋、骨、脏腑、关窍）的损伤，然后确定损伤的程度、性质。由此可见，形气辨证法是解决伤科手法治疗规律的理论基础。

（四）倡导"五部"辨证法

"五部"即皮、脉、肌、筋、骨，是中医学对人体构造的基本认识。王选章强调将五部与拿、推、摩、按、动五法逐一对应。这种对应同时符合金、火、土、木、水的五行关系，故可运用五行生克的法则施以手法治疗。

对于皮病证候而言，属伤气者，以麻、疼、痒为主症；伤形者以皮肿、疮疖、皮破、出血为主症。关于皮病的治疗，要参照"因-证-病"的法则进行施法。

对于脉病证候而言，一是颜色改变，二是血流波动改变。内脏有病也可反映在血脉上，即"营变蠕动，血脉可知"。所谓营变，主要指色泽改变。脉为人之气血变化的诊断依据，也是心与血脉本身变化的标志。对于脉病而言，动脉疾病常以波动异常为主症，如无脉证；静脉疾病则常以疼痛及色形变化为主症。

对于肌病证候而言，主要表现为肌力减弱、肌肉萎削、肌急、软硬等。肌肉损伤的病因，主要是劳伤和外伤等力的因素。此外，饮食所伤所致的肌病亦多见。治疗肌病或外伤主要用揉摩、拍打等手法，可起到增长肌力、消除肌肉挛急、止痛和增长肌肉的作用。

对于筋病证候而言，主要表现为拘急和瘛疭。在筋病中，筋痹以疼痛和关节屈曲不能伸直为主症，而筋伤则以筋肿、筋移、筋断等为主症。治疗筋病主要用关节活动法，亦可以用弹筋、治肝等法治疗，选取部位以经筋走行为理论依据，根据所纪、所结、所络属等循行线路进行治疗。治疗筋伤则重在理筋、整复。若筋伤断裂，在理顺移位后，当加用固定法。

对于骨病证候而言，临床以骨痹为多见，症见骨痛、骨节变形，甚至关节强直。治疗骨痹以点穴为主，选穴以骨突（如棘突）压痛处为重点，可作全身推拿。外伤骨肿，如指间骨节挫伤，可用按法缓缓压迫，因为这类挫伤多并发骨膜下血肿，故特别忌用重手法揉压。

（五）创立点穴调脉法

王选章认为，施力于穴位和血脉，能达到调整经气偏盛偏衰之用，可使脉象、脉率和脉位发生变化，继而起到调和机体阴阳平衡的作用。

点穴调脉之机理在于医生运用气力将指力施于患者穴位或血脉上，使局部得气，若局部经气虚，得气后，可变气实，若局部经气实，通过超重刺激，可使经气变虚，正如《灵枢·九针十二原》所载"气至而有效，效之信，若风之吹云"之语，点穴调脉为虚与实若得若失的具体应用。"得"的表现为脉波有力，局部肌肉张力增高，指下有抵抗力，此时患者感到全身有力、精神旺盛；"失"的表现是脉波乏力，局部肌肉张力减低，全身无力、精神疲倦。当某一经气偏盛或偏衰时，调脉法可通过调虚实而使该经气的经脉气血调和。

点穴调脉法主要适用于气血病，若属各脏腑或皮脉肌筋骨的器质性疾病，点穴调脉法则不适用，一是疗效不能立竿见影，二是即使暂时有效，亦不能长久巩固，这一点也有助于鉴别神经症与器质病。

（六）尊崇经典，注重针、推、药结合

王选章求学时期，由于学校没有现成的中医教材，大多数教师或自行编写教材，或以《黄帝内经》《伤寒论》《金匮要略》《温病条辨》《医宗金鉴》等作为教学参考向学生传授中医。在家学和学校教师的影响下，王选章对医学经典颇有研习，至今仍能熟练背诵许多书籍内容，尤其对《黄帝内经》及《医宗金鉴》情有独钟，在临床诊疗中多应用此二书的理法方药。在运用推拿、针灸诊疗疾病的同时，王选章亦特别注重运用中药，如此针、推、药结合，以收独特疗效。

如王选章认为，治疗肩关节周围炎应以扶正固本、补益正气为主，兼以祛风除湿。根据不同时期的特点施以不同的推拿、针刺、拔罐及中药等法。肩关节周围炎早期，病邪在表，在手法方面，王选章常选择拿法发散病邪，同时配合拔罐、针刺远端穴位等法，而避免使用点按局部穴位、弹拨肌腱及局部深刺等手法，恐因推拿、针刺方法不当而伤及正气。在用药方面，王选章常选用乳香黄芪散加减，该方见于《医宗金鉴》，其曰："此方治痈疽发背诸毒……并治打扑损伤，筋骨疼痛之证。"若邪气入里，侵及筋骨，则当应用乳香黄芪散原方，且针刺、推拿所用手法及选穴与早期亦有所不同，手法多应用一指禅推、㨰、拿、揉、拨、理筋、点、按、摇、扳、抖、拔伸等法；取穴以极泉、肩中俞、天宗、肩髃、肩井、臂臑、肩贞、曲池、手三里为主，疗效肯定。值得一提的是，若患者夜间自发性疼痛，则不可大范围活动肩关节。

三、验案赏析

案例 1

刘某，女，21 岁，哈尔滨市人，初诊时间：1989 年冬。

主症：全身大片红色疹块，瘙痒起鳞屑，滴露 3 月余。

病象诊察：患者于 3 月多前全身出现大片红色疹块，瘙痒起鳞屑伴滴露，多方治疗无明显效果，经介绍特来王选章处治疗。时查患者遍身红色皮疹成块，搔之起鳞屑，趾蹼间痒甚，舌质红苔少，脉数略滑。

西医诊断：银屑病。

中医诊断：白疕。

辨证审机：湿燥不调，火毒壅盛，血热风燥。

治法：清热凉血，祛风除湿。

操作：取哑门、至阳、中脘等穴，以点按为主，配合腹部摩法。

按上法治疗3个月，每日1次。皮疹全部消退，随访5年未复发。

辨治思路与特色解析 中医称银屑病为"白疕"，俗称牛皮癣。王选章应用点穴疗法治疗本病取得较好效果，根据"诸痛痒疮，皆属于心"之述，治疗当以泻热为主。用针刺破皮肤，得气后，气至穴下，热积针孔，所以必发皮疹，因此病情进展期的患者不宜针刺，而且用中药治疗也难以控制病情的发展。银屑病本属湿燥不调之证，发病多与火毒有关。白屑剥脱为燥象。痒症，虽前人认为"无风不作痒"，但其实痒症属湿热，无湿无热即无痒，用风药治痒之理在于风能胜湿。痒、疮属心火，也证明痒与热有关。如"脚气"趾蹼间痒甚，皆因湿热，捏挤出水、通风散其热，痒症可立消，由此可见，其痒为湿热所作。王选章用点穴法辨证治疗，外用拍打法补虚润燥，既不动针，也不用药，却取得满意疗效，有效率达90%以上，治愈的患者中最长者七年未见复发。点穴可调虚实，拍打可祛湿润燥。这种方法可使局部疼痛充血，可使气至，气至则血至，无血难以润燥，血至即可养皮。先点穴后拍打，使血至皮损处，对年久病损的皮肤恢复效果理想。银屑病治疗除发生同形反应者外一律可用针刺，特别是初发病、疹块色红者（或红皮病），用针刺放血较单纯点穴效果好。只有发生同形反应的患者不宜针刺，可用拍打代替。

案例2

刘某，男，26岁，哈尔滨市电力系统工人，初诊时间：1997年5月。

主症：外伤致腰部疼痛，活动受限，双下肢放射痛半月余。

病象诊察：患者半月多前因外伤致腰部疼痛，活动受限，并出现双下肢放射痛，经西医治疗及休养后未见明显缓解，特来诊治。患者被抬入诊室，神清，语言无力，表情痛苦，被动体位，不能仰卧和俯卧，可屈髋屈膝位侧卧，由于疼痛不能入睡。舌质暗淡，脉涩。辅助检查：腰椎X线显示：生理曲度反弓，腰椎侧弯，腰椎骨质无退变。MRI显示：腰4～5、腰5～骶1椎间盘脱出压迫硬膜囊，椎管狭窄，腰4～5、腰5～骶1双侧神经根肿胀。

西医诊断：腰椎间盘突出症。

中医诊断：腰痛。

辨证审机：筋脉受损，血瘀气滞，经脉不通，不通作痛。

治法：疏经通络、活血化瘀、行气止痛、理筋整复。

操作：牵引30分钟，需在腹部下垫相应高度填充物。推拿双下肢，沿坐骨神经走行，在侧卧位下完成。侧卧位，取脾俞、肾俞、环跳、委中、委阳、阳陵泉、昆仑等穴针刺，同时给予神灯照射，热量以患者可以承受为度，首日照射约10分钟。嘱其夜间使用消炎痛栓1枚，直肠给药。各种治法的操作次序为：牵引、推拿、针灸、理疗。

治疗1周后，患者腰部疼痛明显好转，可以在两人搀扶下步入病房。增加腰部推拿，牵引后患者取俯卧位，需在下腹部垫相应高度填充物。以点按为主，平衡双侧腰部肌肉张力。由于患者耐受力不断增强，故逐渐加长针灸理疗时间。在如上治疗后，再给予腰椎斜扳法治疗。半月后，患者症状明显减轻，其间偶有反复。1月后，患者疼痛基本消失，双下肢及左脚麻木，但可以耐受，又增加头部足感区针刺，1月余症状消失。嘱其长时间合理佩戴腰围，逐步加强腰部力量练习，每月定期复诊随访。

辨治思路与特色解析 王选章认为，此患者为外伤所致腰痛，据《素问·阴阳应象大论》"气伤痛，形伤肿，先痛而后肿者气伤形也；先肿而后痛者形伤气也"理论，该患应为气伤，外伤致腰4～5、腰5～骶1双侧神经根肿胀，故又兼形伤。所以根据形气辨证理论，"如果形气俱伤，必先在局部正形，然后远端调气"对患者进行治疗。王选章认为凡麻木疼痛者，多虚实夹杂。实则远取，虚则局部取，故治疗时，取双侧脾俞、肾俞、秩边、环跳、委中、委阳、阳陵泉、昆仑等穴，以点按为主平衡双侧腰部肌肉张力，同时采用针刺治疗。此外，对于疼痛明显的患者，可同时采用腰椎斜扳法治疗以正其形，给予头部感觉区针刺，并配合手法捻转强刺激以缓解腰部及下肢疼痛症状。对于有外感症状的患者，选择拔罐治疗以祛除外感邪气，必要时辨证给予中药汤剂治疗。

案例3

张某，男，50岁，干部，初诊时间：1997年5月。

主症：腰部疼痛，活动受限，伴双下肢放射痛半月余。

病象诊察：患者于半月多前无明显诱因出现腰部疼痛，活动受限，伴双下肢放射痛。经休息后未见缓解，特来就诊。刻下患者腰部疼痛，腰椎棘突及两侧无明显压痛，直腿抬高试验（－），床边试验（－），腰椎叩击痛（－）。脉象：左侧寸脉弦长，右侧寸脉短弱。辅助检查：腰椎CT片示：腰4～5椎间盘突出。

西医诊断：腰椎间盘突出症。

中医诊断：腰痛。

辨证审机：气机阴阳失调，气伤则痛，左实右虚。

治法：点穴调脉、行气止痛、补虚泻实、调整阴阳。

操作：先以重手法点按左侧内关穴，并配合针刺泻法治疗，再取百会穴以轻柔补法治疗，待左侧寸脉恢复正常后，患者自觉疼痛立刻消失，其后未予其他治疗。后复诊两次，自述无明显疼痛症状。

辨治思路与特色解析　王选章强调脉是人体气血运行通路，是活体功能状态的重要表现之一，其在治疗腰椎间盘突出症时，必首先诊脉。患者若为浮脉，则属外淫证，寸脉浮主风，尺脉浮主湿，必须用重拿法发散或拔罐法以泻外邪。施术后患者可感轻松。且泻除外邪的客观标志是"若有所失"，比如除风邪后皮肤变紫皮样，除湿邪后可出现水疱，风寒湿邪拔除后疼痛立减，肌肉张力立刻松解，脉象可复常。而补虚的客观标志则是"若有所得"，比如张力提高。就腰椎间盘突出症患者来看，双寸脉弦、双尺脉弱是较常见的脉象。脉弦与浮不同，难以分别时可点穴试察。如双寸脉弦时，点神道穴3分钟，则弦象立减，弦为肝脉，神道为心穴，这是实象。"实则泻其子"故泻心穴后，脉可立缓。点穴后若寸脉变短多属心火被抑，若寸脉仍浮长或弦，则须拔火罐治疗，取两侧肩髃和大椎等处施罐，寸脉可立即变缓。如寸脉弦长而尺脉弱，说明肾虚或腰部有阻滞呈关格脉。此时辨别腰椎棘突是否有偏歪，如有偏歪，矫正后脉可立即复常。如尺弱肾虚，点穴取两太溪，脉象恢复，疼痛可减。如有棘突偏歪，矫正棘突后虽病症有缓解，但尺脉仍弱，则须补肾药，以兼通肾脉，常用杜仲、蒺藜子、鹿茸片等之属。

本例患者，一手寸脉弦长另一手寸脉短弱，故治疗时通过手法点按或针刺泻法于弦长侧内关穴，再以较轻柔手法揉百会穴。王选章认为左右脉长短不齐，是左右气机阴阳不调的体现，内关治同侧脉弦长者，说明阴维寸盛，故主泻阴维。百会为诸阳之会，补百会吸气即效，在病症中出现此种现象的患者，多伴有植物神经失调。此外，当再察有无腰椎棘突偏歪或棘突间宽窄不等之改变。腰椎棘突偏歪时，可采用腰椎斜扳法或腰椎旋转复位法；腰椎棘突间隙宽窄不等时则采用牵引治疗。虽然CT显示此患者腰椎间盘突出，但相关症状并非是由突出的腰椎间盘所引发，其腰痛源于腰部刺激后的残留感觉或心理压力下的异常感觉。故如运用常规腰间盘突出症系统疗法,往往不能起到立竿见影的效果,因此对疾病与症状关系的明晰与针对性疗法的选择对治疗有着至关重要的意义。

四、医案今鉴

案例 1

盛某,男,31岁,医生。

主症:胸 5 节段以下瘫痪,二便失禁,无发热。

病象诊察:患者于 1992 年 9 月在俄罗斯圣彼得堡某医院出诊时突然出现发热、背痛,2 小时后出现大小便失禁,胸 5 节段以下瘫痪。当地诊断为"病毒性脊髓炎",并及时给予退热、血氧疗法等治疗,18 天后症状毫无变化。刻下胸 5 节段以下瘫痪,二便失禁,已无发热,舌质红、苔厚,脉数而无力。

西医诊断:病毒性脊髓炎。

中医诊断:痿证。

辨证审机:湿热邪毒侵袭,三焦气机不通,阳脉受损,正气耗伤。

治法:清利阳明湿热、振通三焦气机,辅以活血益气。

操作:在患者后背脊柱病灶处重用拍法及叩法治疗,并用振动法在脊背部操作,再以推、拿、按、摩及揉法等治疗腰背部及双下肢,重点在足阳明胃经、足太阳膀胱经及督脉等处进行操作,每日 1 次。

该患经 1 次治疗后,即见足趾能够活动;3 次治疗后,患者双下肢即可抬离床面;治疗数次后,患者可站立行走,康复后回到单位工作至今。

案例 2

美国一白人,男,老年。

主症:突发心脏骤停昏倒、神志不清。

病象诊察:患者突发心脏骤停并昏倒,当地医生予心肺复苏后无明显改善。面色苍白,神志不清,精神萎靡,表情痛苦,脉微细无力。

西医诊断:心脏骤停。

中医诊断:厥证。

辨证审机:心脉闭阻,心阳暴脱。

治法:活血通脉、回阳固脱。

操作:以拇指深度按压、弹拨左侧腋窝极泉穴,10 余秒后该患面色转红,心跳恢复。5 分钟后救护车到达时,患者已恢复自如,嘱其平卧、制动,到医院进一步诊查时已无大碍。

案例 3

关某,男,54岁。

主症:颈项部阵痛,活动受限 1 个月。

病象诊察:患者于 1 月前因劳累出现颈项部阵发性疼痛,颈部活动受限,经休息后未见缓解,病情时轻时重,特来诊治。刻下患者颈部疼痛,颈部侧屈及背伸活动明显受限,椎间孔挤压试验阳性,面容痛苦,睡眠欠佳,饮食二便尚可,舌质暗淡,苔薄白,脉右寸弦长左寸短。

西医诊断：颈椎病。

中医诊断：项痹。

辨证审机：经脉失调，气机不畅，不通则痛。

治法：疏经通络，行气止痛，理筋整复。

操作：采用颈椎斜扳法及颈椎旋转扳法纠正颈椎关节紊乱，调整患者脉象及经气，同时选择右侧内关、颈痛点、后溪及双侧风池穴行推拿、针灸治疗，并辨证酌加口服中药汤剂以全面治疗。

该患治疗 1 次后，颈椎棘突偏歪整复，症状立即消失；治疗 7 日后，症状消失，嘱其注意休息、局部保暖及自行功能锻炼；1 月后随访未复发。

案例 4

李某，女，51 岁。

主症：右肩部疼痛，活动受限，伴心烦失眠 1 月余。

病象诊察：患者自诉 1 月多前因感受风寒后出现右侧肩部疼痛，活动受限，伴心烦、失眠，近日症状加重，特来诊治。刻下患者右肩部疼痛，右肩上举、内旋及外展活动明显受限，肩前及肩后结节间沟处压痛明显，痛苦面容，心悸、失眠，饮食二便尚可，舌质暗淡，苔薄白，两寸脉弦长，尺脉弱。

西医诊断：肩关节周围炎。

中医诊断：漏肩风。

辨证审机：肝肾亏损，筋脉失养，风寒外袭，经络闭阻。

治法：扶正固本，祛风散寒，缓急止痛。

操作：常规推拿右侧肩部，并用弹拨等重手法泻外来之邪气，用点穴手法以调脉象，用轻柔和缓手法以缓急止痛。配合针灸在肩髃、肩贞、肩井、曲池、合谷、内关等穴治疗，重点针刺肩髃穴以止痛，针刺内关以助调脉。同时辨证后予口服中药治疗。

中药处方：女贞子 25 克，菟丝子 25 克，当归 20 克，白芍 15 克，柴胡 15 克，茯苓 15 克，白术 20 克，甘草 10 克，薄荷 10 克，山萸肉 20 克，益母草 20 克，生地 30 克，山药 20 克，丹皮 15 克，首乌藤 20 克，竹叶 10 克。7 剂，水煎服，200mL，日 1 剂，早晚分服。

该患治疗 1 次后，右侧肩部疼痛明显缓解，肩部活动范围增大，治疗 2 周后，症状已基本消失，嘱其自行功能锻炼，1 月后痊愈，随访再未复发。

案例 5

赵某，女，60 岁。

主症：右膝关节疼痛、上下楼梯困难半年余。

病象诊察：患者于半年多前因劳累出现右膝关节疼痛、上下楼梯困难，经相关诊治及自行敷药治疗后症状缓解，近日因劳累症状加重，特来就诊。刻下见右膝关节疼痛、屈伸明显受限，右膝关节压痛阳性、略肿胀，研磨试验阳性、浮髌试验弱阳性，左膝关节正常，面色暗淡，饮食二便尚可，睡眠欠佳，舌淡苔白，脉沉弦。

西医诊断：右膝关节炎。

中医诊断：痹证。

辨证审机：肝肾亏损，形气俱伤，筋脉瘀阻，不通则痛。

治法：滋养肝肾，调气正形，舒筋通脉，化瘀止痛。

操作：针刺治疗，选择长针在患侧内关、犊鼻、内侧膝眼、足三里等穴进针，内关、犊鼻、内侧膝眼进针时多用泻法，足三里穴进针时多用补法，待得气后，留针 20min 后出针，隔日针刺1次。

该患针刺治疗 1 次后，膝关节局部疼痛明显缓解，治疗 3 次后膝关节疼痛及肿胀基本消失，同时予活血化瘀止痛之熏洗剂外用，每日 2 次，每次约 20 分钟。具体方药为：防风 30 克，艾叶 25克，川椒 30 克，透骨草 40 克，红花 30 克，乳香 30 克，没药 30 克，海桐皮 30 克，五加皮 30 克，生姜 30 克。水煎外洗。

2 周后患者症状消失，行走自如，可正常上下楼梯。嘱患者注意局部保暖，防止负重劳累，后经多次随访均未复发。

参 考 文 献

常佳怡，李富震. 2022. 抗战时期龙江医派医家学术经验集萃[M]. 北京：中国医药科技出版社.

段富津. 2021. 国医大师临床研究·段富津医案精编[M]. 北京：科学出版社.

冯晓玲，韩凤娟. 2018. 龙江医派现代中医临床思路与方法丛书·妇科疾病辨治思路与方法[M]. 北京：科学出版社.

郭伟光，刘征. 2019. 龙江医派丛书·黑龙江省民间特色诊疗技术选集[M]. 北京：科学出版社.

韩洁茹，孙许涛. 2021. 中医疾病源流考丛书·中医妇儿科疾病源流考[M]. 北京：科学出版社.

韩延华，韩亚光. 2020. 国医楷模韩百灵学术经验集[M]. 北京：中国医药科技出版社.

姜德友. 2017. 中医临床思维方法[M]. 北京：中国中医药出版社.

姜德友. 2018. 龙江医派丛书·寒地养生[M]. 北京：科学出版社.

姜德友. 2019. 龙江医派丛书·龙江医派学术与文化[M]. 北京：科学出版社.

姜德友. 2019. 龙江医派现代中医临床思路与方法丛书·疑难病辨治思路与方法[M]. 北京：科学出版社.

姜德友，高雪. 2010. 龙江医派丛书·龙江医派创始人高仲山学术经验集[M]. 北京：科学出版社.

姜德友，胡方林. 2017. 中医医案学[M]. 北京：中国中医药出版社.

姜德友，邱文兴. 2012. 龙江医派丛书·龙江医派现代教育教学研究与探索[M]. 黑龙江：黑龙江教育出版社.

姜德友，周雪明. 2019. 中医疾病源流考丛书·中医内科疾病源流考[M]. 北京：科学出版社.

蒋希成，陈星燃. 2021. 龙江医派丛书·国医楷模陈景河学术经验集[M]. 北京：科学出版社.

李敬孝，华世文. 2012. 龙江医派丛书·华廷芳学术经验集[M]. 北京：科学出版社.

李显筑，蒋希成. 2017. 龙江医派丛书·吴惟康学术经验集[M]. 北京：科学出版社.

李泽光. 2018. 龙江医派现代中医临床思路与方法丛书·风湿病辨治思路与方法[M]. 北京：科学出版社.

李竹英，王珏. 2018. 龙江医派现代中医临床思路与方法丛书·呼吸病辨治思路与方法[M]. 北京：科学出版社.

梁群. 2018. 龙江医派现代中医临床思路与方法丛书·中医急重病辨治思路与方法[M]. 北京：科学出版社.

刘松江，宋爱英. 2018. 龙江医派现代中医临床思路与方法丛书·肿瘤辨治思路与方法[M]. 北京：科学出版社.

刘征，张淼. 2023. 龙江医派现代中医临床思路与方法丛书·针灸辨治思路与方法[M]. 北京：科学出版社.

柳成刚，乔羽. 2021. 中医疾病源流考丛书·中医五官科疾病源流考[M]. 北京：科学出版社.

马建. 2018. 龙江医派现代中医临床思路与方法丛书·内分泌代谢疾病辨治思路与方法[M]. 北京：科学出版社.

宁式颖. 2018. 龙江医派现代中医临床思路与方法丛书·精神疾病辨治思路与方法[M]. 北京：科学出版社.

宋立群，于思明. 2018. 龙江医派现代中医临床思路与方法丛书·肾病辨治思路与方法[M]. 北京：科学出版社.

宋琳，崔忠文. 2016. 龙江医派丛书·崔振儒学术经验集[M]. 北京：科学出版社.

孙凤，王金环. 2018. 龙江医派现代中医临床思路与方法丛书·血液病辨治思路与方法[M]. 北京：科学出版社.

孙河. 2018. 龙江医派现代中医临床思路与方法丛书·眼科疾病辨治思路与方法[M]. 北京：科学出版社.

孙奇，卢天蛟. 2018. 龙江医派丛书·国医大师卢芳学术经验集[M]. 北京：科学出版社.

孙忠人，尹洪娜. 2018. 龙江医派现代中医临床思路与方法丛书·神经系统疾病辨治思路与方法[M]. 北京：科学出版社.

唐强，王玲姝. 2018. 龙江医派现代中医临床思路与方法丛书·中医康复辨治思路与方法[M]. 北京：科学出版社.

王国才，刘桂兰. 2020. 龙江医派丛书·王维昌妇科学术经验集[M]. 北京：科学出版社.

王宏志，邓洁初. 2014. 龙江医派丛书·邓福树骨伤科学术经验集[M]. 北京：科学出版社.

王军，李同军. 2018. 龙江医派现代中医临床思路与方法丛书·推拿辨治思路与方法[M]. 北京：科学出版社.

王克勤. 2014. 龙江医派丛书·王德光学术经验集[M]. 北京：科学出版社.

王丽芹，王东梅. 2018. 龙江医派现代中医临床思路与方法丛书·中医护理思路与方法[M]. 北京：科学出版社.

王念红，王兵. 2021. 龙江医派丛书·王若铨黄帝内经讲稿[M]. 北京：科学出版社.

王学军. 2018. 龙江医派丛书·黑龙江省名中医医案精选[M]. 北京：科学出版社.

王玉琳，张瑞. 2022. 龙江医派丛书·国医大师孙申田针灸学术经验集[M]. 北京：科学出版社.

王远红. 2019. 龙江医派丛书·白郡符皮肤病学术经验集[M]. 北京：科学出版社.

王远红，高杰. 2021. 中医疾病源流考丛书·中医外科疾病源流考[M]. 北京：科学出版社.

吴文刚，谭增德. 2018. 龙江医派丛书·王选章推拿学术经验集[M]. 北京：科学出版社.

谢晶日，刘朝霞. 2018. 龙江医派现代中医临床思路与方法丛书·肝脾胃病辨治思路与方法[M]. 北京：科学出版社.

杨沈秋. 2018. 龙江医派丛书·张金良肝胆脾胃病学术经验集[M]. 北京：科学出版社.

杨素清，王远红. 2018. 龙江医派现代中医临床思路与方法丛书·皮肤病辨治思路与方法[M]. 北京：科学出版社.

杨天仁. 2014. 黑龙江中医药大学校史[M]. 北京：中国中医药出版社.

尹艳. 2018. 龙江医派现代中医临床思路与方法丛书·亚健康辨治思路与方法[M]. 北京：科学出版社.

于福年，马龙侪. 2014. 龙江医派丛书·御医传人马骥学术经验集[M]. 北京：科学出版社.

张佩青，曹洪欣. 2021. 龙江医派丛书·国医大师张琪学术经验集[M]. 北京：科学出版社.

张瑞，马艳春. 2018. 龙江医派现代中医临床思路与方法丛书·男科疾病辨治思路与方法[M]. 北京：科学出版社.

张伟，王海. 2018. 龙江医派现代中医临床思路与方法丛书·儿科疾病辨治思路与方法[M]. 北京：科学出版社.

张晓峰，姜益常. 2019. 龙江医派现代中医临床思路与方法丛书·骨伤疾病辨治思路与方法[M]. 北京：科学出版社.

张友堂，邹存清. 2016. 龙江医派丛书·邹德琛学术经验集[M]. 北京：科学出版社.

赵钢. 2018. 龙江医派现代中医临床思路与方法丛书·外科常见疾病辨治思路与方法[M]. 北京：科学出版社.

中国中医药年鉴（行政卷）编委会. 2015. 中国中医药年鉴[M]. 北京：中国中医药出版社.

周凌. 2018. 龙江医派现代中医临床思路与方法丛书·耳鼻咽喉疾病辨治思路与方法[M]. 北京：科学出版社.

周亚滨，刘莉. 2018. 龙江医派现代中医临床思路与方法丛书·心血管疾病辨治思路与方法[M]. 北京：科学出版社.

龙江医派颂歌

作词：常存库
作曲：王 欣

音频

1=C 4/4
♩=100

```
0   0   05 61 | 3· 1  2  17 | 6 - 04 61 | 2· 1 72 176 |

5 -    05 43 | 23 6. 5· 4 | 3    212 | 1 - -   12 |
                                                    白山
3· 5 4 31 | 23 1 - 35 | 1 - 7  17 | 67  5 561 |
黑 水 莽 莽    苍 苍   龙 江  医 脉 源 远 流 长 东北风

2  23 1· 1 75 | 7 6 02 23 | 4 4 6 77 67 | 65 5 - 0 |
激 起 生 命 力的 剽 悍 黑 土 地 孕 育 出 中医药的 锋 芒

1· 7 6 71 | 53 3 - - | 6· 5 4 31 | 45 2 - 11 |
道 业 承 接  今 古    贤 才 汇 聚 八 方 龙江

6 6 6 76 771 | 2· 1 3  2 | 2 - - 55 | 3· 1 7 65 |
医 派 在这里 诞生在 这 里 成    长 桃李 花 开满园

1 - - 12 | 3· 5 4 31 | 23 1 - 35 | 1· 7 2 17 |
香    曾几 何 时 亘 古 洪 荒  华夏  文 明 大 道

67  5 - 561 | 2  23 1· 1 75 | 7 6 02 23 | 4 4 6 77 67 |
康 庄  经历了 数 千 载 漫 长的 守 望 积 累了 几 百 年 丰 厚的

65  5 - - | 1· 7 6 71 | 53 3 - - | 6· 5 4 31 |
收 藏    山 野 遍 生 灵 药    世 代 广 有

45 2 0 11 | 6 6 6 76 771 | 2· 1 3· 2 | 2 - - 55 |
奇 方 龙江  医 派在这里 莫基在 这 里 开    创 杏林

3· 1 7 12 | 1 - - - |
际 会 再 争 强
```